AF377225

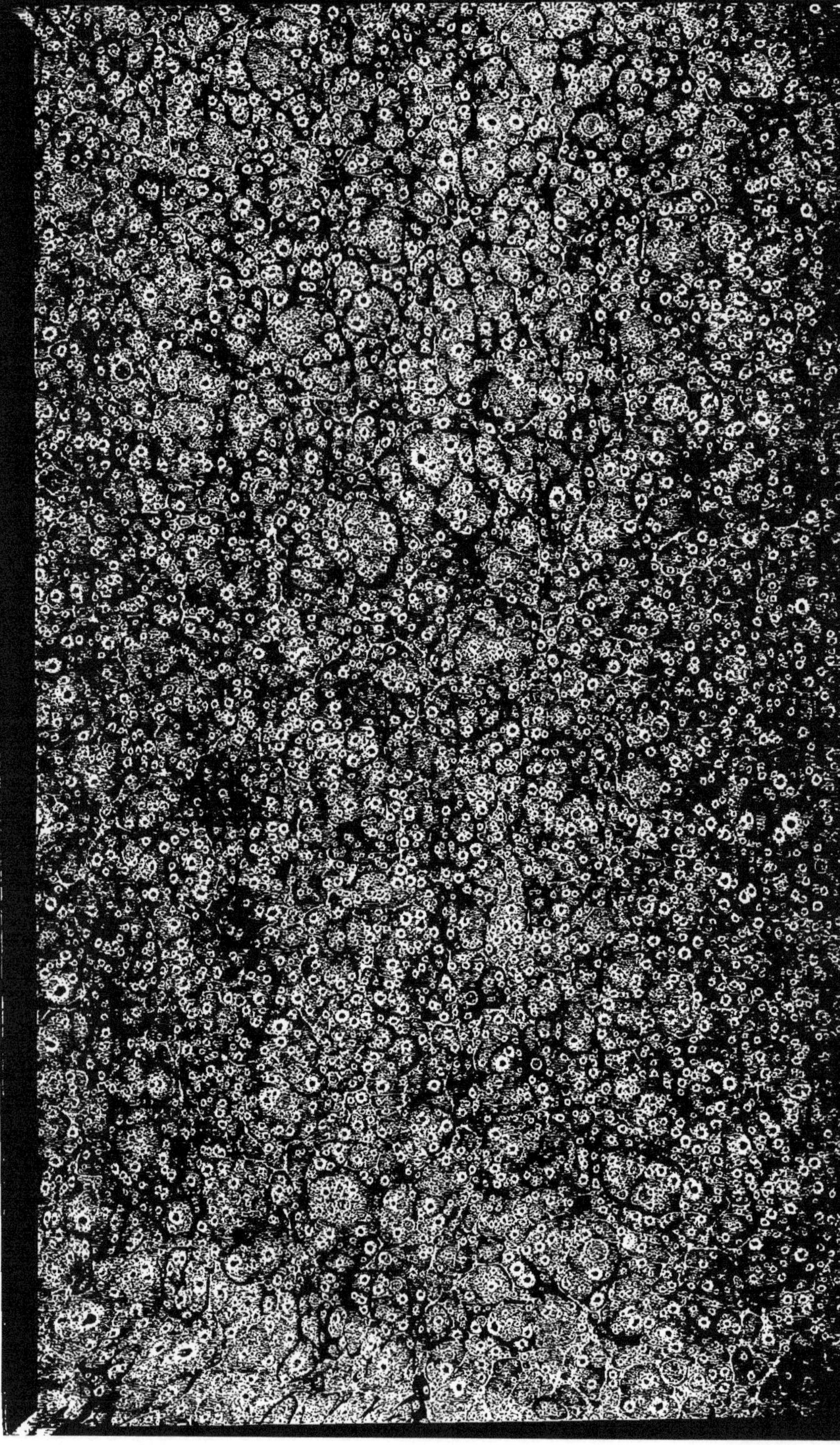

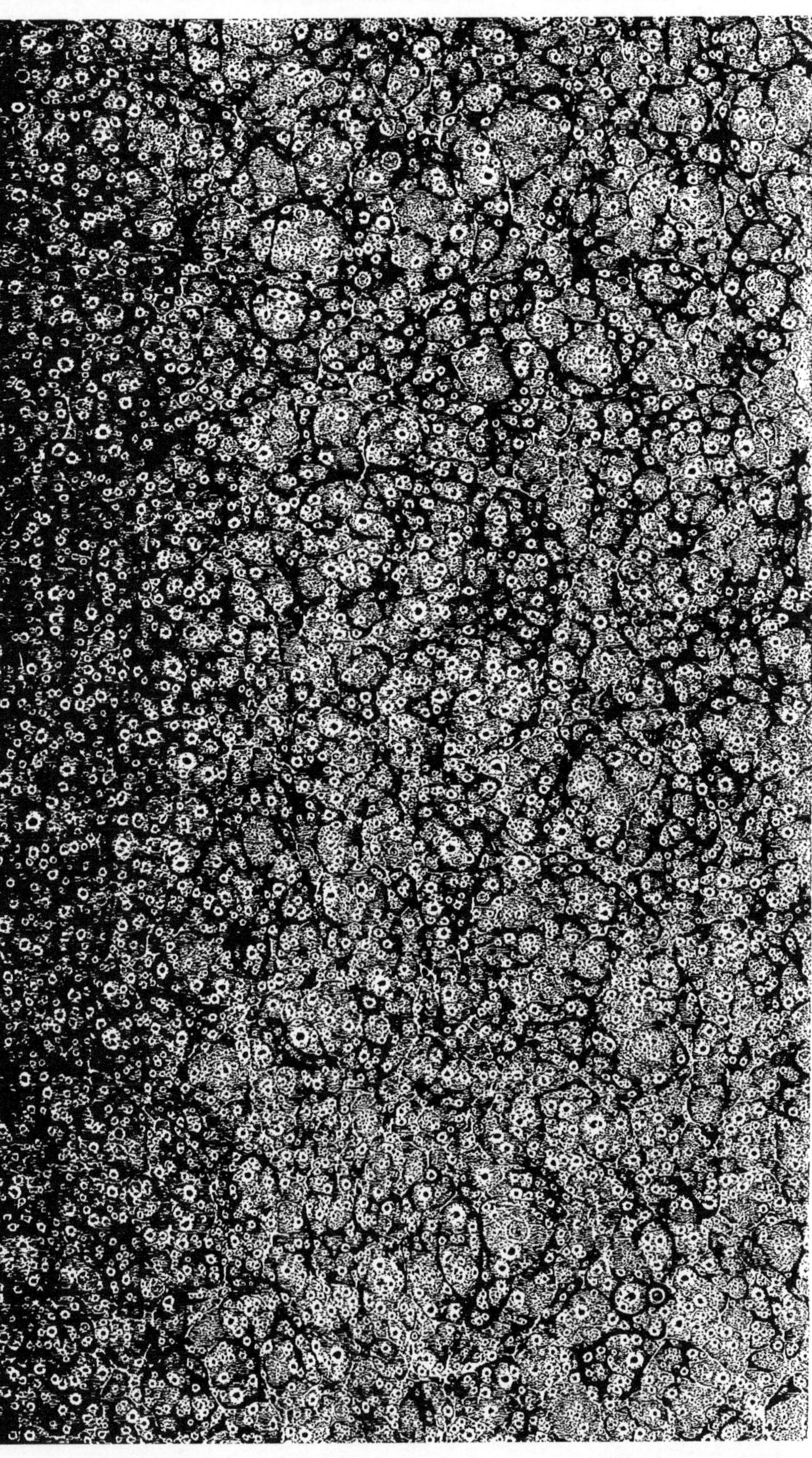

DE LA

MÉTÉOROLOGIE.

TOME PREMIER.

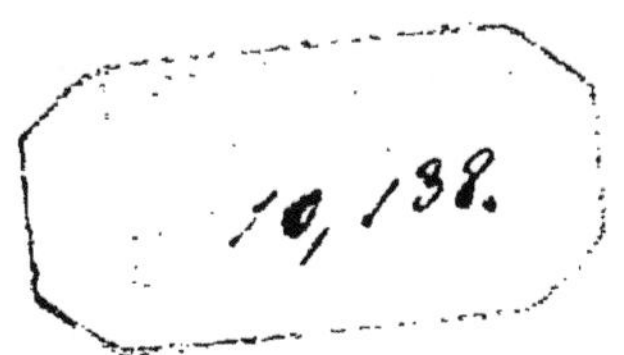

OUVRAGES DU MÊME AUTEUR.

DE L'INFLUENCE DES CLIMATS SUR L'HOMME, seconde édition (pour paraître incessamment).

RAPPORTS ET DISCUSSIONS DE L'ACADÉMIE DE MÉDECINE SUR LE MAGNÉTISME ANIMAL.

NOTICE SUR LES PROPRIÉTÉS MÉDICALES DES EAUX DE LOËCHE.

DE LA GYMNASTIQUE DES ANCIENS, comparée avec celle des modernes, sous le rapport de l'hygiène.

DISCOURS SUR LES DEVOIRS PROFESSIONNELS DU MÉDECIN.

Paris. — Imprimerie de L. MARTINET, rue Mignon, 2.

DE LA
MÉTÉOROLOGIE

DANS SES RAPPORTS

AVEC LA SCIENCE DE L'HOMME

ET PRINCIPALEMENT

AVEC LA MÉDECINE ET L'HYGIÈNE PUBLIQUE.

PAR

P. FOISSAC,

Docteur en médecine de la Faculté de Paris,
Membre de la Société météorologique de France,
Président de la Société médicale du 1er arrondissement,
Chevalier de la Légion d'honneur,
Ancien maire-adjoint du 1er arrondissement.

—

TOME PREMIER.

A PARIS,

CHEZ J.-B. BAILLIÈRE,

LIBRAIRE DE L'ACADÉMIE IMPÉRIALE DE MÉDECINE,
RUE HAUTEFEUILLE, 19.

A LONDRES, CHEZ H. BAILLIÈRE, 219, REGENT STREET;

A NEW-YORK, CHEZ H. BAILLIÈRE, 290, BROADWAY;

A MADRID, CHEZ C. BAILLY-BAILLIÈRE, CALLE DEL PRINCIPE, 11.

1854

DE

LA MÉTÉOROLOGIE

DANS SES RAPPORTS

AVEC LA SCIENCE DE L'HOMME

ET

PRINCIPALEMENT LA MÉDECINE ET L'HYGIÈNE PUBLIQUE.

———⚬———

INTRODUCTION.

DE L'UTILITÉ DES SCIENCES POUR LE MÉDECIN.

Dans un ouvrage qui a rendu son nom immortel, le chancelier Bacon traite de la dignité des sciences, et loue ceux qui, avec une ardeur intelligente, travaillent à leur avancement. Plutarque, Cicéron et Sénèque montrent tout ce que l'âme puise dans l'étude de force, de grandeur et de consolations : « Ce sont les lettres, dit le pape Léon X, qui font l'ornement et la plus grande gloire de notre vie ; et, de plus, elles nous procurent des ressources de toute espèce, si précieuses dans le malheur, si convenables et si nobles dans la prospérité, que, sans elles, les choses humaines, si variables d'ailleurs, flotteraient sans consistance, et que toute civilisation, tout bien-être, paraîtraient absolument impossibles (1). »

Personne n'a jamais mis sérieusement en question l'utilité des belles-lettres, et plus particulièrement celle des sciences pour le médecin. Tout se tient dans la nature, tout se lie dans les opérations de l'entendement; et les sciences dont l'origine commune est l'observation deviennent solidaires, sœurs immortelles qui inspirent à tous les nobles cœurs le culte de la vérité et le génie des découvertes. L'un des perfectionnements incontestables introduits presque de nos jours dans l'étude de la médecine, c'est l'obligation du double baccalauréat (2). On veut, avec raison, s'assurer que l'esprit nourri aux sources de l'érudition a reçu encore l'initiation des sciences, avant d'aborder celle qui doit les couronner toutes, et qui place dans les mains du médecin la vie des hommes, l'honneur des familles et la sécurité des sociétés. Borner son rôle à la pratique exclusive de l'art, c'est le condamner à une désolante médiocrité, c'est tracer autour de lui le cercle de Popilius, c'est méconnaître

(1) Bref du pape Léon X à Ph. Béroalde.

(2) Depuis l'époque où ceci était écrit, un décret relatif à l'enseignement de la médecine a supprimé le baccalauréat ès lettres pour les aspirants au titre de docteur. Suivant nous, il n'avait jamais été porté une atteinte aussi grave à l'intérêt moral et à la dignité professionnelle du médecin. La suppression du baccalauréat ès lettres pour l'étude de la médecine, disions-nous autre part, nous semble l'une de ces mesures dont il est impossible que le pouvoir, mieux éclairé, ne reconnaisse promptement les effets désastreux; car, si elle n'était pas rapportée, il faudrait s'attendre à voir le niveau des études tristement abaissé, et, par conséquent, la profession plus encombrée encore. (Voy. *Discours sur les devoirs professionnels du médecin.*)

sa vocation comme savant et comme philosophe. D'ailleurs l'expérience prouve que le génie observateur se développe à l'étude approfondie des sciences; sans elles, le jugement, le tact et les connaissances spéciales réussiront peut-être à former un assez bon praticien, jamais un grand médecin : « *Ista naturæ rerum contemplatio,* dit avec raison Celse, *quamvis non faciat medicum, aptiorem tamen medicinæ reddit.* »

Quelle profession a fourni autant de savants célèbres que la nôtre? Je ne parle ni d'Hippocrate, ni d'Aristote, ni de son petit-fils Erasistrate, ni de Celse, ni de Galien, dont personne assurément ne contestera les vastes connaissances. Je veux citer seulement quelques médecins des temps modernes, qui se sont illustrés par de grands services rendus, ou l'éclat qu'ils ont répandu sur les sciences.

Copernic, le précurseur de Galilée, de Képler et de Newton, avait reçu le bonnet de docteur. Mathématicien, peintre et philosophe, sa modestie égalait son profond savoir. Après avoir soumis à un nouvel examen tous les systèmes astronomiques proposés jusqu'à lui, et composé son traité célèbre *De revolutionibus orbium cœlestium,* il hésitait à le faire imprimer ; et ce fut seulement quelques heures avant sa mort qu'il en reçut le premier exemplaire. Le médecin anglais Bainbridge occupa une chaire d'astronomie à Oxford. Baroccio, de Ferrare, consacrait à l'astronomie et à la poésie tous les moments qu'il pouvait dérober à ses malades et à l'enseignement. Lorsque, en 1582, Grégoire XIII entreprit la réforme du calendrier établi par J. César, ce fut un médecin de Calabre,

Louis Lilio, qui en posa les bases, et proposa le calendrier adopté depuis par tous les savants.

On doit à Guy de la Brosse, médecin ordinaire de Louis XIII, l'établissement du Jardin des plantes, embelli encore par Fagon, qui attira le célèbre Tournefort à Paris. Médecin des pauvres, qu'il soignait gratuitement, Claude Perrault était l'un des membres les plus distingués de l'Académie des sciences. Les épigrammes de Boileau n'ont pu lui ravir la gloire immortelle d'avoir fourni les plans du nouveau Louvre, et notamment les dessins de la colonnade, monument digne du génie de Michel-Ange.

On a lieu d'être surpris que la pratique de la médecine ait permis à quelques hommes de se livrer avec tant de succès à l'étude des langues, de la philosophie et des sciences. Quelles connaissances profondes et variées dans les deux Bartholin, Stahl, Michel Alberti, Duret, Baillou, Morgagni, Fernel, l'honneur de la médecine, Louis, secrétaire de l'Académie de chirurgie, Lancisi, Frédéric Hoffmann, etc.! Boerhaave, Haller et Barthez furent des têtes encyclopédiques. Botanique, chimie, mathématiques, histoire, philosophie, rien n'était étranger au célèbre médecin de Leyde; il avait même étudié l'hébreu et le chaldéen. Sa réputation était répandue dans le monde entier, et du fond de la Chine un mandarin pouvait lui écrire : *A Boerhaave, en Europe.* Il reçut même, pendant sa vie, des témoignages de la juste admiration que lui réservait la postérité. En apprenant qu'une maladie grave mettait ses jours en danger, Leyde fut plongée dans le deuil; le jour où l'on annonça qu'il entrait en convalescence, la ville entière s'illumina spontanément.

Haller, son disciple, ne pratiqua la médecine que pendant dix-huit mois dans l'un des hôpitaux de Berne. Mais quelle vie laborieuse et bien remplie que la sienne! Dès l'âge de neuf ans, il composa pour son usage un dictionnaire hébreu et une grammaire chaldéenne. Poëte distingué, administrateur capable, il cultiva avec un égal succès la botanique, l'anatomie et la philosophie, écrivit sur la théologie et la numismatique. Initié aux profondeurs du calcul différentiel et intégral, il n'a pas laissé moins de deux cents traités; et ses écrits, fruit d'une érudition profonde aussi bien que d'une rare sagacité, font encore l'admiration des savants (1).

Fils d'un mathématicien habile, Barthez montra dès son jeune âge un goût prononcé pour l'étude. Enfant, la privation du travail était le seul châtiment qu'il redoutât. A l'exemple de Fernel, qui étudiait dix-neuf heures par jour, on le trouvait partout un livre à la main. Il savait les langues anciennes et modernes; commentateur de Pline, botaniste, mécanicien, il présenta à l'Académie des inscriptions des mémoires sur l'art de sculpter les métaux au moyen du marteau, soutint de brillantes dissertations sur le droit, et professa avec éclat presque toutes les branches de la médecine. D'Alembert l'appelait son puits de science. Ses

---

(1) Haller et Mascagni ne pratiquaient la médecine qu'avec répugnance. Ce dernier se bornait à donner quelques conseils à de pauvres paysans privés de tout secours, renvoyant aux praticiens des villes les riches qui venaient le consulter. Il avait l'habitude de dire que la médecine est un métier trop dangereux : *E un mestiere troppo pericoloso.*

succès à Paris donnèrent de l'ombrage à Bouvart ; celui-ci disait de Barthez avec affectation : *Il est versé dans toutes les sciences, il sait même un peu de médecine.*

Fr. Quesnay, secrétaire perpétuel de l'Académie de chirurgie, professeur royal aux écoles de chirurgie et médecin ordinaire de Louis XV, est le créateur de l'économie politique. On doit à cet homme célèbre la préface des Mémoires de l'Académie de chirurgie, un *Essai physique sur l'économie animale,* ainsi qu'un ouvrage intitulé : *Physiocratie, ou constitution naturelle des gouvernements.* Ce dernier traité, publié par les soins de Dupont de Nemours, est devenu en quelque sorte le catéchisme des économistes.

Galvani, professeur d'anatomie à Bologne, et non moins remarquable par l'élévation du caractère que par le génie expérimental, s'est acquis une gloire impérissable par une des plus belles découvertes de la physique moderne : *l'électricité animale.* La lutte mémorable engagée avec le célèbre Volta conduisit ce dernier à une découverte plus importante peut-être, celle de la pile qui a ouvert de nouvelles voies à la chimie, et reculé l'horizon de nos connaissances.

Fils d'un pauvre curé de campagne, Linné avait été placé en apprentissage chez un cordonnier. Dans cette misérable condition, un médecin devina le génie du grand naturaliste, et lui fournit les moyens de le développer par l'étude. Le jeune Linné devint élève de Boerhaave, et après avoir visité l'Angleterre et la France, où il se lia d'amitié avec notre Bernard de Jussieu, il fut nommé, à son retour dans sa patrie, médecin du roi de Suède, et enfin professeur de botanique à Upsal. Il est inutile de rappeler tous les services qu'il rendit à la science; dans son *Systema naturæ*, il établit une nomenclature uniforme pour les deux règnes organiques, soumit pour la première fois la langue scientifique à d'invariables règles, classa les êtres naturels suivant un plan aussi nouveau que vaste, et définit chaque genre et chaque espèce dans un style d'une précision admirable.

On pourrait peut-être se demander s'il est possible de connaître parfaitement l'homme moral, et d'approfondir les sujets qui sont du ressort de la philosophie, sans avoir étudié et même pratiqué la médecine? Toutefois je n'examinerai pas cette question; je me contenterai de rappeler ici qu'un grand nombre de philosophes, et particulièrement le célèbre Descartes, ont cherché dans l'anatomie et la physiologie les fondements solides de leurs croyances et de leurs doctrines. Je ferai remarquer également que la médecine a fourni de grands penseurs et d'éminents philosophes. Locke était médecin. Suivant quelques auteurs, il fut détourné de l'exercice de cette profession par la délicatesse de sa constitution; il est plus probable, toutefois, que le célèbre auteur de l'*Essai sur l'entendement* étudia d'abord l'homme physique pour remonter avec plus de sûreté à l'origine de nos connaissances, et expliquer les mystères de l'esprit humain. Disciple de Descartes, et pénétré de sa méthode, il rejeta toute autre autorité que celle de l'expérience et de la raison. Mais, au lieu de voir dans la conscience, à l'exemple des cartésiens, le point de départ de toute vraie connaissance, il s'attacha particulièrement à l'élément extérieur, combattit les idées innées, et devint ainsi le fondateur de la doctrine développée et propagée dans les écrits de s'Gravesande, de Condillac, de Cabanis, etc. Malheureusement cette doctrine, n'envisageant qu'un seul côté de l'homme, transforma successivement la sensation en attention, raisonnement, intelligence et volonté. Bientôt elle devint toute la philosophie, toute la conscience, et l'âme tout entière. Il serait injuste de rendre Locke solidaire des erreurs et des conséquences qu'entraîna la doctrine de la sensation, avec les développements que lui donnèrent ses successeurs. Locke, en effet, était spiritualiste, théologien habile et chrétien convaincu. Je sais qu'il existe des préventions fâcheuses sur les opinions philosophiques des médecins : on croit généralement qu'ils ne voient dans l'homme que des organes et de la matière. Mais nous proclamons avec hardiesse que, bien loin de conduire aux doctrines funestes de la fatalité et du matérialisme, la médecine dispose plutôt l'esprit à reconnaître dans les merveilles de l'organisme la puissance de Dieu et sa providence admirable. A côté d'un Servet, d'un Lamettrie, et d'ouvrages tels que l'*Homme machine* et l'*Histoire naturelle de l'âme,* on cite un grand nombre de médecins célèbres qui ont combattu les doctrines désolantes du sensualisme, et proclamé la véritable essence de la pensée humaine. Sydenham, Gaubius, Bordeu, avaient un profond mépris pour l'athéisme ; Vésale, Lancisi, Van-Helmont, Haller, le grand et modeste Harvey, Gendron, Hecquet, Hamon, Ruysch, Hallé, Laënnec, Récamier, de

Blainville, le jeune et infortuné Vanel, etc. (1), étaient profondément religieux. Boerhaave a réfuté Spinosa ; le plus célèbre de ses disciples, Van-Swieten, fut destitué de la chaire qu'il remplissait avec éclat à l'université de Leyde, victime de son attachement à la religion de ses pères : il était fervent catholique. *Medicus sit christianus*, tel est le premier devoir que Frédéric Hoffmann impose au médecin. Ce savant célèbre, que bien peu ont égalé, qu'aucun n'a surpassé parmi les modernes, a donné de l'homme une définition admirable, imitée par Bonald en disant : *Quod sit mens sive substantia intelligens et libere agens unita cum corpore organico artificiosissime constructo, vivo.* Winslow, petit-neveu de Stenon, avait abjuré le protestantisme entre les mains de Bossuet. L'évêque de Meaux, quoique accablé d'infirmités, se fit porter à la Faculté de médecine pour assister à la thèse du savant élève qui devint le créateur de l'anatomie descriptive.

Nous pourrions multiplier ces exemples à l'infini ; ils prouveraient tous que les grands médecins se sont distingués comme érudits, comme savants et comme philosophes. Ce n'est pas que nous voulions justifier les vaines applications de la chimie, de la physique et

______

(1) Le docteur Vanel succomba, le 21 avril 1852, à Livron (Drôme), aux cruelles atteintes de l'hydrophobie, à l'âge de trente ans. On ne peut lire sans un profond attendrissement les détails de sa terrible agonie. Dans les intervalles de calme que lui laissaient les accès de rage, le malheureux Vanel, connaissant toute l'horreur de sa position, mais soutenu par la foi et consolé par M. l'abbé Boissonnier, adressa les plus touchants adieux à sa famille, entretint ses amis des vérités de la religion avec une lucidité d'esprit qui les jetait dans l'admiration, et mourut résigné à la volonté de Dieu, et rempli d'amour et d'espérance.

des divers systèmes philosophiques à la médecine.
L'histoire si récente de l'humorisme, de la chimiatrie
de Van-Helmont et de Sylvius, la doctrine des iatro-ma-
thématiciens, soutenue pourtant par des hommes d'un
savoir profond, ont prouvé le danger de ces théories
exclusives. Tout en exigeant du médecin la connaissance des langues, de la physique, de la chimie, des
mathématiques, de l'histoire naturelle, Lancisi blâme
vivement les applications imprudentes qu'on serait
tenté de faire de la chimie et des mathématiques à
l'art de guérir; Sauvages attaqua les mécaniciens;
Bordeu, Cullen, Barthez, Pinel, combattirent l'humorisme chimiatrique, et ramenèrent les esprits à la méthode sévère, mais sûre, de l'observation.

Nous ne prétendons pas imposer au médecin la
science universelle; nous n'exigeons pas qu'il soit
professeur de grec comme Bartholin, archéologue
comme Morgagni, théologien comme Michel Alberti,
mathématicien comme Borelli, physicien et géologue
comme Spallanzani, littérateur et éloquent comme
Louis, Vicq-d'Azyr et Pariset, poëte comme Goethe et
Schiller, érudit et profond comme Boerhaave, Haller
et Barthez; mais nous lui ferons observer que la médecine est étroitement liée aux sciences naturelles dont
elle suit la marche, et que son intelligence s'agran-
dira encore par l'étude de toutes les branches des connaissances humaines. Quelque occupée que soit sa vie,
il est des heures de loisir que remplit avec avantage la
culture d'une science ou d'un art; s'il n'en apercevait pas d'abord toute l'utilité, nous lui dirions avec
Socrate: *Il vaut mieux travailler sans but que de ne rien*

faire. Nous lui proposons pour exemple les hommes célèbres qui ont répandu sur la science l'éclat d'une gloire impérissable. Le praticien modeste n'élève point si haut, je le sais, ses regards et son ambition ; cependant il importe d'avoir sans cesse présent à l'esprit le souvenir de ceux qui ont atteint la perfection, et, sans prétendre les égaler, il faut néanmoins les suivre, même de loin, et tenter de généreux efforts pour approcher le plus possible d'un but aussi élevé. Et, d'ailleurs, le praticien le plus humble, je veux parler du médecin de campagne, ne doit être placé au-dessous de celui qui habite les cités opulentes, ni par le mérite, ni par le savoir. La vie de tout homme a la même valeur, non seulement aux yeux de Dieu, mais en véritable justice ; car le puissant qui meurt laisse un vide souvent moins difficile à combler que le robuste agriculteur dont le travail était le seul soutien, le seul aliment d'une pauvre famille.

Il est enfin des connaissances que, sans rougir, un médecin, quel qu'il soit, ne devrait jamais ignorer. A chaque instant, on l'interroge sur des points de physique qui entrent dans le domaine de l'hygiène publique et privée, sur les problèmes cosmologiques qui ont immortalisé les noms de Buffon et de Cuvier. On doit à un médecin distingué, le docteur Bertrand, enlevé jeune aux sciences qu'il cultivait avec un esprit indépendant, un remarquable *Essai sur les révolutions du globe.* Le médecin ne doit-il pas avoir des notions nettes et précises, sinon étendues, sur quelques phénomènes astronomiques ? Doit-il laisser aux physiciens et à M. Arago seul le soin de discuter les opinions vraies ou fausses, relatives aux influences lunaires et cométaires sur les saisons et les êtres organiques? Le meilleur mémoire sur cette question a été publié par un médecin de Brême, le savant Olbers, à qui l'on doit la découverte des deux planètes Pallas et Vesta, ainsi qu'une méthode nouvelle pour calculer la marche des comètes. Dans la dernière épidémie, n'a-t-on pas attribué le choléra à une perturbation du magnétisme terrestre et à l'affaiblissement de l'intensité électro-magnétique de l'atmosphère? N'entre-t-il pas dans le rôle et le devoir du médecin de discuter ces faits, d'éclairer l'opinion, sous peine d'être assimilé aux guérisseurs vulgaires et aux empiriques grossiers? Parmi ces connaissances, enfin, il en est une dont personne ne contestera l'utilité, et qui, tout en se rattachant aux plus hautes questions physiques, a néanmoins un rapport immédiat et nécessaire avec la pathogénie, l'hygiène et la thérapeutique : nous voulons parler de la météorologie.

L'étude de la météorologie remonte à la plus haute antiquité ; elle devint un sujet d'observations importantes pour les médecins, les naturalistes et les philosophes, ainsi que le prouvent les *Météorologiques* d'Aristote, le *Traité des airs, des eaux et des lieux* d'Hippocrate, les *Questions naturelles* de Sénèque, etc. Hippocrate confond évidemment sous une même dénomination l'astronomie et la météorologie, lorsque, répondant aux objections qui pourraient lui être adressées sur le choix du sujet de ce traité remarquable, il ajoute : « Si quelqu'un regardait ces connaissances comme appartenant à la météorologie, pour peu qu'il veuille suspendre son opinion, il se convaincra que l'astronomie n'est pas d'une très mince utilité pour la médecine, mais qu'elle lui est au contraire d'un très grand secours. » (Hipp., *Des airs, des eaux et des lieux,* trad. de Daremberg). Peut-être Hippocrate insiste-t-il aussi fortement sur l'étude de cette science, en raison même du discrédit où elle était tombée de son temps, par le charlatanisme dont s'entouraient quelques uns de ses sectateurs. Aristophane accuse Socrate de s'occuper de météorologie, comme plusieurs siècles après on traita d'alchimistes et de sorciers les physiciens, les chimistes, et en général tous les génies inventifs. Otto de Guericke, bourgmestre de Magde-bourg, s'est rendu célèbre par ses expériences sur le vide et l'invention de la machine pneumatique. La foudre étant un jour tombée sur sa maison, et ayant consumé plusieurs de ses instruments de physique, on ne manqua pas de dire que c'était une punition du ciel irrité contre ce magicien. (Voy. Ideler, *Meteorologia vet erum.* Berlin, 1832.)

Les sciences physiques ne firent aucun progrès du-rant cette longue période qui, des temps anciens, se termine à la renaissance ; mais dans les trois derniers siècles, elles reçurent une vive impulsion par les dé-couvertes de Galilée, de Descartes, de Huygens et de leurs successeurs. Toutefois les travaux sur la mé-téorologie proprement dite ne suivirent pas ceux de la physique, et c'est seulement au commencement de ce siècle que cette branche curieuse de la science a pris un développement considérable, dû particulièrement au célèbre naturaliste Alexandre de Humboldt. A aucune époque on ne comprit mieux qu'aujourd'hui l'importance de la météorologie. L'Allemagne, l'Angleterre, la France, l'Italie, la Russie, rivalisent de zèle : cette dernière contrée est couverte d'observatoires ; l'Angleterre en fait établir dans ses vastes possessions d'outre-mer. En France, l'*Annuaire du bureau des longitudes,* et particulièrement les savantes notices de M. Arago, sont une mine féconde où puisent tous les bons observateurs. Enfin en 1849 et 1850, des physiciens d'un grand mérite, MM. Haeghens, Martins et Bérigny ont publié un *Annuaire météorologique de la France,* destiné à recueillir des expériences et des observations parfois enfouies dans des recueils peu répandus, et à provoquer des recherches nouvelles qui auront enfin pour résultat la connaissance exacte de la climatologie française. Les deux premiers volumes, remarquables par la correction, nous dirons même le luxe typographique, contiennent des notices savantes de MM. Bravais, de Gasparin, Martins, Quetelet, etc., ainsi que des tables barométriques, hypsométriques et hygrométriques, travail aride, sans doute, mais indispensable à tous ceux qui aiment les études sérieuses et profondes. En jetant les yeux sur cette masse imposante de faits, personne n'oserait révoquer en doute les applications nombreuses qui peuvent être faites de la météorologie à la botanique, à l'agriculture, à la géologie, et surtout à l'hygiène et à la médecine. Dans l'intérêt de la science, et pour l'honneur de notre pays, le gouvernement ne saurait refuser son puissant encouragement à la continuation de l'œuvre importante entreprise avec tant de courage et de succès par MM. Haeghens, Martins et Bérigny.

La météorologie, avons-nous dit, peut être fréquemment appliquée à la médecine. Pour s'en convaincre, il suffit d'examiner l'électricité atmosphérique, l'hygrométrie, l'histoire de l'air, la température, etc., qui forment dans cette science autant de chapitres importants dont aucun n'est étranger à l'art de guérir. D'après Hippocrate, celui qui veut s'y appliquer doit considérer tout ce qui a rapport aux saisons, les effets que chacune d'elles peut produire dans ses vicissitudes, les vents chauds et froids, ceux qui sont communs à tous les pays, et particuliers à chaque contrée. Il doit également apprécier les qualités des eaux, dont les propriétés diffèrent en raison de leur saveur et de leur poids. Lorsqu'un médecin arrive dans une ville qu'il ne connaît pas encore, Hippocrate veut qu'il examine sa position et ses rapports avec les vents et le lever du soleil. Éclairé sur ces circonstances, il ne méconnaîtra ni les maladies particulières à chaque localité, ni la nature de celles qui sont communes à toutes ; il ne sera point embarrassé pour leur traitement, et ne tombera pas dans les fautes que l'on commettra presque inévitablement, si l'on n'a d'avance approfondi tous ces points. La plupart des connaissances qu'Hippocrate exige du médecin, vraiment digne de ce titre, appartiennent à la météorologie. Elles ont inspiré l'un des traités qui ont transmis jusqu'à nous, à travers les siècles, le nom vénéré du père de la médecine.

La météorologie, ainsi que son nom l'indique, est la science qui s'occupe des météores, c'est-à-dire des phénomènes qui apparaissent ou se forment dans l'air.

« Elle considère, dit avec raison Sénèque, les corps placés entre le ciel et la terre, comme les nuages, la pluie, les neiges, et la foudre, qui fait la terreur des mortels ; en un mot, tous les phénomènes dont l'air est l'objet et la cause. » On peut donc la définir, cette partie des sciences physiques qui traite de l'état de l'atmosphère et des phénomènes qui s'y développent. Entre la physique proprement dite et la météorologie il y a cette différence, que la première s'occupe des lois de la matière ou des corps, la seconde des phénomènes. Accessible à toutes les intelligences, celle-ci est une science basée presque exclusivement sur l'observation ; aussi, dès la plus haute antiquité, philosophes, poëtes, agriculteurs, marins, voyageurs, généraux d'armée, se sont-ils occupés de météorologie. Cependant, malgré son utilité pratique, incontestable, et l'intérêt universel qui s'attache aux recherches dont elle est la base, la météorologie, suivant l'expression de Humboldt, est une science naissante. « Depuis un demi-siècle, dit ce grand naturaliste (*Asie centrale*), on a accumulé des observations de température sous les climats divers, sans reconnaître les lois dont elles sont l'expression fidèle. »

Dans un ouvrage qui a la prétention de répandre et de faire aimer cette science, il serait peu convenable d'en montrer les défectuosités, et de tracer un champ de *desiderata* aussi vaste peut-être que celui des trésors amassés. Disons toutefois que la météorologie est un terrain mouvant, dont le commencement et la fin ne sont pas encore déterminés. On l'accuse d'être, comme l'hygiène, une science formée aux dépens des autres, sans existence propre ; une branche détachée de la physique dont elle ne devrait pas être séparée. A ces reproches peu fondés, et que j'évite d'examiner, l'opinion publique a répondu en conviant les savants à faire entrer la météorologie dans le système de nos connaissances, comme étude distincte, et à lui consacrer même une classe spéciale à l'Institut de France.

Les phénomènes météorologiques sont dans une telle dépendance, que leur description méthodique présente de sérieuses difficultés. Parle-t-on de la lumière et des fluides impondérables, l'air intervient comme modificateur. Veut-on décrire l'air, il importe de connaître sa composition, son état de repos ou de mouvement, sa pesanteur, ses oscillations, sa température, l'histoire des vapeurs, etc. Est-il question de la température, il convient d'examiner la chaleur propre du globe, l'influence des plaines, des montagnes, des continents, des mers, de l'exposition, de la culture, des habitations. Tous ces agents, toutes ces conditions se modifient, se confondent, s'influencent. Pénétré de ces difficultés, et sans chercher un plan dont la perfection ne paraît pas possible dans l'état actuel de la science, je me contenterai de décrire les phénomènes, dans l'ordre le plus conforme à l'enchaînement logique des faits qui s'offrent à l'observation, et dans celui qui permet de les exposer de la manière la plus complète et la plus naturelle. Voici, sommairement, le plan de ce travail : la première partie traitera des *fluides impondérables ;* la deuxième, des *eaux ;* la troisième, de l'*atmosphère ;* la quatrième, de la *tem-*

pérature; la cinquième, des *révolutions du globe et des changements de climat.*

Je me suis efforcé de suivre l'exemple et le précepte donnés par M. de Humboldt dans sa dernière publication (*Cosmos*), et de réunir à l'intérêt scientifique celui de la forme littéraire. Tout en évitant les détails arides, les descriptions techniques, les tables multipliées, je n'ai pas craint d'introduire dans cet ouvrage des notions historiques, des récits de voyageurs célèbres, quelques observations de mœurs, certaines applications hygiéniques et médicales. La science ne perd rien de sa grandeur et de sa dignité, en semant quelques fleurs sur sa route, et en aplanissant le sentier, parfois difficile, qui conduit jusqu'aux cimes escarpées d'où elle commande au monde des intelligences.

Depuis Hippocrate, plusieurs savants recommandables se sont attachés à rechercher la liaison des maladies, et particulièrement des épidémies, avec l'état du ciel et les variations atmosphériques. Mais si, jusqu'ici, ces recherches n'ont pas obtenu tout le succès qu'on pouvait en attendre; si, la plupart du temps, la cause des maladies demeure enveloppée d'une profonde obscurité, il ne faut point cependant renoncer à une étude dont tous les esprits sages ont reconnu l'importance, ni révoquer en doute l'utilité des recherches météorologiques : car on découvrira peut-être un jour ce qui est resté caché jusqu'ici, et, pour nous servir des expressions d'Hippocrate, la nature de l'homme ne surpasse pas la puissance de l'univers : *Plerumque enim hominis natura universi potestatem non superat.* (Hipp., *De dieb. jud.*)

PREMIÈRE PARTIE.

DES FLUIDES IMPONDÉRABLES.

CONSIDÉRATIONS PRÉLIMINAIRES.

DU PRINCIPE DE VIE.

L'étude des phénomènes de la nature devient pour l'homme une source de jouissances vives et pures. Dans ses premières recherches, le philosophe s'applique à les connaître et à les décrire. Mais à mesure qu'il s'enrichit de faits nouveaux, son esprit marche avec plus de hardiesse, et, sortant du domaine de la pure observation, il s'efforce de découvrir la cause des phénomènes et de remonter aux lois qui gouvernent l'univers.

Tous les corps de la nature peuvent être rangés en deux grandes classes : les corps inertes, obéissant aux propriétés générales de la matière; les corps organisés, dont la reproduction et le développement ne sauraient être expliqués par les lois qui régissent les premiers. Cette seconde classe elle-même présente des différences caractéristiques. Quoique très merveilleuse, l'organisation de la plante ne peut pas donner l'idée du principe de la vie dans les espèces animales; de même que celle-ci, dans le développement le plus étendu de ces deux grandes facultés, *motricité* et *sensibilité*, sera éternellement impuissante à expliquer la pensée. Aussi, quoique le dernier terme de la vérité et le progrès le plus avancé de nos connaissances paraissent devoir ramener toutes les lois, toutes les forces, comme « par une sorte d'échelle, à l'unité » (Parménide), à chaque pas ce principe, auquel l'esprit de synthèse et de généralisation cherche à soumettre tous les phénomènes de la nature, nous échappe et se trouve en défaut.

Trompée à son début par de séduisants indices, égarée par des observations incomplètes sur l'origine des êtres, la science avait proclamé que dans certaines conditions, la matière peut engendrer la vie, et que les forces mêmes de la nature furent autrefois et sont encore aujourd'hui le principe de quelques créations. Ce système hardi fut celui des anciens philosophes, de ces fiers penseurs qui, tout en étant privés des données de l'expérience et de la tradition, s'efforcèrent, dans les premiers âges historiques, de découvrir à l'aide de leur seul génie la loi primordiale de l'univers. Sans entrer dans l'analyse de ces systèmes, qui ont trouvé jusqu'à nos jours des partisans célèbres, et dont toutefois le progrès de la science a renversé les bases, nous ferons observer seulement que la plupart d'entre eux enseignaient que les espèces animées et les *dieux eux-mêmes* provenaient de la

terre, doctrine que Lucrèce expose et réfute dans ces
vers :

> Quare magna deûm mater, materque ferarum,
> Et nostri genitrix hæc dicta est corporis una.
> Hanc veteres Graiûm docti cecinere poetæ.....
> Quæ bene, et eximie quamvis disposta ferantur,
> Longe sunt tamen a vera ratione repulsa.
> Omnis enim per se divûm natura necesse est
> Immortali ævo summa cum pace fruatur,
> Semota a nostris rebus sejunctaque longe.
> Nam privata dolore omni, privata periclis,
> Ipsa suis pollens opibus, nihil indiga nostri,
> Nec bene pro meritis capitur, nec tangitur ira.
> Terra quidem vero caret omni tempore sensu ;
> Et quia multarum potitur primordia rerum,
> Multa modis multis effert in lumina solis (1).

En voyant, sur la surface de la terre, cette activité
merveilleuse qui préside à la composition et à la décomposition des corps organisés, nous concevons que
les anciens lui aient donné le nom de *mère commune*.
Car, si la cause première ou génératrice des créatures
animées doit être cherchée ailleurs, il n'en est pas
moins vrai que les espèces végétales sont fécondées
dans ses entrailles. Après avoir subi une sorte de maternelle incubation, elles poussent vers le ciel leurs
tiges majestueuses, et restent unies à la terre par leurs
racines, comme de tendres enfants au sein nourricier ;
elles y puisent ces principes particuliers qu'elles
élaborent ensuite, pour les rendre propres à devenir
l'aliment et le soutien de la vie des animaux : «La
terre, dit Pline, est le domaine de l'homme, comme

---

(1) Lucretius, *De rerum natura*, lib. II.

le ciel est celui de Dieu. Nous lui devons un asile à notre naissance, la nourriture après que nous sommes nés, et dès qu'elle nous a produits, elle nous soutient continuellement. Enfin, quand le reste de la nature nous abandonne, elle nous reçoit, elle nous abrite dans son sein alors plus que jamais maternel (1). »

Quelle est cette force secrète qui anime une terre brute et des éléments insensibles? Quel est cet esprit (*mens*, ψυχη), ce souffle (πνευμα) des poëtes et des philosophes, qui, répandu dans les plus intimes molécules de la matière, lui donne un mouvement particulier, une existence nouvelle, et semble pour elle une mère prévoyante, une divinité cachée? Cette force, cet esprit, ce souffle, par qui la matière se meut, sont-ils aussi la cause de toutes les créations qui s'accomplissent sous nos yeux, et le principe même de la vie?

L'homme, sans aucun doute, a sujet de s'enorgueillir en énumérant ses conquêtes, et en constatant ses progrès dans le domaine des faits observés. Mais s'agit-il de remonter aux causes et d'expliquer les phénomènes, on voit aussitôt que, depuis quarante siècles, l'esprit humain parcourt le même cercle, et, d'hypothèse en hypothèse, transmet aux générations qui se succèdent un éternel aveu d'impuissance. Ainsi, dans l'antiquité, tantôt le feu, tantôt la lumière, furent regardés comme les principes animateurs du monde. De nos jours, le même rôle, et, si c'est possible, un plus grand encore, est attribué à l'électro-magnétisme.

De tous les phénomènes qui nous frappent lorsque

____

(1) *Hist. natur.*, liv. II, chap. 63.

nous cherchons à pénétrer les lois de la nature, il n'en est pas d'aussi important, d'aussi mystérieux, et pour ainsi dire d'aussi profondément empreint de puissance divine que la vie. En effet, qu'importe à l'homme ces milliers de mondes que la main prodigue du Créateur a jetés dans l'immensité de l'espace? A l'aspect de tant de merveilles, l'esprit, il est vrai, demeure confondu et admire ; mais sans la vie, à quoi bon l'univers et pourquoi la création? Les lois morales de l'humanité ne sont-elles pas aussi élevées et aussi majestueuses que la loi de la gravitation pour les corps célestes? Que le génie et la science creusent et remuent la matière, sondent et interrogent la nature, celle-ci répondra que la vie seule donne un but et une signification à l'univers créé. Les planètes, où ne paraissent pas exister les conditions que nous croyons indispensables à sa manifestation et à son entretien, seront toujours pour l'homme des terres de désolation et de deuil, l'image même du chaos.

Décrire la vie, analyser ses phénomènes dans les corps organisés, tous les observateurs l'ont fait ; l'expliquer, aucun n'y est parvenu, et cette énigme, nous ne craignons pas de l'assurer, restera jusqu'à la fin des siècles le secret du Créateur. Bichat a défini la vie : *l'ensemble des fonctions qui résistent à la mort ;* Richerand : *un ensemble de phénomènes qui se succèdent pendant un temps limité dans les corps organisés.* Enseignées longtemps dans les écoles modernes, ces définitions sont néanmoins très défectueuses. La première implique faussement l'idée que les agents extérieurs conspirent la destruction des organes ; la seconde, conçue en des termes trop généraux, peut également être employée pour définir un accès de fièvre, la menstruation, le tempérament, etc. Nous adresserons le même reproche à celle de Kant, qui définit la vie : *Un principe intérieur d'action*. La fermentation, l'affinité, le mouvement, ne sont-ils pas dans certains corps *un principe intérieur d'action?* Quelques auteurs, et particulièrement les organiciens, ont eu le tort très grave de faire paraître le *défini* ou quelque terme synonymique dans la définition ; celle de Dezeimeris en fournit un exemple : « La vie, dit-il, est la manière *d'exister* des êtres organisés. » M. Lelut, désespérant de trouver une définition satisfaisante de ce mystérieux phénomène, s'exprime cependant à peu près dans les mêmes termes. Suivant ce médecin : « *La vie est un des modes de l'existence;* c'est ce qu'il y a de commun dans la manière dont existent les corps qu'on appelle organisés, c'est-à-dire, les végétaux et les animaux (1). »

(1) Toute définition nous semble avoir pour but de rendre plus compréhensible une idée abstraite ; aussi ne saurait-on adopter celles qui ajoutent encore à l'obscurité du sujet par l'ambiguïté des termes et le vague de la pensée. Telles sont les suivantes : *La vie, dans les parties d'un corps qui la possède, est cet état de choses qui y permet les mouvements organiques, et ces mouvements qui constituent la vie active résultent d'une cause stimulante qui les excite.* (Lamarck.)—*La faculté du mouvement destinée au service de ce qui est mû.* (Erhard.)— *L'uniformité constante des phénomènes avec la diversité des influences extérieures.* (Treviranus.)— *Un mouvement circulaire soutenu et mesuré par le temps ; le temps, cette sphère infinie dont Dieu est le centre, et dont les créatures placées à la circonférence décrivent dans leur ordre rapide le cercle de leurs destinées.* (Virey.)

Un grand nombre de philosophes regardent la vie comme un principe distinct de la matière, dont il se sépare au moment de la mort, opinion partagée par les *animistes* de l'école de Stahl. Ces derniers toutefois confondent ordinairement le principe vital avec l'âme, à laquelle ils attribuent non seulement la conservation de l'existence, mais encore la propriété de résister aux agents morbides qui menacent l'organisme. Aristote appartient à cette classe de philosophes. « Nous appelons *vie*, dit-il, *la nutrition, l'accroissement, le dépérissement par soi-même.* » La définition de M. Lordat, l'un des plus illustres représentants des doctrines de Montpellier, mérite aussi d'être citée. Suivant ce physiologiste : « *La vie est l'alliance du sens intime et de l'agrégat matériel, alliance cimentée par un* ενορμον *ou cause de mouvement dont l'essence est inconnue.* » Cette définition serait parfaitement juste si l'homme, seul entre toutes les créatures, jouissait du bienfait de la vie ; mais elle cesse de l'être pour certaines espèces animales, ou du moins pour tout le règne végétal.

Les partisans de l'*organicisme* ne regardent point la vie comme une cause. Dans leur opinion, elle n'est attachée ni à un solide, ni à un fluide, ni à un corps, ni à un organe, ni à une fonction ; elle est la propriété d'une contexture de tissus et d'organes, un mouvement, une harmonie ; en un mot, le *résultat* de l'organisation. Mais organisation et vie sont choses distinctes : car il est des corps organisés dont la vie s'est retirée ; il en est d'autres, les germes, qui contiennent le principe de la vie, mais dans lesquels l'organisation n'existe pas encore. L'un des plus éloquents sectateurs de l'*organicisme* a fourni cependant des arguments nouveaux à l'opinion opposée. « Si l'on soumet à un micrographe, dit M. Bérard, deux ovules de mammifères, l'attention la plus scrupuleuse n'y fait découvrir aucune différence appréciable ; il ne voit dans l'un et dans l'autre que des granules et des globules, plus une petite vésicule transparente (la vésicule germinative). » Devait-il donc sortir de ces deux ovules deux animaux semblables ? Non, assurément ; l'un aurait donné naissance à une souris et l'autre à un éléphant. Mais peut-être le chimiste parviendra-t-il à découvrir des différences qui échappent au micrographe ? Pour s'en assurer, M. Bérard soumet à son analyse deux œufs d'oiseau ; mais le chimiste trouve absolument les mêmes principes dans les deux œufs : beaucoup d'albumine, de la vitelline, de la matière grasse, quelques sels, du phosphore, du soufre, du fer. Le même oiseau serait-il donc éclos de chacun de ces œufs ? Non ; il serait sorti de l'un un aigle, de l'autre un roitelet. Si des matières dans lesquelles le microscope et l'analyse chimique ne signalent aucune différence produisent des êtres tellement dissemblables, ne doit-on pas admettre qu'elles recèlent un principe vital qui échappe à nos moyens d'investigation et préside aux configurations si variées pendant l'évolution de l'embryon ? Toutefois M. Bérard réfute lui-même la thèse qu'il a développée d'abord avec une sorte de complaisance. Il fait remarquer qu'un œuf n'est point un germe, c'est une matière destinée à nourrir un germe ; lequel n'occupe d'abord dans les parois de cet œuf qu'une place excessivement petite, et pouvant se dérober ainsi, soit au champ du microscope, soit au creuset de la chimie. Il est donc permis de douter, suivant M. Bérard, que la nature du germe soit originairement constituée de la même façon dans des espèces différentes.

Enfin plusieurs observateurs, cherchant à expliquer la vie par des théories physiques, la font consister dans une suite non interrompue d'actions chimiques. L'un en voit le principe dans l'oxygène qui a reçu le nom d'*air vital;* d'autres, en plus grand nombre, et particulièrement Ritter, Prochaska, Pfaff, Hildebrant, Autenrieth, Dugès, Lamarck, sont portés à reconnaître à l'électro-magnétisme et aux impondérables généraux une force organisatrice et vivifiante.

La vie, il est vrai, n'existe que dans l'organisation dont la cellule est le premier terme, la forme simple, primitive et élémentaire; elle ne peut se développer et s'entretenir sans le concours des agents physiques. Mais supposer qu'elle tire son origine de la lumière, de la chaleur, de l'humidité, de l'oxygène, de la terre ou de l'électricité, c'est admettre que des corps vivants peuvent être procréés par un principe physique, par les forces mêmes de la nature; c'est, en un mot, admettre la doctrine des créations spontanées. « Par généra-tion spontanée, dit Burdach, on doit entendre toute production d'êtres vivants qui, ne se rattachant ni pour la substance, ni pour l'occasion, à des individus de la même espèce, a, pour point de départ, des corps d'une autre espèce, et dépend d'un concours d'autres circon-stances. C'est la manifestation d'un être nouveau et dénué de parents, par conséquent une génération primordiale, une création... Nous la reconnaissons partout où nous voyons paraître un corps organisé, sans apercevoir un autre corps de même espèce dont il puisse procéder, ou découvrir dans celui-ci aucune partie apte à opérer la propagation. »

Ce n'est pas ici le lieu d'examiner un système qui se rattache particulièrement à la philosophie, à l'histoire naturelle et aux questions les plus graves de la science de l'homme. Il est inutile de rappeler que cette hypothèse remonte à Leucippe et aux Épicuriens, qu'elle a été propagée et soutenue par des esprits supérieurs, dans tous les siècles, jusqu'à Buffon et Lamarck. Cependant elle ne fut jamais admise sans de vives contradictions ; à l'époque même de la célébrité de cette école, on demandait aux Épicuriens pourquoi la nature, autrefois si féconde, ne produit rien, n'enfante rien de nos jours sans la graine, sans l'œuf éclos d'un être semblable à eux. Combien leurs réponses à cette objection si simple et si puissante atteste la faiblesse, je dirai presque la puérilité de ces vains systèmes ! Ils prétendaient, avec Lucrèce, que la terre, arrivée au terme de sa fécondité, se repose comme la femme accablée par l'âge : « *Falso credidit Tremellius,* dit Columelle, *parentem omnium terram, sicut muliebrem sexum, œtate anili jam confectam, progenerandis esse fœtibus inhabilem.* »

A mesure que l'observation revêtit des formes plus sévères, chaque pierre de cet édifice fantastique tomba en poussière. Le simple bon sens, l'évidence de tous les jours avaient fait justice des générations spontanées d'hommes et de grands animaux ; mais on maintenait ce système pour les animaux microscopiques, les vers et les insectes (1). Buffon, ne tenant aucun compte des découvertes de Redi, de Swammerdam, de Réaumur, admet qu'il peut se produire un aussi grand nombre d'êtres vivants par l'assemblage *fortuit* des molécules organiques, que par une succession constante de générations. Enfin, poussant jusqu'aux dernières conséquences l'esprit de système, il ajoute : « Plus on observera la nature, plus on reconnaîtra qu'il se produit en petit beaucoup plus d'êtres de cette façon que de toute autre. On s'assurera, de même, que cette manière de génération est non seulement la plus fréquente et la plus générale, mais la plus ancienne, c'est-à-dire la première et la plus universelle. » Mais la sagacité des observateurs dissipa bientôt ces fausses doctrines, et ne laissa plus matière au doute raisonnable. La découverte du microscope et les travaux de Réaumur, Bonnet, Vallisnieri, Hooke, Sennebier, etc., démontrèrent avec certitude que les insectes microscopiques ont des sexes distincts, s'ac-

(1) Les anciens admettaient pour les plantes trois sortes de générations : « *Arbores*, dit Pline, *quas naturæ debeamus, tribus modis nascuntur: sponte, aut semine, aut ab radice.* » Virgile professe les mêmes idées dans ce beau passage des *Géorgiques* :

> Principio, arboribus varia est natura creandis.
> Namque aliæ, nullis hominum cogentibus, ipsæ
> Sponte sua veniunt, camposque et flumina late
> Curva tenent : ut molle siler, lentæque genistæ,
> Populus, et glauca canentia fronde salicta.
> Pars autem posito surgunt de semine, ut altæ
> Castaneæ, nemorumque Jovi quæ maxima frondet
> Æsculus, atque habitæ Graiis oracula quercus.
> Pullulat ab radice aliis densissima silva,
> Ut cerasis ulmisque; etiam Parnassia laurus
> Parva sub ingenti matris se subjicit umbra.
> Hos natura modos primum dedit ; his genus omne
> Silvarum fruticumque viret nemorumque sacrorum.

> (*Géorgiques*, l. II.)

couplent et se reproduisent par des œufs. Les expériences de ses devanciers et les sciences propres conduisirent Harvey à formuler cet axiome qui est toute une doctrine : *Omne vivum ab ovo*. On découvrit enfin jusqu'aux poussières séminales des mousses et des champignons. Sennebier ayant exposé pendant quatre ans, à la lumière du soleil, une bouteille d'eau distillée exactement bouchée, aucun atome de la matière verte signalée par Priestley ne se produisit. Les expériences de Schultze et de Schwann sont plus concluantes encore. Ces savants, ayant placé dans des vases de l'eau distillée, et de la matière organique qu'ils avaient préalablement purgée de tout germe, firent arriver dans le mélange un air riche en oxygène, mais qui passait à travers l'acide sulfurique, ou était soumis à la chaleur rouge; aucune moisissure, aucun infusoire animal ou végétal ne se développa. Il suffisait de négliger l'une de ces précautions, ou de laisser pénétrer l'air chargé de matières pulvérulentes, pour qu'aussitôt on vît apparaître des infusoires.

Renouvelées et variées avec les mêmes soins, les expériences ont toujours été concordantes : aucune création spontanée n'a pu être prouvée; on a trouvé des explications satisfaisantes pour tous les faits d'abord obscurs et incompréhensibles ; les dernières incertitudes ont été levées, depuis que l'on a connu le véritable mode de propagation des champignons et des moisissures, et cette quantité innombrable d'œufs et de germes contenus dans les eaux ou balayés par les vents. Fries a fait observer que le nombre des spores du *Reticularia maxima* est de 10 millions, et Ehrenberg a prouvé qu'un rotateur, l'*Hydatina senta*, peut procréer en dix jours un million d'individus. La ténuité de certains infusoires est telle, que souvent 50,000 de ces animalcules n'égalent pas le volume d'un grain de sable (Leeuwenhoeck) (1).

Il est bien démontré aujourd'hui que certaines créations, regardées comme spontanées, ne sont en réalité qu'une revivification de quelques espèces végétales ou animales, dont la vie était restée latente par l'effet du dessèchement ou par toute autre cause. La plupart des mousses, après avoir passé un grand nombre d'années dans un herbier, peuvent être facilement ranimées en les humectant. On a fait germer des graines de l'herbier de Tournefort, et des céréales après plusieurs siècles. Suivant Treviranus, un oignon trouvé

(1) Il est dans la nature de certains esprits de se refuser à l'évidence, ou de lui opposer soit des faits controuvés, soit des expériences faites avec trop peu de soin. Je ne sais dans quelle catégorie ranger l'expérience attribuée à Cross de Broomfield. Il y a quelques années, voulant opérer une cristallisation par la pile de Volta, il avait chauffé au blanc et réduit un caillou en une sorte de bouillie, qu'il satura d'acide muriatique. Il filtra cette mixture, et la laissa tomber goutte à goutte sur un minerai de fer préalablement chauffé au blanc, pour que tout germe vital fût détruit. Deux fils partant chacun d'une extrémité de la batterie voltaïque aboutissaient à ce minerai. Cross venait chaque jour voir le progrès de son expérience. Le quatorzième, il aperçut sur le minerai quelques taches blanches ; le dix-huitième, elles s'étaient allongées ; le vingt-deuxième, chacun de ces petits corps avait huit pattes ; enfin, le vingt-sixième jour, il reconnut qu'il avait procréé des insectes parfaits ayant huit pattes, quatre poils à la queue et les côtés très velus, etc. Cross supprima l'acide dans un nouvel essai, et trois semaines après, il aperçut à l'un des pôles de la batterie un de ces étranges insectes. On a conclu de cette expérience, que l'électricité est le principe, non seulement du mouvement, mais encore de la vie dans le règne animal et végétal.

sous les bandes d'une momie d'Égypte, après avoir été placé dans une terre humide, a poussé des bourgeons. Leeuwenhoeck a ranimé, en l'humectant, un rotifère qu'il avait réduit depuis longtemps à l'état de mort apparente par la dessiccation. Spallanzani a fait plus encore : il est parvenu à rendre à la vie un rotifère, après l'avoir tenu pendant deux ans dans du sable sec ; il l'a fait sécher onze fois et revivre onze fois. Certains animaux, le renne, la marmotte, etc., demeurent plongés dans une immobilité léthargique pendant les longs hivers ; un souffle du printemps les ranime. On fait revivre, en les exposant au soleil, des mouches plongées depuis quelque temps sous l'eau. Enfin, on assure que des hirondelles, surprises par les froids précoces du Nord, sont restées plusieurs mois, sans perdre la vie, emprisonnées dans les glaces des fleuves congelés ; car on a pu, à l'aide de la chaleur et de soins prolongés, dissiper la mort apparente dont elles semblaient frappées, et leur rendre la vigueur et l'agilité.

Toutefois les partisans de la doctrine des générations spontanées n'admettent point que la vie existât encore chez les rotifères de Leeuwenhoeck et de Spallanzani, ni chez les animaux asphyxiés par l'action du froid : d'après eux, ces derniers ne seraient, à proprement parler, ni morts ni vivants. Les principales fonctions de l'organisme se trouvent à la vérité suspendues, disent-ils ; mais aucune altération essentielle n'étant survenue, ni dans la texture des solides, ni dans la composition des liquides, la machine peut de nouveau entrer en mouvement, si l'on change la condition de quelques uns de ses rouages, par exemple à l'aide de l'insufflation artificielle. « D'un autre côté, peut-on admettre, dit Jourdan, que la vie subsiste encore dans l'atome de matière endurcie auquel se réduit la gelée épaisse qui forme le corps du rotifère ? N'est-il pas beaucoup plus vraisemblable que la dessiccation l'anéantit complétement, c'est-à-dire qu'elle enlève la cause stimulante excitatrice des mouvements, mais maintient cependant dans la masse celluleuse l'état ou l'ordre de choses qui permet à cette cause stimulante de produire les mouvements vitaux, lorsqu'elle vient à s'y introduire des milieux environnants?.. Dans ce cas, ne s'opère-t-il pas une nouvelle création plutôt qu'une véritable *ressuscitation?* »

Les objections précédentes sont plus spécieuses que solides. Nous ne pouvons admettre que, dans l'état d'asphyxie ou de léthargie, un corps organisé ne soit ni mort ni vivant. Rien n'est plus absolu que la mort. Certaines espèces résistent à la destruction plus facilement que d'autres. Chez les animaux hibernants, tels que le loir, la marmotte, le hérisson, la chauve-souris, le hamster, plusieurs fonctions sont suspendues, mais la vie reste entière. Dans l'ordre universel, elle est répartie dans certaines mesures et dans des conditions différentes aux êtres divers de la création. Buffon a eu raison de comparer la plante à un animal dormant; et, d'après Aristote, l'âme nutritive des végétaux ne produit aucun mouvement, parce qu'elle est plongée dans un engourdissement dont rien ne peut la tirer (Arist., *De generat. animal.*).

Ce serait une erreur très grave de comparer la vitalité de certaines graines et de quelques espèces animales, à celle de l'homme et des grands mammifères. Spallanzani a montré que les animalcules microscopiques résistent non seulement à la congélation et à la dessiccation, mais qu'ils bravent encore l'action de l'eau bouillante et celle du feu de réverbère.

« A mon avis, dit M. Bérard, un grand argument contre la génération spontanée des infusoires se tire de la constante reproduction de certaines formes qui ont permis de diviser ces êtres en genres et en espèces, comme les animaux qui viennent de parents et auxquels les parents ont transmis leur forme. Il semble que la génération spontanée devrait nous montrer chaque jour des espèces nouvelles. Mais, continue ce savant, la valeur de cet argument est diminuée par cette considération que, dans les entozoaires, *où bien évidemment la génération est spontanée,* on observe cependant la reproduction des mêmes formes. » Les infusoires sont répandus en quantité prodigieuse dans la nature ; on les trouve par myriades dans une goutte d'eau, dans la plus petite masse d'air, à l'intérieur de presque tous les corps, et cependant le nombre des *espèces* est très limité ; jusqu'ici on n'est parvenu à compter que huit familles d'infusoires. La reproduction constante des mêmes formes nous semble donc un argument irréfragable contre leur génération spontanée. Les mêmes formes se retrouvant chez les entozoaires, en bonne logique ne devrait-on pas conclure que la génération spontanée de ces animaux est une chimère? On a vu circuler les œufs de ces parasites avec le sang ;

on les a trouvés par milliers dans les poumons des
grenouilles et dans les différents poissons. Introduits
dans le corps de l'homme avec les boissons et les aliments, la plupart de ces germes y restent inertes ou
périssent; mais rencontrent-ils des circonstances favorables dans nos humeurs et nos organes, quelques
uns de ces germes s'y développent. Doit-on s'étonner
si l'on trouve des entozoaires dans les cavités closes, et
jusque chez le fœtus qui n'a pas encore quitté le sein
maternel, lorsqu'on réfléchit à la petitesse de leurs
œufs? Elle est telle, en effet, que les plus forts micro-
scopes permettent à peine de les apercevoir.

Condamnée par l'expérience, mais renaissant toujours de ses cendres, la doctrine des générations spontanées compte encore des partisans parmi les physiologistes modernes, tels que Burdach, Tréviranus et
Bérard. Ils n'admettent toutefois cette sorte d'origine,
prolem sine matre creatam, que pour les infusoires
et les entozoaires. D'autres physiologistes d'un mérite éminent, et particulièrement Müller et Longet,
ont combattu une hypothèse toute gratuite et contraire, en outre, aux véritables principes de la philosophie naturelle. Comment supposer, en effet, que
le Créateur ait dérogé à la grande loi qui régit tout le
monde organique pour deux espèces seulement, placées au dernier échelon de l'animalité? « En résumé,
dit M. Longet, qu'on étudie le développement des
infusoires ou la production des entozoaires, si l'on suit
le progrès historique, si l'on s'entoure des lumières
de l'expérience et de l'observation, si l'on fait la part
de l'exactitude dans toutes les données anatomiques

et physiologiques qui s'y rattachent, on voit que, partout où la question a été approfondie, l'hypothèse de la génération spontanée s'évanouit. Il faut donc la rejeter dans l'état actuel de la science, et ne pas y recourir par cela seul qu'on ne peut expliquer encore tous les cas de reproduction des êtres vivants. Cette dernière n'est pas d'ailleurs aussi indifférente que l'exprime Burdach, tout en défendant avec énergie l'opinion que nous venons d'attaquer. Si à un point de vue purement philosophique et très élevé, il importe peu que des animaux puissent se former spontanément, ou qu'ils ne proviennent que de parents antérieurement créés, il est nécessaire pour le physiologiste de poursuivre avant tout la vérité, et de la découvrir partout où il peut l'éclairer des lumières de l'expérience. Or, si la génération spontanée se conçoit, rien de positif ne la justifie ; l'expérience et l'observation, chaque jour plus savantes, lui ont arraché un à un tous les faits qui constituaient ses plus forts arguments ; ceux que le défaut de nos connaissances lui permet de revendiquer encore sont pour le moins insignifiants. Ces motifs suffisent pour nous la faire nier chez les animaux, et en général chez tous les êtres organisés. » (*Traité de physiologie*, tome II, 3ᵉ partie, p. 25.)

Ainsi, nous regardons comme un fait à l'abri de toute contestation raisonnable, que *chaque être vivant tire son origine d'un être semblable à lui.* Toute création suppose une création antérieure. D'après cette manière de voir, nous définirons la vie : *un principe d'activité transmis par voie de génération aux corps organisés.* Distinct quoique inséparable de l'organisation, nous pensons qu'il se dissout avec elle : « Qu'est-ce que notre vie, s'écrie l'apôtre saint Jacques, sinon une vapeur qui paraît pour un peu de temps et disparaît ensuite? » Elle nous est donnée un moment pour la transmettre, ainsi qu'un héritage. Les hommes, dit Lucrèce avec une si grande vérité d'expression, ne sont qu'usufruitiers de la vie,

Et quasi cursores vitaï lampada trahunt.

Lope de Véga représente la vie sous l'image d'une barque portant silencieusement ses douleurs vers l'éternité.

Mais, objectera-t-on, si la vie est un principe, une cause, une force, que devient-elle en se séparant des organes? Nous demandons à notre tour que deviennent le rayon de lumière en cessant d'être visible, l'affinité de deux molécules qui se séparent, la cristallisation dans le sel dont on opère la décomposition, le magnétisme dans le barreau d'acier soumis à une chaleur intense? Il faut ajouter la question du principe de la vie à toutes les questions de causes premières, questions immenses, obscures et à jamais insolubles pour cette intelligence à la fois si petite et si grande, qu'on peut avec une égale raison élever et humilier. Ou plutôt, sans demander à la nature ce que la nature est incapable de produire, sans demander à l'intelligence ce que l'intelligence n'est pas en état d'expliquer, nous devons chercher la solution du problème là où seulement nous pouvons espérer la rencontrer. Ainsi Pythagore, Thalès, Anaxagore, tout en supposant sans raison la matière éternelle, reconnaissent-ils la nécessité de l'intervention divine dans la création de l'univers ; Aristote demande comment toutes choses auraient pu se mouvoir sans une cause première d'impulsion ; Descartes, Leibnitz et Newton remontent également à une cause nécessaire comme fondement solide de toute philosophie. Mais nous entrons ici dans le domaine de la métaphysique, où les discussions et les dissentiments n'ont ni trêve ni fin ; hâtons-nous d'en sortir pour rentrer sur le terrain plus solide de l'observation.

Il nous paraît démontré que la terre appelée par Homère *physizoos*, et par Hésiode *pheresbios*, c'est-à-dire possédant ou donnant la vie, n'a le pouvoir d'engendrer aucune espèce animale ou végétale. Dans un savant ouvrage intitulé : *De motu animalium*, Borelli a prouvé que le jeu de plusieurs organes du corps humain s'accomplit d'après les lois physiques. Mais celles-ci se trouvent impuissantes à expliquer les phénomènes vitaux, et surtout la génération des êtres vivants. De nos jours, la chimie organique, fécondée par le génie de MM. Chevreul, Dumas, Raspail, Liebig, etc., a enrichi la physiologie et l'hygiène de découvertes importantes. Les corps simples, en se combinant dans les êtres organisés, donnent naissance à des produits désignés sous le nom de *principes immédiats*, dont les chimistes ont étudié avec une rare sagacité les transformations, le rôle et l'importance. On sait que toutes les substances élémentaires n'ont pas la même aptitude à composer des corps organisés. Le carbone forme la base du règne végétal ; on le retrouve en grande proportion chez les animaux, ainsi que l'oxygène, l'hydrogène, l'azote, le phosphore, le soufre, le chlore, le calcium, le sodium, le potassium et le fer. L'analyse y montre encore d'autres corps simples qui paraissent avoir une moindre importance, tels que le silicium, le fluor, l'iode, le brôme, le magnésium, l'aluminium, le manganèse, le cuivre, le plomb et l'arsenic. De la présence de ces corps élémentaires dans l'organisme, faut-il conclure avec Tréviranus, qu'il existe à la surface du globe une matière essentiellement active, indécomposable, *apte à vivre* et quelquefois *vivante?* Cette opinion est aussi peu probable que la doctrine des *atômes sensibles* de Démocrite et de Bayle, les *molécules organiques* de Buffon, et les *homœoméries* d'Anaxagore. Les chimistes, en combinant ces corps que l'on représente comme presque vivants, ne peuvent parvenir à former même les principes immédiats les plus simples, tels que la gomme, l'amidon, des corps gras. Dutrochet avait annoncé à l'Académie des sciences qu'un courant galvanique traversant une émulsion d'œuf, y faisait naître de la *fibre musculaire;* mais cette expérience était une pure illusion. Ainsi, la chimie organique se borne à l'analyse des solides et des fluides, à la découverte des principes immédiats des êtres vivants, à l'étude de leurs propriétés et de leurs transformations au sein de l'organisme. Dans ses opérations les plus savantes, non seulement elle ne procrée ni un animal ni un végétal de l'espèce la plus humble, un ciron, un peu de mousse, par exemple; mais encore elle n'a jamais pu former une fibre, une cellule, du gluten ou de l'albumine.

Ainsi, sans recourir à de vaines théories, il faut remonter à une création primitive pour tous les êtres vivants dont nous voyons les espèces sur la terre. La vie, avons-nous dit, est un principe indépendant de la matière. Dans son plus grand développement, nous lui reconnaissons trois propriétés principales, la sensibilité, la motilité, la nutricité. Ce principe est la *force contractile naturelle* de Bellini, *vis vitalis* de Gorter, la *nature plastique* de Cudworth, *vis essentialis* de Wolff, *nisus formativus* de Blumenbach. Barthez lui attribue avec raison cette harmonie admirable entre tant de fonctions dissemblables, l'unité que l'on remarque dans un corps pourvu d'un grand nombre d'organes. Mais tout en lui reconnaissant une existence propre, il distingue le principe vital, et du corps matériel qu'il anime, et de l'âme dont il cimente en quelque sorte l'union avec les organes.

Quelque mystérieuse et cachée que soit la vie dans son principe, il n'en est pas moins incontestable qu'à tous les instants de sa durée, elle est étroitement liée par des rapports immédiats et nécessaires à la plupart des agents du monde extérieur, à la terre qui fournit avec prodigalité les sucs nourriciers nécessaires à l'accroissement et à la conservation de l'homme; à l'eau qui, à divers titres et sous divers états, se mêle à nos humeurs, féconde la terre et devient encore un élément de civilisation, de puissance et de force pour le génie qui sait la diriger ou la dompter; à l'air atmosphérique, nommé avec tant de vérité par Hippocrate *nourriture de la vie, pabulum vitæ*, dans lequel se trouvent les quatre principes essentiels qui entrent dans la composition de nos organes : l'oxygène, le carbone, l'hydrogène et l'azote. Elle est enfin liée à ces fluides impondérables, qui sous les noms de lumière, de chaleur, de magnétisme terrestre et d'électricité, sont les agents mystérieux qui animent en quelque sorte la matière, mettent l'homme en rapport avec l'univers, et se mêlent si intimement aux opérations de la nature, qu'on n'a pas manqué de les regarder comme le principe du mouvement dans les corps inertes, et de la vie chez les êtres organisés. Étudier les phénomènes des agents naturels qui modifient la reproduction, l'accroissement, l'entretien et la durée des espèces organiques, c'est réunir des documents pour la science de la vie, et préparer des matériaux pour l'histoire naturelle et philosophique de l'homme.

CHAPITRE PREMIER.

DE LA LUMIÈRE.

Au milieu de toutes les merveilles qui nous entourent, il n'est point d'agent ou de phénomène plus digne de notre admiration que la lumière. Sans elle, on peut jusqu'à un certain point concevoir l'existence et la reproduction des plantes et de quelques animaux de l'espèce la plus infime ; mais quels seraient le rôle et les conditions de l'homme sur une terre informe et couverte de ténèbres? Sa race misérable se trouverait rapidement anéantie. Si les lois de la gravitation établissent des rapports admirables entre les corps célestes, l'homme à son tour entre en relation avec l'univers par l'intermédiaire de la lumière ; d'un côté elle permet à ses regards et aux instruments dus à son génie de plonger dans les profondeurs de l'espace, et de l'autre elle conduit son esprit à la découverte des lois qui régissent les corps célestes, et sur la route de l'infini.

Le soleil et les étoiles sont les sources naturelles et permanentes de la lumière. Celle-ci se développe également par le choc, le frottement et les actions chimiques et électriques ; tous les corps deviennent lumineux à la température de 500 degrés. L'huile, la cire, la graisse et les résines produisent la lumière en se combinant avec l'oxygène de l'air ; la combustion de l'hydrogène percarboné la fournit avec abondance. Le sulfate de baryte a reçu le nom d'*éponge de lumière;* à l'exemple de ce corps, les sulfures de calcium et de strontium, ainsi que le chlorure de calcium, jouissent de la propriété de devenir lumineux pendant un certain temps, après avoir été exposés aux rayons du soleil; en voyant les flammes légères que dégage le phosphore, on croirait qu'il n'est lui-même que de la lumière condensée.

Enfin, nous sommes quelquefois témoins de certains phénomènes lumineux dont nous ignorons encore la nature et les causes : tels sont, la lumière zodiacale dont la lueur brillante éclaire surtout les nuits des tropiques; les aurores polaires qui forment un tableau magique dans les ténèbres des régions boréales et australes; ce brouillard de 1783 qui, en pleine nuit, à l'époque de la nouvelle lune, produisait une clarté assez intense pour éclairer les objets et les rendre visibles à une distance de 200 mètres; ces nuits de 1831 où, dans le nord de l'Allemagne et en Italie, on pouvait lire à minuit les caractères les plus fins ; cette lumière diffuse qui, selon la remarque de M. Arago, guide nos pas dans les nuits d'automne et du printemps, alors que les nuages interceptent toute clarté céleste, et que la neige ne couvre pas la terre. Il est arrivé fréquemment à Beccaria, dans certaines nuits entièrement obscures, particulièrement en hiver, de voir des nuages épars s'agglomérer pour n'en former qu'un seul d'une densité en général peu considérable; il répandait alors dans tous les sens une lueur rougeâtre qui permettait à ce savant de lire dans un livre imprimé en caractères ordinaires. Ces clartés nocturnes se montraient après des averses de neige, et le physicien de Turin les croyait de la nature de la foudre.

La plupart des météores lumineux qui se développent dans l'atmosphère proviennent du soleil dont le rayonnement éclaire sans interruption tous les corps placés dans sa sphère d'action. Aussi, en traitant des phénomènes de l'optique, les physiciens font-ils en quelque sorte l'histoire de la lumière émanée de cet astre. L'expérience la plus familière nous apprend que les corps lumineux dardent leurs rayons dans toutes les directions, et que, dans un milieu homogène, la lumière se transmet et se propage en ligne droite. Dans le vide, son intensité est en raison du carré de la distance; mais lorsqu'elle traverse des milieux diaphanes, cette intensité décroît suivant une loi plus rapide. On a imaginé des photomètres plus ou moins ingénieux pour mesurer le rapport d'intensité de deux lumières. Bouguer, Leslie et Wollaston ont comparé les quantités de lumière envoyées par le soleil et la lune ; mais leurs résultats diffèrent essentiellement. Suivant les uns, la clarté de la lune est 300,000 fois plus faible que celle du soleil; d'après les autres, il faudrait 90,000 pleines lunes pour produire sur notre globe une clarté pareille à celle du soleil. On ne connaissait jusqu'ici qu'un seul corps qui fût sensible à la lumière de la lune ; c'est l'œil, dont la pupille se contracte sous l'influence de ses rayons. L'Académie des sciences ayant nommé une commission composée de Laplace, Malus et Arago, pour faire des expériences sur la lumière de notre satellite, ces savants se servirent d'une lentille d'une très grande dimension, et placèrent au foyer du chlorure d'argent ; aucun phénomène de coloration ne se produisit. Il était réservé à une découverte récente, dont il sera question plus loin, de montrer que la lumière de la lune grave l'image de cette planète sur les plaques photographiques.

La lumière se comporte diversement suivant les corps qu'elle rencontre. On suppose qu'elle traverse l'immensité de l'espace (le vide ?) sans être arrêtée, ni même modifiée sur son passage. Il arrive cependant une limite après laquelle l'impulsion primitive n'est plus sensible, et ne détermine ni vibration dans l'éther, ni impulsion sur la rétine, comme on voit les ondulations circulaires formées par un projectile sur un lac tranquille, s'étendre, diminuer de hauteur et puis disparaître. Quelle ne doit pas être la force de cette impulsion, si, comme Herschell le suppose, la lumière de certaines nébuleuses n'arrive sur la terre qu'au bout de plusieurs millions d'années !

Certains corps parfaitement diaphanes traversés par la lumière laissent voir la forme et la couleur des objets ; tels sont le verre, l'eau distillée et surtout l'air atmosphérique, le plus transparent de tous. Les corps diaphanes colorés altèrent la couleur et non la forme des objets, tandis que les corps translucides ne permettent pas de distinguer la forme et livrent passage à la lumière ; tels sont les nuages, certaines étoffes, la verre dépoli, etc. Les corps opaques interceptent toute lumière ; la plupart cependant, réduits en lames minces, deviennent translucides, sinon diaphanes.

Quand la lumière rencontre un corps transparent, une partie est réfléchie, l'autre la pénètre et produit alors des effets calorifiques. Les corps deviennent visibles, par la propriété qu'ils ont de renvoyer dans toutes les directions la lumière ou une partie de la lumière dont ils sont frappés ; leur coloration si variée dépend de la diversité des rayons réfléchis. Lorsqu'ils le sont en totalité, le blanc se trouve produit, ce qui se comprend jusqu'à un certain point ; mais on n'explique pas d'une manière aussi satisfaisante pourquoi le noir résulte de l'absorption de tous les rayons.

Lorsqu'un faisceau lumineux frappe un corps opaque, il se trouve au delà de ce corps un cône qui ne reçoit aucune lumière directe, et forme l'ombre du corps. . Cependant la séparation de l'ombre et de la lumière n'a pas lieu brusquement ; en passant près des limites du corps, la lumière s'infléchit et laisse paraître quelques rayons sur les contours de l'ombre ; on donne le nom de pénombre à cet espace où l'ombre semble se confondre avec la lumière.

La vitesse de la lumière, quoique prodigieuse, n'est point infinie, ainsi qu'on l'a cru longtemps. En 1675 et 1676, Roemer fit cette découverte, en observant une éclipse du premier satellite de Jupiter. On a calculé qu'elle parcourt 79,572 lieues de 4,000 mètres par seconde. D'après les dernières recherches de Struve, cette vitesse doit être évaluée à 30,808 myriamètres (77,010 lieues). Jusqu'ici la détermination de cette vitesse n'avait pu être obtenue que par des observations astronomiques, et on n'était point parvenu

à la mesurer à la surface de la terre, où relativement
les distances sont trop petites. Cependant, cette difficulté a été levée par M. Fizeau. Dans une série d'expériences exposées à l'Institut (23 juillet 1849), ce
savant évalue seulement à 70,948 lieues par seconde
la vitesse de propagation de la lumière ; c'est un résultat déduit de la moyenne des 28 observations qui
ont pu être faites jusqu'ici.

Le soleil étant situé à 38,000,000 de lieues environ,
sa lumière met 8′ 13″ à venir de cet astre à la terre ;
il est facile de calculer de même le temps qu'elle
emploie pour aller du soleil aux diverses planètes :

Planètes.	Distance moyenne au soleil en lieues de 4.000 mètres.	Temps que met la lumière pour aller du soleil aux p'anètes.		
Mercure............	15,185,465	0ʰ·	3′	10″
Vénus...........	28,375,600	0	5	56
Mars............	59,772,960	0	12	81
Vesta..........	92,705,600	0	19	25
Junon..........	104,755,000	0	21	57
Cérès..........	108,555.500	0	22	44
Pallas..........	108,738,000	0	22	46
Jupiter........	204,100,280	0	42	45
Saturne.........	374,195,340	1	18	23
Uranus.........	752,540,172	4	9	48

Que la lumière soit directe ou réfléchie, la vitesse
de propagation est la même : on le voit, la matière pon-
dérable n'est pas susceptible d'un mouvement qui
approche de cette rapidité. La plus grande vitesse
observée sur la terre, celle du boulet qui sort du
canon, est de 3,000 pieds par seconde, et d'environ
175 lieues par heure. En conservant sa vitesse d'impulsion primitive, le boulet arriverait du soleil à la
terre en 22 ans.

Quelque rapide que soit la lumière, il résulte toutefois de la différence entre le moment de départ et celui d'arrivée, que nous ne voyons jamais les astres à leur véritable place dans le ciel : «On peut dire, sans trop s'écarter de la vérité, que l'astronome qui regarde le globe d'Uranus, le voit où il était quatre heures auparavant. Si cette planète était anéantie à un instant donné, on la verrait encore pendant quatre heures après qu'elle aurait cessé d'être. Nous ne savons à quelle distance de la terre sont dispersées les étoiles, mais nous savons avec certitude qu'il n'y a pas un de ces astres qui ne soit au moins à 200,000 fois la distance du soleil à la terre ; par conséquent, pour arriver à nous, leur lumière met au moins 200,000 fois 8′ 13″, c'est-à-dire 1,141 jours ou 3 ans 45 jours ; sans doute il n'y a pas d'exagération à supposer que nous voyons des étoiles qui sont quelques milliers de fois plus éloignées, et dont la lumière met par conséquent plusieurs siècles à venir jusqu'à nous. Tout ce qui existe dans le ciel, au delà de notre système, pourrait être brisé, confondu, anéanti, et nous, habitants paisibles de la terre, nous passerions encore de nombreuses années à contempler comme aujourd'hui ce grand spectacle d'ordre et de magnificence qui ne serait plus qu'une illusion trompeuse, une image sans réalité. » (Pouillet, *Éléments de physique*, t. II, p. 148.)

Dans ses *Éléments de physique expérimentale*, M. Pouillet abordant l'étude de l'optique, distingue les propriétés relatives seulement à la direction des faisceaux lumineux, de celles qui sont inhérentes aux rayons eux-mêmes, indépendamment de leur direction. Les premières se rapportent à la *lumière non polarisée*, les secondes à la *lumière polarisée*. Nous passerons celles-ci sous silence ; les phénomènes de la double réfraction et de la polarisation, ainsi que les phénomènes remarquables de coloration de la lumière polarisée par des lames cristallisées, sont du domaine de la physique proprement dite, tandis que la plus grande partie des météores lumineux proviennent de la réflexion, et surtout de la réfraction de la lumière au travers de l'atmosphère et des nuages. Les lois et les conséquences de ces derniers phénomènes ont donc une haute importance pour les météorologistes.

Nous avons indiqué précédemment quelques unes des modifications que la lumière éprouve en passant du vide ou plutôt de l'espace dans notre atmosphère, suivant qu'elle rencontre des corps opaques ou diaphanes. Le rayon lumineux qui tombe sur une surface plane et polie se trouve réfléchi d'après des lois invariables. Il n'entre pas dans le plan de cet ouvrage d'exposer les phénomènes que les substances polies seules et les miroirs parfaits ont la faculté de produire ; nous rappellerons seulement les deux lois fondamentales de la *réflexion :*

1° La lumière est réfléchie suivant un angle égal à celui d'incidence.

2° Le plan de réflexion coïncide avec le plan d'incidence.

Si, en passant d'un milieu dans un autre, le rayon lumineux tombe perpendiculairement, il suit sa marche sans déviation. Sa direction est-elle plus ou moins oblique, il éprouve un changement brusque, se rapproche ou s'éloigne de sa normale à la surface, suivant que le second milieu est plus ou moins dense; puis il continue son chemin en ligne droite. Cette déviation est le phénomène auquel on donne le nom de *réfraction*. Ses deux lois fondamentales sont les suivantes :

1° Le plan de réfraction coïncide avec celui d'incidence.

2° Le sinus d'incidence et le sinus de réfraction sont dans un rapport constant.

Descartes, dont les travaux sur la dioptrique auraient suffi, suivant M. Becquerel, pour rendre le nom immortel, a démontré la constance de cette seconde loi, appelée aussi loi de Descartes. Le rapport est ce que l'on nomme l'*indice de réfraction*. L'angle de réfraction augmente en proportion de l'angle d'incidence, mais en restant toujours plus petit. La lumière se rapproche de la perpendiculaire, lorsqu'elle passe d'un milieu moins réfringent dans un milieu plus réfringent ; et réciproquement, elle s'en écarte quand le rayon sort d'un corps réfringent pour entrer dans le vide ou dans un milieu qui l'est moins. Nous verrons bientôt qu'en traversant un prisme, la lumière est décomposée ; elle reproduit alors une image allongée du soleil, et donne au lieu du blanc les sept nuances de l'arc-en-ciel. Les couleurs sont rangées dans l'ordre suivant : *rouge, orangé, jaune, vert, bleu, indigo, violet*. Le rayon rouge est le moins dévié, et forme, en sortant du prisme, l'angle le moins considérable avec le rayon incident. Cette déviation va augmentant, dans l'ordre des rayons, jusqu'au violet, qui par conséquent est le plus réfrangible. Le phénomène de l'achromatisme démontre, toutefois, que les rapports de réfrangibilité des différents rayons ne sont pas les mêmes pour tous les corps.

Quelque ténue que soit la lumière, quelque subtils que soient ses rayons, le génie des physiciens l'a décomposée, l'a analysée. La théorie des couleurs du grand Newton a survécu à la ruine d'une grande partie de son optique. On nomme ces couleurs simples ou primitives, parce que jusqu'ici, tout en variant les expériences à l'infini, aucun physicien n'est parvenu à transformer chacune d'elles en une autre couleur, ou même simplement à les modifier. Vient-on à réunir les sept couleurs élémentaires en un même point, soit à l'aide d'un miroir concave, soit avec une grosse lentille, la lumière blanche du rayon primitif se trouve reproduite. Elle est également obtenue en faisant mouvoir rapidement un écran, placé au foyer d'une lentille, sur lequel se projette le spectre solaire. Si, dans les expériences précédentes une seule couleur manque, ou si elles ne se rencontrent pas toutes au même foyer, elles continuent librement leur marche, chacune conservant sa nuance distincte et ses propriétés caractéristiques. Newton fit un grand nombre d'essais, toujours infructueux, pour former une couleur blanche à l'aide de poudres colorées, et ne put obtenir que des teintes grisâtres. Il donna le nom de *spectre solaire* à l'image colorée que forme un rayon en traversant le prisme.

Il n'est pas permis de douter que la théorie des

couleurs ne fût connue, en partie du moins, dès la plus haute antiquité Les brahmes enseignaient que le soleil a sept rayons primitifs. On lit dans une fable indienne, que sept jeunes vierges s'étant rassemblées pour célébrer la venue de Crishna, le dieu leur apparut tout à coup, et leur proposa de danser. Les jeunes filles s'étant excusées sur ce qu'elles manquaient de danseurs, le dieu se divisa lui-même, et chaque fille eut son Crishna. « Après que les dieux se furent distribué la terre, dit Pindare, le Soleil, oublié dans le partage, retint pour lui l'île de Rhodes qui venait de sortir du sein des flots. Il eut de la nymphe qui donna son nom à l'île sept fils d'un esprit merveilleux. » Les figures anciennes représentent Apollon avec un diadème à sept pointes (de Montfaucon, *Antiquité expliquée*). Enfin, dans son cinquième discours, Julien appelle le Soleil, *le dieu aux sept rayons;* et c'est aux Chaldéens qu'il rapporte avoir emprunté cette expression remarquable.

Les diverses couleurs du spectre ont des propriétés spéciales. Newton et Herschell découvrirent que le maximum de lumière se trouve aux rayons jaune et vert, et qu'elle diminue jusqu'au rouge et au violet. En exposant à leur action un thermomètre noirci, Leslie, Landriale et Rochou reconnurent que le rayon rouge est celui qui échauffe le plus ; la puissance calorifique décroît jusqu'au rayon violet, qui n'échauffe pas. Herschell alla plus loin : il constata que le maximum de chaleur se trouve dans la bande obscure qui suit le rayon rouge. Il y a donc là des rayons invisibles produisant des effets calorifiques. Toutefois, en 1828, Seebeck découvrit que le maximum de chaleur dépend de la nature du prisme réfringent, et se trouve dans le jaune, l'orangé, le rouge ou même au delà, suivant qu'on emploie des prismes d'eau, d'acide sulfurique, de verre ou de flint-glass.

Enfin on a reconnu à la lumière, ou du moins à certains rayons appelés chimiques, une action puissante sur des substances inorganiques. Ainsi Schèele découvrit que le rayon violet, doué de si faibles propriétés calorifiques, noircit promptement le chlorure d'argent. En 1802, Wollaston et Ritter trouvèrent, chacun de leur côté, que ces altérations se produisent plus rapidement encore dans la bande obscure qui suit le rayon violet. Pour démontrer la différence d'action des rayons rouges et violets, Bérard les concentra au moyen de deux fortes lentilles. Du chlorure d'argent, placé au foyer des rayons violets, fut coloré en moins de cinq minutes ; exposé pendant deux heures au foyer des rayons rouges, il ne subit aucune altération.

Il a régné en physique deux systèmes sur la nature de la lumière. Dans l'un, celui de Newton, connu sous le nom de *système de l'émission*, on considère la lumière comme étant composée de particules d'une ténuité extrême, émanées de la substance même du soleil et des étoiles, sans que cette émission les épuise ou les affaiblisse sensiblement. Pendant plus d'un siècle, ce système fut presque généralement adopté. Il est exposé de la manière la plus complète, et soutenu avec une grande puissance de raisonnement, dans le *Traité de physique* de M. Biot, qui explique, à l'aide de ce système, les phénomènes de la *réflexion* et de la *réfraction*, l'ombre géométrique, la pénombre, ainsi que le décroissement de l'intensité de la lumière.

Le second système, celui de Descartes, est connu sous le nom de *système des ondulations* ou *des vibrations*. Dès 1518, Grimaldi l'avait entrevu, cherchant même à expliquer les phénomènes de l'optique au moyen des ondes. Suivant Descartes, la lumière est produite par un mouvement vibratoire des molécules du corps lumineux; ces molécules impriment en tous sens une impulsion aux globules d'un fluide subtil répandu dans l'univers entier. Huygens posa avec génie les principes mathématiques du système des ondulations. Mais tout en admettant que la lumière est due aux vibrations de l'éther, il reste à découvrir la force même qui la produit, et la projette dans les champs de l'espace à des distances incalculables.

Peu suivi d'abord, à cause de l'autorité du nom de Newton, ce système a fini par remplacer presque complétement celui de l'émission. Un tel résultat est dû aux travaux du docteur Thomas Young, qui a découvert le principe des interférences, ou l'action mutuelle que deux rayons de lumière exercent l'un sur l'autre, et particulièrement à ceux de Fresnel, dont les belles expériences sur l'aberration de la lumière ont rallié presque tous les physiciens de notre époque au système des ondulations; car, dans l'hypothèse de l'émission, on ne parvient à expliquer aucune circonstance des phénomènes de la diffraction.

Les partisans de la théorie des ondes admettent que la lumière a une existence indépendante des corps dont elle paraît émaner. Elle est due aux vibrations d'un fluide très élastique, d'une ténuité extrême, uniformément répandu dans l'espace, et qui n'est pas visible dans son état de repos. Certains corps ont la faculté de le mettre en mouvement, et de ces vibrations résultent tous les phénomènes lumineux. Cette substance n'est pas plus la lumière que l'air en repos n'est le son; le corps incandescent se trouve dans le même état qu'une cloche qui vibre.

M. Cauchy publia, en 1829, plusieurs mémoires sur la lumière; il prit pour base de ses recherches les principes mêmes de la mécanique rationnelle, et transforma le système des ondulations en une théorie mathématique. Il parvint à déduire de ses formules, non seulement les vibrations transversales de l'éther admises par Fresnel, et la polarisation dans les cristaux à un axe optique; mais encore les lois générales de la polarisation produite par un cristal quelconque, le phénomène des ondes, la force connue de leur surface, les lois de la dispersion des couleurs et celles de la diffraction, enfin les propriétés des rayons évanescents qui, en pénétrant dans les corps opaques, s'éteignent graduellement et de telle sorte que l'intensité de la lumière décroît en progression géométrique pour des profondeurs croissant en progression arithmétique.

CHAPITRE II.

DES MÉTÉORES LUMINEUX.

DE L'AURORE ET DU CRÉPUSCULE.

Dans nos contrées, le passage de la nuit au jour et du jour à la nuit s'opère graduellement; le phénomène lumineux qui se manifeste dans ces transitions a reçu le nom d'*aurore* le matin, et de *crépuscule* le soir. Leur description appartient aux poëtes plutôt qu'aux physiciens. Quoique l'habitude ait émoussé en nous l'admiration, quelquefois pourtant la nature se surpasse dans ses magnifiques effets de lumière, et nous nous écrions involontairement que l'art n'a jamais reproduit dans toute sa splendeur ce spectacle d'une beauté ravissante.

Le crépuscule et l'aurore ne se manifestent que par un ciel serein; toutefois une légère couche de *cirrhus* et de *cumulus* à l'horizon ne les empêche pas de se produire. Ces nuages mêmes renvoient à l'œil un grand nombre de rayons rouges, que nous voyons se réfléchir parfois sur les cimes neigeuses des hautes montagnes. Le crépuscule et l'aurore proviennent de la réflexion des rayons solaires par les couches supérieures de l'atmosphère, et de leur dispersion dans le ciel. La portion de l'horizon voisine du soleil se colore de teintes jaunes, orangées et rouges plus ou moins vives, plus ou moins étendues, selon l'état des vapeurs suspendues dans l'atmosphère. Que deviennent les rayons bleus de la lumière solaire ? On suppose qu'ils sont disséminés et se perdent dans l'air.

Lorsque les premières teintes de l'aurore se manifestent, le soleil se trouve encore à 18 degrés sous l'horizon, et déjà il devient visible en vertu des lois de la réfraction ; c'est donc une heure douze minutes avant son lever que l'aurore peut commencer à paraître. Mais quand il est descendu à 18 degrés sous l'horizon occidental, les dernières lueurs du crépuscule ne sont pas encore effacées. Suivant les physiciens, cette plus longue durée du crépuscule provient de l'élévation de l'atmosphère vers le soir. On a voulu déterminer la limite approximative de celle-ci, au moyen de la hauteur du segment coloré et de l'abaissement connu du soleil ; elle a été évaluée à 71,000 mètres, environ 18 lieues. Mais Brandes a démontré que ce genre de démonstration était dépourvu d'exactitude.

Les phénomènes crépusculaires sont à peu près inconnus sous les tropiques ; là, le jour naît brusquement, et l'obscurité succède au jour presque sans transition. Cette remarque a été faite par Bruce dans le Sennaar, où cependant l'air est si transparent, que souvent on distingue en plein jour la planète Vénus. A Cumana, dit M. de Humboldt, le crépuscule dure à peine quelques minutes, quoique pourtant l'atmosphère ne soit pas moins haute sous les tropiques que dans les autres régions du globe ; la théorie même indique une limite plus élevée. Le crépuscule et l'aurore ne devraient donc jamais durer moins d'une heure. Cette anomalie déjoue les calculs des physiciens. Par opposition à ce qui s'observe sous les tropiques, la durée du crépuscule augmente à mesure qu'on avance vers les contrées voisines des pôles, et le soleil est à 30 degrés sous l'horizon, avant que les dernières lueurs du jour aient disparu. Doit-on attribuer ce phénomène à l'obliquité de la marche diurne du soleil pour les régions voisines des pôles? On suppose avec plus de vraisemblance que ces météores sont dus principalement aux particules de neige et de glace que le soleil rencontre dans les hautes régions de l'air; ses rayons, réfléchis déjà par les couches supérieures de l'atmosphère, sont aussi réfractés par ces prismes glacés, et dispersés avec profusion sur un immense horizon.

DE LA SCINTILLATION DES ÉTOILES.

Dans le langage ordinaire, on entend par scintillation, les jets de lumière et les ondulations intermittentes observés dans la clarté des plus brillantes étoiles. Pour les astronomes, ce phénomène se manifeste non seulement par des changements d'éclat souvent renouvelés, mais encore par une variation continuelle de couleur et une altération considérable dans le diamètre apparent des astres. Les changements instantanés de couleurs sont parfois visibles à l'œil nu. Tycho parlant de l'étoile nouvelle de 1572, la compare à un diamant à facettes que l'action de la lumière fait briller des couleurs les plus variées. Arcturus et Sirius principalement, disait

Képler, revêtent successivement les nuances de l'arc-en-ciel.

Toutes les étoiles ne scintillent pas ; mais les astronomes sont loin d'être d'accord dans la désignation de celles qui présentent ce phénomène. Les causes de ces différences sont encore ignorées. Copernic et Tycho attribuent la scintillation au grand éloignement de certaines étoiles ; mais Képler n'admet pas cette supposition. Mercure et Vénus, les plus voisines des planètes, présentent une scintillation manifeste ; Mars scintille aussi quelquefois, ainsi que Jupiter (Koemtz), lorsqu'il se trouve près de l'horizon, tandis que Saturne, planète éloignée, ne scintille jamais. Toutefois M. Arago fait observer que, dans les planètes, ce phénomène n'est point accompagné d'une variation de couleur ; il consiste en un simple changement d'intensité.

La scintillation d'une étoile n'est pas également visible de tous les lieux ; elle change en raison de circonstances encore mal déterminées, ce qui permet toutefois de conclure qu'elle dépend d'un état particulier de l'atmosphère. Musschenbroek rapporte qu'en Hollande la scintillation est très vive par les temps secs et les fortes gelées ; suivant Koemtz, elle est en général très marquée lorsque des vents violents règnent dans l'atmosphère, et quand le ciel est alternativement serein et couvert. D'autres observateurs attribuent la scintillation à l'humidité de l'air. La Condamine avait remarqué que, dans la région du Pérou totalement privée de pluie, elle est moindre que dans nos climats. Suivant Garcin, ce phénomène est à peu près nul sur le golfe Persique pendant la sécheresse, tandis qu'au Bengale, climat humide, les astres scintillent vivement. D'après M. Biot, la pluie est annoncée plusieurs jours à l'avance par la scintillation ; le tremblement des étoiles se trouve alors si marqué, ajoute ce grand physicien, qu'il devient un signal pour les matelots. M. de Humboldt avait également remarqué que la scintillation des étoiles précédait la saison des pluies dans l'Amérique méridionale ; mais, d'un autre côté, il rapporte qu'en avril, sur les bords de l'Orénoque, par une atmosphère très humide, la lumière des astres était immobile même à 4 ou 5 degrés de hauteur au-dessus de l'horizon. Dans le Venezuela, malgré une extrême sécheresse, il a vu des étoiles scintiller jusqu'à 80 degrés de hauteur. Aussi, dans son opinion, ce phénomène se manifesterait-il par suite d'un refroidissement plutôt que sous l'influence de l'humidité ; il reconnaîtrait pour cause le mélange de courants ascendants et descendants de différentes températures.

Quoique Hooke regarde la scintillation comme plus soudaine et plus rapide au zénith que dans le voisinage de l'horizon, l'observation journalière démontre le contraire. Ainsi Beauchamp écrivait à Lalande qu'à Bagdad les étoiles ne scintillent plus dès qu'elles sont parvenues à 45 degrés au-dessus de l'horizon ; à Cumana même, d'après M. de Humboldt, ce phénomène n'est pas sensible au-dessus de 25 degrés.

Ussher a fait une remarque sur laquelle on ne saurait trop appeler l'attention des savants. Suivant cet observateur, les aurores boréales rendent les étoiles

singulièrement ondulantes dans les télescopes. Necker
de Saussure a même prétendu qu'en Écosse les étoiles
ne scintillent pas, à moins qu'il n'y ait une aurore
boréale visible.

M. Arago, à qui nous avons emprunté la plupart
des matériaux de ce chapitre (voy. *Ann. du bureau
des longitudes*, 1852, p. 363), résume l'opinion des
principaux savants sur les causes de la scintillation
des étoiles. Aristote l'attribue à la faiblesse de notre
vue, qui nous fait paraître les astres en mouvement;
Averrhoès, à l'agitation continuelle des milieux qui, traversés par les rayons lumineux, font tomber les images
aux divers points de l'œil; Tycho lui assigne pour
cause le mouvement de rotation dont les astres sont
animés, mouvement qui amène la dispersion des rayons.

Riccioli et Long font dépendre la scintillation de
l'interposition subite entre les astres et l'œil de poussières voltigeant dans l'atmosphère; le célèbre Lalande l'attribue à l'agitation de l'air et de molécules
opaques de matière placées au-devant des étoiles;
Huygens, à la mobilité des vapeurs qui environnent la
terre. De Saussure pense que la scintillation est due
à des alternatives de dilatation et de condensation
dans certaines parties de l'atmosphère. Enfin, suivant
M. Biot, elle est une sorte de *déplacement* des étoiles,
occasionné par de fréquentes inégalités dans les réfractions que les rayons éprouvent en traversant l'atmosphère. Dans cette hypothèse, les inégalités de
réfraction doivent être attribuées à la condensation
plus ou moins irrégulière des vapeurs aqueuses suspendues au milieu de l'air, et aux variations locales et

passagères de densité ou de température qui en résultent.

En rapportant ces opinions diverses, ainsi qu'un grand nombre d'autres que nous passons sous silence, M. Arago fait voir combien elles sont peu fondées. Aucune d'ailleurs n'explique le changement de couleur, qui est l'un des caractères essentiels du phénomène. D'après ce savant, toutes les étoiles devenant colorées dans l'acte de la scintillation, il y a indubitablement quelques uns de leurs rayons qui n'agissent pas alors sur l'œil, soit qu'ils aient été arrêtés au moment de leur pénétration dans l'organe, soit que leur effet ait été détruit avant qu'ils aient atteint la rétine. M. Arago examine quelle couleur prend la lumière blanche lorsqu'on en sépare quelques uns des rayons constituants. Après cette notion préliminaire, il fournit la théorie de la scintillation en la fondant sur le principe des interférences. Le docteur Young a donné le nom d'*interférence* à l'action par laquelle deux rayons s'ajoutent ou se détruisent. Il résulte des belles expériences de Fresnel sur les franges produites par la rencontre des rayons réfléchis, que, dans de certaines conditions, la lumière ajoutée à la lumière produit l'obscurité. Deux rayons homogènes, partant du même point, s'ajoutent lorsque la différence des chemins parcourus est nulle; ils se détruisent et produisent l'obscurité, lorsqu'ils se rencontrent après avoir parcouru des chemins inégaux. Il suffit, pour obtenir ce dernier résultat, que la différence des routes parcourues soit de 310 millionièmes de millimètre pour les rayons rouges, et de 212 millionièmes

de millimètre pour les violets, etc. La vitesse de la
lumière est différente suivant les milieux ; ou plutôt
les divers rayons, étant diversement réfrangibles, ne
mettent pas le même temps à traverser des couches
d'air de densité différente ; il ne faut qu'une différence
extrêmement minime pour produire soit la destruction
de la lumière, soit simplement la destruction d'un
seul rayon. La série des densités qui correspondent
aux destructions ou aux additions successives des
rayons est différente suivant les couleurs : une densité par laquelle les rayons rouges sont anéantis
laisse intacts les rayons bleus ; ainsi de suite pour les
autres couleurs.

Il résulte du principe des interférences, que les
différents rayons, étant inégalement réfractés par les
couches successives d'air qu'ils traversent, peuvent
être détruits en totalité ou seulement en partie ; que
par la destruction de certains rayons, la lumière
donne naissance à des nuances complémentaires. Il
suffit « que les couches atmosphériques affectent
convenablement et par intermittence, à raison de leur
inégalité de réfringence, un vingtième des rayons
qu'embrasse la surface d'une lentille, pour que le point
focal acquière successivement différentes nuances
prismatiques. Or, si l'on songe à la grande longueur
du trajet qu'a parcouru la lumière depuis les limites
supérieures de l'atmosphère jusqu'à la lentille ; à la
très petite différence comparative de réfringence qui
suffit pour faire passer deux rayons de la période
d'accord à celle de destruction ; à l'effet des vents
amenant sans cesse, pour modérés qu'ils soient, des

couches atmosphériques nouvelles en face de la lentille, on ne s'étonnera pas qu'en observant Sirius, étoile assez basse dans nos latitudes, on ait noté jusqu'à trente changements de couleur par seconde. Il faudra plutôt chercher comment, dans certains climats, le foyer de la lentille reste invariable en intensité et en couleur, si tant est que le fait soit réel. » (Arago, *loc. cit.*)

DU MIRAGE.

On a lieu de s'étonner que les anciens n'aient pas connu et décrit le mirage. Hérodote, dans sa description de l'Égypte, dont il vante les merveilles et la supériorité sur tout autre pays, ne mentionne même pas ce curieux phénomène. Aristote, Pline et Diodore de Sicile n'en parlent pas davantage. Quinte-Curce a-t-il voulu désigner le mirage dans le passage suivant où il est question des déserts de la Sogdiane ? « Dans l'espace de 400 stades, on ne rencontre pas même la trace d'un ruisseau. L'ardeur du soleil embrase les sables, et une fois enflammés, ils se répandent au loin comme un incendie sans limite qui dévore tout. Il s'élève ensuite un brouillard, produit par l'excessive chaleur de la terre, qui dérobe la lumière et donne aux campagnes l'aspect d'une mer vaste et profonde (1). »

(1) *Per CCCC stadia ne modicus quidem humor exsistit. Arenas vapor æstivi solis accendit, quæ ubi flagrare cœperunt, haud secus quam continenti incendio cuncta torrentur. Caligo deinde, immodico terræ fervore excitata, lucem tegit : camporumque non alia quam vasti et profundi æquoris species est.* (Quint. Curt., liv. VII.)

Cette dernière figure suffit-elle pour désigner le mirage, lorsque l'historien parle auparavant du brouillard qui s'élève et dérobe la lumière? Nous le croyons d'autant moins que les déserts de la Sogdiane (cette partie du Turkestan comprise entre le Dji-houn et le Si-houn) ne sont nullement regardés comme le théâtre habituel du mirage. C'est bien assurément ce remarquable phénomène que le Koran désigne sous le nom de *Serab*. « Les actions de l'incrédule, dit le Prophète, sont semblables au serab de la plaine ; celui qui a soif le prend pour de l'eau jusqu'à ce qu'il en approche, et trouve que ce n'est rien. » Toutefois, jusqu'à l'expédition d'Égypte, le mirage était si complétement ignoré des savants, que notre langue n'avait pas de terme pour le désigner. L'illustre Monge, membre de l'Institut d'Egypte, en a le premier fait mention. Le sol de la basse Égypte forme une vaste plaine parfaitement horizontale ; son uniformité n'est interrompue que par de petites éminences, sur lesquelles s'élèvent des villages qui se trouvent ainsi à l'abri des inondations du Nil. Le matin et le soir rien n'est changé dans l'aspect de la contrée. Mais lorsque le soleil a échauffé la surface du sol, celui-ci semble terminé à une certaine distance par une inondation. Les villages paraissent comme des îles au milieu d'un lac immense, et au-dessous de chaque village on en voit l'image renversée. Pour compléter l'illusion, le sol s'efface et la voûte du firmament se réfléchit dans une eau tranquille. On comprend les déceptions cruelles que dut éprouver l'armée française : accablée de fatigue, dévorée par la soif sous un ciel embrasé,

elle croyait toucher à cette grande nappe d'eau transparente dans laquelle se dessine l'ombre des villages
et des palmiers ; mais à mesure que l'on approche,
les limites de cette inondation apparente s'éloignent ;
le lac imaginaire qui semblait entourer le village se
retire ; enfin il disparaît entièrement, et l'illusion se
reproduit pour un autre village plus éloigné. Témoins
de ce phénomène, les savants attachés à l'expédition
n'éprouvèrent pas moins de surprise que le reste de
l'armée ; mais à l'instant Monge en découvrit la cause,
et en trouva l'explication. Ainsi que ce savant le démontra, le mirage est un effet de la réfraction, une
reproduction des images en l'absence d'un réflecteur
visible. En effet, lorsqu'un rayon lumineux pénètre
d'un milieu plus dense dans un autre qui l'est moins,
il s'éloigne de la normale. Mais en traversant des
couches d'air successivement plus échauffées à mesure
qu'elles approchent du sol, il arrive un moment où le
rayon suffisamment incliné ne peut plus se réfracter ;
dès lors il se réfléchit, et l'observateur voit deux
images : l'une, droite et naturelle, provenant des
rayons directs ; l'autre, renversée et fantastique,
résultant des rayons qui ont éprouvé cette sorte de
réflexion. (Voyez les *Mémoires de l'Institut d'Egypte*.)

A peine Monge eut-il fait connaître aux savants les
détails de ce merveilleux phénomène, que les observations se multiplièrent à l'infini. Voici en quels termes
le capitaine Mundy en rend compte dans son journal
d'un voyage dans l'Inde : « Nous dominions, dit ce
voyageur, une vallée très basse, au fond de laquelle
j'avais vu le matin un ou deux misérables villages,

lorsque le soir, essayant de les retrouver, je n'aperçus plus que l'apparence d'un lac magnifique ; la vapeur, qui imitait si parfaitement l'eau, s'élevait presque à moitié des montagnes servant de bornes au vallon, et les arbres et les rochers d'alentour réfléchissaient distinctement leurs images sur la surface brillante. Il n'y avait pas longtemps que je contemplais ce phénomène, lorsqu'un orage subit vint étendre un rideau de nuages sur cette scène magique. » Le calme de l'air est, en effet, indispensable à la production du mirage : celui-ci témoigne, dit Koemtz, d'un état anormal de l'atmosphère ; suivant plusieurs observateurs, il est précurseur de la tempête.

Le mirage ne se présente pas toujours avec les caractères de régularité que nous avons signalés : tantôt la seconde image se montre au-dessus de la véritable ; tantôt on voit les deux images à côté ou en face l'une de l'autre, dans certains cas se confondant, dans d'autres s'éloignant ; tantôt, enfin, les images ne sont pas renversées, et paraissent suspendues dans les plaines de l'air. Nous citerons quelques exemples de mirage horizontal et latéral, pour faire apprécier ces jeux bizarres et capricieux de la réfraction qui s'expliquent tous par des courants ascendants et descendants, ainsi que par l'inégalité de densité et de température des couches d'air. Toutefois il faut s'attendre à de nombreuses anomalies : par exemple, Vottmann a vu les phénomènes de mirage se produire sur l'Elbe, tandis que la surface de l'eau était à peine de 1 degré (0°,8) plus élevée que la température de l'air.

Le docteur Vince rapporte plusieurs observations

fort curieuses. De Ramsgate, on aperçoit par un beau temps le sommet des quatre plus hautes tours du château de Douvres. Le reste du bâtiment est caché par une colline qui se trouve à douze milles environ de Ramsgate. Le 6 août 1806, le docteur Vince, regardant du côté de Douvres, à sept heures du soir, aperçut non seulement les quatre tours du château, comme à l'ordinaire, mais encore le château lui-même dans toutes ses parties jusqu'à sa base. On le voyait aussi distinctement que s'il eût été transporté tout d'une pièce sur la colline du côté de Ramsgate. Le même observateur, dirigeant un jour son télescope vers la mer, aperçut à l'horizon un vaisseau dont il vit en même temps une image renversée très régulière, disposée verticalement au-dessus de lui, de telle sorte que les sommets des deux mâts étaient en coïncidence. Une autre fois, dans le même mois d'août, il vit dans le champ du télescope deux images d'un vaisseau, dont les mâts seuls étaient au-dessus de l'horizon; l'image renversée se trouvait au-dessous. Le docteur Vince fut encore témoin de plusieurs phénomènes de mirage non moins curieux : tantôt l'image renversée se relevait avec rapidité, quelques-unes de ses parties se montraient et disparaissaient soudainement; tantôt, à mesure que le premier vaisseau s'élevait au-dessus de l'horizon, l'image du second s'évanouissait graduellement; enfin les deux images étaient visibles, quoique le vaisseau entier se trouvât sous l'horizon.

Le 26 juillet 1798, par une journée très chaude et sans un souffle de vent, Latham et plusieurs marins de Hastings virent distinctement les côtes de France, depuis Calais et Boulogne jusqu'à Saint-Valery, et même au delà : les pêcheurs reconnaissaient les points qu'ils avaient l'habitude de visiter sur la côte de Picardie ; et ces endroits leur paraissaient à une faible distance en mer.

En septembre 1818, Soret et Jurine observèrent sur le lac de Genève un fait remarquable de mirage latéral. Une barque chargée de tonneaux, ayant ses voiles déployées, faisait route pour Genève. Tandis que les observateurs, placés à une distance d'environ deux lieues, suivaient avec un télescope la marche de cette barque, ils en virent une image latérale très distincte, qui s'avançait comme la barque elle-même ; mais l'une paraissait marcher à droite, tandis que l'autre s'écartait vers la gauche. Il était alors dix heures du matin, et lorsque le soleil éclairait les voiles, cette image pouvait être aperçue à l'œil nu.

Dans les régions polaires, les jeux de la réfraction se présentent sous les apparences les plus capricieuses et les plus extraordinaires : « L'extrême condensation de l'air, en hiver, dit l'amiral Wrangell, et les vapeurs répandues, en été, dans l'atmosphère, donnent une grande puissance à la réfraction dans la mer Glaciale. En pareil cas, les montagnes de glace prennent souvent les formes les plus bizarres : quelquefois même elles semblent détachées de la surface glacée qui leur sert de base, de manière à paraître suspendues en l'air. » Combien de fois l'amiral Wrangell et ses compagnons ne crurent-ils pas apercevoir des montagnes de couleur bleuâtre dont les contours se dessinaient nettement, et entre lesquelles il leur

semblait distinguer des vallées et même des rochers !
Mais au moment où ils se félicitaient d'avoir découvert la terre si ardemment souhaitée, la masse bleuâtre,
emportée par le vent, s'étendait de côté et d'autre, et
finissait par embrasser tout l'horizon. Ils se croyaient
alors au milieu d'un grand lac, bordé de tous côtés
par des montagnes rocheuses. Le 17 juillet, ils avaient
atteint la latitude de 70° 56′ 48″. La chaleur s'élevait à 20°,5 ; le soleil, qui n'avait pas quitté l'horizon
depuis soixante-douze heures, donnait lieu à un effet
d'optique remarquable : l'astre changeait continuellement de place, tandis que ses contours se dé-
formaient ; son disque se rétrécissait ou devenait
elliptique ; puis on le voyait disparaître sous l'horizon,
pour se remontrer aussitôt brillant de tout son éclat.

Scoresby, qui a recueilli dans les parages du Groënland tant d'observations intéressantes, fait remarquer
aussi que la glace revêt à l'horizon les formes les plus
singulières, et paraît même, sur beaucoup de points,
suspendue en l'air. Ces exemples de réfraction n'offrent pas, à la vérité, tous les caractères du mirage ;
mais il en observa plusieurs cas fort remarquables.
Quelquefois les navires se présentaient sous les apparences les plus bizarres : les voiles semblaient avoir
des dimensions extraordinaires ; d'autres fois elles
étaient singulièrement rapetissées. Il vit un jour jusqu'à trois images distinctes d'un vaisseau éloigné ;
elles étaient toutes renversées. Une autre fois il aperçut deux images d'un baleinier ; la plus élevée était
droite, et l'autre renversée : « Le phénomène le plus
curieux, dit Scoresby, fut de voir l'image renversée et

parfaitement nette d'un navire qui se trouvait au-dessous de notre horizon. Nous avions observé déjà de semblables apparences, mais celle-ci avait pour caractère particulier la netteté de l'image, malgré le grand éloignement du navire. Ses contours étaient si bien marqués, qu'en regardant cette image avec une lunette de Dollond, je distinguais les détails de la voilure et de la carcasse du navire, que je reconnus pour être celui de mon père. En comparant nos livres de loch, nous vîmes alors que nous étions à 55 kilomètres l'un de l'autre, c'est-à-dire à 31 kilomètres de l'horizon réel, et bien au delà des limites de la vue distincte. »

Dans les Savanes ou dans les plaines sablonneuses de l'Amérique, le mirage paraît différer de celui qu'on voit en Afrique et en Asie, en ce que généralement il a lieu sans renversement. Là aussi les plaines sablonneuses et arides ressemblent à de grands lacs. Sur les bords de l'Orénoque, MM. de Humboldt et Bonpland (1) trouvèrent à midi la température du sable au soleil à 53 degrés, tandis qu'à 6 mètres au-dessus du sol, la chaleur de l'air n'était que de 40 degrés centigrades. Les monticules de San-Juan et d'Ortez, la chaîne appelée *le Galera*, situés à trois ou quatre lieues de distance, paraissaient suspendus ; les palmiers isolés dans les Llanos semblaient manquer de pied ; enfin, au milieu des savanes de Caracas, ces savants crurent voir, à une distance d'environ 2,000 mètres, un troupeau de vaches en l'air. Ils ne remarquèrent point de double

____

(1) *Voyage aux régions équinoxiales*, t. VI.

image. M. de Humboldt observa également un troupeau de bœufs sauvages dont une partie paraissait avoir les jambes au-dessus de la terre, tandis que l'autre reposait sur le sol. L'intervalle aérien était, selon l'éloignement des animaux, de 3 à 4 minutes.

Quoique plus rare dans nos contrées qu'en Orient, le mirage n'y est cependant pas inconnu. Koemtz l'a observé dans les environs de Halle, dans le Magdebourg et sur les bords de la mer Baltique ; MM. Biot et Mathieu, dans la plaine sablonneuse de Dunkerque ; MM. Silberman et Moigno, sur la place de la Concorde et sur les trottoirs de l'orangerie du Louvre. Mais, pour être plus facilement témoin du phénomène, on doit approcher la tête de la surface du sol.

M. Pouillet regarde comme un effet de mirage le phénomène, en quelque sorte magique, connu sous le nom de *Fata Morgana*. « Il s'observe à Naples, à Reggio et sur les côtes de la Sicile, dit ce physicien ; à certains moments, le peuple se porte en foule sur le rivage de la mer, pour jouir de ce singulier spectacle. On voit dans les airs, à de grandes distances, des ruines, des colonnes, des châteaux, des palais et une foule d'objets qui semblent se déplacer, et qui changent d'aspect à chaque instant. Toute cette féerie n'est qu'une représentation de quelques objets terrestres invisibles dans l'état ordinaire de l'atmosphère, et qui deviennent apparents et mobiles quand les rayons de lumière qu'ils envoient se meuvent en lignes courbes dans les couches d'air d'inégales densités. »

Enfin on a attribué au mirage (*anthélie* de Koemtz)

certains phénomènes que, dans des siècles d'ignorance
et de superstition, on n'aurait pas manqué de rapporter à quelque apparition surnaturelle. Dans les trois
exemples que nous allons citer, on verra l'image ou
l'ombre de l'observateur projetée sur un nuage plus
ou moins éloigné. Celui-ci fait alors l'office de miroir,
et l'on sait que cet instrument peut, dans certaines
circonstances, reproduire les images de la manière la
plus grotesque et la plus exagérée.

Le docteur Buchan contemplait le lever du soleil
du haut d'un rocher, à l'est de Brighton. Au moment
où le disque solaire commençait à sortir du sein de
l'Océan, il aperçut le rocher, sa propre image et celle
d'un ami qui l'accompagnait représentés sur la surface
des eaux, à l'opposé du lieu qu'ils occupaient. Ce phénomène dura dix minutes environ ; lorsque le soleil se
fut élevé de tout son diamètre au-dessus de la surface
de l'Océan, l'image parut monter dans l'atmosphère,
et peu à peu elle s'évanouit.

Bouguer et la Condamine, étant au sommet du Pambamarca, au Pérou, en novembre 1744, se trouvèrent
au milieu d'un nuage qui, en s'éloignant, leur permit
de voir le soleil dans tout son éclat. Le nuage n'était
pas encore à une distance de trente pas, dans la direction du couchant, lorsque chaque observateur aperçut
son ombre reflétée par lui, sans en voir d'autre que la
sienne propre. Le peu de distance permettait de distinguer toutes les parties de l'ombre, les bras, les
jambes, la tête ; mais, chose étonnante ! la tête était
ornée d'une auréole formée de trois ou quatre petites
couronnes concentriques d'une couleur très vive,

offrant chacune les nuances de l'arc-en-ciel, le rouge en dehors. Les intervalles entre ces couronnes étaient égaux, mais la dimension changeait d'un instant à l'autre ; enfin, à une certaine distance, on voyait un grand cercle blanc qui environnait le tout. C'était comme une sorte d'apothéose pour chaque specta-teur, qui put jouir tranquillement du plaisir de se voir orné de ces couronnes, sans rien apercevoir de celles de ses voisins.

Le *spectre du Brocken* reproduit le même phéno-mène, avec des circonstances non moins propres à en-tretenir les idées superstitieuses des esprits faibles. Le Brocken est la montagne la plus élevée de la chaîne du Hartz, dans le Hanovre, et de son sommet on dé-couvre une plaine de 70 lieues d'étendue. M. Hane était monté plus de trente fois au sommet de la mon-tagne, sans avoir été favorisé de l'apparition du spectre. Enfin sa curiosité fut satisfaite le 23 mai 1797. Le soleil se levait par un temps serein ; le vent chassait devant lui à l'ouest, vers l'Achtermannshohe, des va-peurs transparentes. Tout à coup, vers quatre heures un quart, M. Hane aperçut, dans la direction de l'Ach-termannshohe, une figure humaine de dimension monstrueuse. Un coup de vent ayant failli emporter son chapeau, il y porta la main, et la figure colossale fit le même geste. M. Hane s'étant baissé, ce mouve-ment fut reproduit par le spectre, et puis celui-ci disparut pour se remontrer bientôt dans la même di-rection, en continuant d'imiter tous les gestes de M. Hane. Une personne vint le joindre ; peu après, deux figures colossales apparurent dans la même direction, reproduisant tous les mouvements des deux spectateurs. Puis elles disparurent pour reparaître peu de temps après, accompagnées d'une troisième figure. Elles répétaient avec des effets variés les gestes de M. Hane et de son compagnon. Quelquefois les figures étaient faibles et mal déterminées ; dans d'autres moments, elles offraient une grande intensité et des contours nettement arrêtés. L'ombre des spectateurs projetée sur le nuage était la cause unique du phénomène. Quant à la troisième image, M. Hane la regardait comme étant celle d'une troisième personne placée dans quelque anfractuosité du rocher, ou peut-être n'était-elle que la double image de l'un des observateurs.

DE L'ARC-EN-CIEL.

L'apparition de l'arc-en-ciel, aux couleurs si vives et si fraîches, a toujours le privilége de réveiller des idées poétiques, d'exciter l'admiration et de causer une douce surprise. L'imagination fantastique des Grecs se complut à faire de ce charmant phénomène le char de la messagère des dieux, tandis que les esprits religieux, remontant aux annales sacrées du genre humain, saluent dans ce brillant météore le signe de l'alliance perpétuelle entre le ciel et la terre.

Les anciens philosophes ne doutaient point que l'arc-en-ciel ne fût produit par l'action des rayons lumineux sur les gouttes de pluie. Suivant Posidonius, il se forme dans un nuage semblable à un miroir con-

cave et rond comme un segment de sphère. Toute surface lisse, disait Aristote, renvoie les rayons qui la
frappent ; or, quoi de plus uni que l'air et l'eau ? On
ne peut douter que l'arc-en-ciel ne soit l'image du
soleil, reçue dans une nuée humide et concave, ajou-
tait Sénèque : la preuve, c'est qu'il est toujours opposé
au soleil. Il voyait dans chaque goutte d'eau un miroir
complet : «Ces gouttes innombrables et continues dans
leur chute, réfléchissant toutes la même couleur, doivent
présenter, non pas une foule d'images isolées et distinctes, mais une seule image longue et continue. »
Du reste, sans insister davantage sur des opinions nécessairement erronées en certains points, nous ferons
remarquer que les anciens tiraient des pronostics météorologiques différents, suivant les points du ciel où
apparaît l'arc-en-ciel : « Au midi, il annonce des pluies
abondantes : celles-ci n'ont pu, sans une force considérable, résister à la plus grande ardeur du soleil ;
s'il brille vers l'occident, il faut s'attendre à une douce
rosée et à des pluies fines ; enfin si c'est du côté de
l'orient, on peut se promettre des temps sereins (1). »

L'arc-en-ciel est un arc de cercle présentant les
couleurs du prisme, et formé par l'action des rayons
lumineux sur les gouttes de pluie. On le voit souvent
dans la pluie artificielle des cascades ; il se forme aussi
quelquefois sur les prairies dont l'herbe se trouve
pénétrée de vapeurs humides. Le véritable arc-en-ciel
est produit par les rayons du soleil ; les arcs-en-ciel
lunaires sont ternes et jaunâtres, on n'y découvre pas

_____

(1) Sénèque, *Quest. nat.*, liv. I.

toutes les nuances du prisme. Dans la nuit du 18 au
19 février 1849, M. Faye remarqua dans la cour de
l'Observatoire, que la lumière d'un bec de gaz placé à
4 ou 5 mètres en arrière produisait en face de lui,
par la porte entr'ouverte, un arc-en-ciel blanc, semblable à un halo lunaire, dont la moitié inférieure se
projetait sur le sol et les buissons voisins.

Pour voir un arc-en-ciel, il faut que l'observateur
soit placé entre le soleil et le nuage de pluie ; son
étendue dépend de la hauteur de l'astre, et l'arc est
d'autant plus complet que le soleil est plus voisin de
l'horizon. Toutefois, s'il se trouvait au zénith, on
pourrait, du haut d'un grand mât, voir au-dessous, sur
la mer, une circonférence entière. On aperçoit assez
souvent deux arcs concentriques. Les nuances de l'arc
intérieur sont plus vives que celles de l'arc extérieur.
Dans le premier, le violet se trouve en dedans et le
rouge en dehors ; dans le second, les couleurs sont
dans un ordre inverse : le rouge est à l'intérieur, le
violet forme le cercle le plus grand. Il résulte de
mesures exactes que le centre des arcs passe dans
l'ombre projetée par la tête de l'observateur.

C'est à Descartes qu'on doit l'explication de l'arc-en-
ciel. Le premier, il indiqua par le calcul la marche
d'un rayon de lumière à travers une goutte d'eau, et
reconnut la position des *rayons efficaces :* c'est le nom
que Newton leur donna plus tard ; il ignora seulement
les diverses réfrangibilités des rayons du prisme.
Enfin il vérifia ses calculs par l'expérience directe,
en faisant arriver des rayons lumineux dans la chambre
obscure, sur une sphère de verre remplie d'eau.

En pénétrant une goutte d'eau, la lumière est à la fois décomposée, réfractée et réfléchie. Chaque gouttelette représente une sphère complète, et détermine le phénomène tout entier. Lorsqu'un faisceau lumineux vient à la frapper, il éprouve au point d'incidence une réflexion et une réfraction ; le rayon réfracté se divise encore en rayon réfléchi et en rayon réfracté : il s'opère ainsi de 4 à 5 réflexions et réfractions qui donnent naissance à des rayons émergents, formant des spectres étalés. Mais quelque rapprochés que soient les rayons, leur incidence sur la sphère liquide étant différente, ils ne restent pas parallèles; les rayons qui divergent sont dispersés dans tous les sens et deviennent invisibles. Toutefois les rayons incidents voisins de celui qui correspond au maximum et au minimum de déviation restent, à leur sortie de la sphère, sensiblement parallèles, et produisent une impression vive sur l'œil de l'observateur. Ce sont les rayons *efficaces* de Newton.

Les divers rayons qui traversent une sphère liquide suivent une marche différente, et chacun d'eux produit un rayon efficace distinct : l'indice de réfraction du rayon rouge est 108° 81', son incidence pour une seule réflexion est de 59° 23' 30", sa déviation maximum 42° 1' 40"; après deux réflexions intérieures, l'incidence est de 71° 49' 55" et la déviation 50° 58' 50". Chaque point du soleil donne naissance à un rayon rouge perçu par l'observateur : ainsi le même phénomène, se reproduisant sur tous les points de son disque, laisse apercevoir une bande rouge sous-tendant à l'œil un angle de 30'. L'indice de réfraction du rayon violet est 109° 81'; après une réflexion intérieure on trouve une incidence de 58° 40' et une déviation de 40° 17'; et pour deux réflexions, une incidence de 71°, une déviation de 54° 9'. Les incidences et les réflexions des rayons intermédiaires sont comprises entre ces deux limites, et produisent des bandes de même largeur.

Dans leur chute rapide, les globules de pluie, se succédant sans interruption, peuvent être considérés comme immobiles; ils envoient donc à l'œil, après une seule réflexion, des rayons efficaces violets, et puis successivement les divers rayons du spectre jusqu'au rouge; après deux réflexions, les rayons rouges arrivent d'abord, et en dernier lieu les rayons violets. Nous avons dit plus haut que chaque point du disque solaire produit les sept nuances du prisme; c'est de la superposition de tous ces arcs partiels que résulte l'arc-en-ciel. Toutes les couleurs ont pour axe commun la ligne menée par le centre du soleil et l'œil de l'observateur. Le cône violet à l'intérieur forme avec l'axe un angle de 40° 17'; le cône rouge à l'extérieur, un angle de 42° 2'; par conséquent, la largeur totale de l'arc-en-ciel occupe une étendue de 1° 45'. La vivacité des bandes colorées est d'autant plus grande que les globules ont un plus grand diamètre. Du reste, avec des cylindres de verre de 18 millimètres de diamètre, éclairés par la lumière soit naturelle, soit artificielle, on est parvenu à produire les franges colorées qui correspondent aux arcs-en-ciel de différents ordres.

Quant aux arcs surnuméraires ou secondaires dont on voit rarement des exemples, ils peuvent se montrer, au nombre de quatre ou cinq, sur les limites intérieures et extérieures de l'arc-en-ciel du premier ordre. Suivant MM. Arago et Babinet, ils sont dus à l'interférence des rayons qui ont éprouvé des déviations égales de part et d'autre du minimum.

DES COURONNES.

Les Grecs nommaient *halos* ou *aires*, et les Romains *couronnes*, des cercles lumineux de nuances variées qu'on voit quelquefois autour des astres, et qu'on observe plus fréquemment pendant la nuit et autour de la lune. Ils expliquaient ce phénomène en disant que la lumière, venant à frapper l'air condensé, le forçait à s'écarter circulairement, de même qu'une pierre jetée dans un étang y produit des cercles nombreux et concentriques. Quoique les couronnes paraissent toucher et entourer les astres, ils n'admettaient point qu'elles se formassent dans le voisinage du soleil et de la lune. Dans nos bains, dit Sénèque, un air dense et obscur produit souvent un phénomène analogue autour des lampes, surtout lorsque le vent du midi rend l'atmosphère plus pesante et plus mélangée de vapeurs.

Chez les modernes, comme chez les anciens, on confond quelquefois les halos avec les couronnes; toutefois on doit réserver ce dernier nom pour des cercles concentriques au soleil ou à la lune, au nombre de trois ou quatre, et dans lesquels le violet est en dedans et le rouge en dehors. MM. Babinet et Delezène ont démontré que le demi-angle de la deuxième couronne paraît compris entre 1 et 2 degrés, et que ceux des autres couronnes suivent la série des nombres 2, 3, 4, etc.

Les couronnes se remarquent le plus souvent autour de la lune; cependant on peut en distinguer autour du soleil, en l'examinant avec un miroir noirci sur l'une de ses faces. La plupart des nuages transparents présentent quelques traces de ce phénomène. Koemtz a vu des couronnes, remarquables par la vivacité des couleurs, sur les brouillards qui se forment pendant la nuit dans les vallées, et s'élèvent au sommet des montagnes vers le milieu du jour.

Il n'est pas douteux que les couronnes ne soient produites par des vésicules de vapeur d'un diamètre uniforme. Si les globules n'ont pas la même grandeur, on n'obtient, d'après les lois de la diffraction, que des auréoles lumineuses. Les couronnes des astres ont la plus grande analogie avec celles que l'on observe en regardant une lumière au moyen d'un verre couvert de lycopode ou noirci par la fumée.

DES HALOS.

Les halos sont, comme les couronnes, des cercles colorés qu'on voit quelquefois autour du soleil, plus rarement autour de la lune; ce qui les distingue, c'est qu'ils ont le rouge en dedans. D'après la remarque de Koemtz, les couronnes se montrent au milieu des *cumulus*, les halos dans les *cirrhus*. Ces météores sont parfois confondus avec l'arc-en-ciel, dont cependant ils diffèrent essentiellement.

Les demi-diamètres des plus petits halos sont de

22 à 23 degrés ; les plus grands et en même temps les plus rares sont d'environ 46 degrés. Les observations des météorologistes sur ce sujet laissent beaucoup à désirer, et Koemtz lui-même trouve ces phénomènes optiques si confus, que, suivant cet auteur, il est difficile même de les décrire. Les halos s'accompagnent souvent de cercles parhéliques très compliqués, de paraselènes et de parhélies. Brandes divise en trois catégories les cercles qu'il a vus pendant un halo : 1° cercles dont le soleil occupe le centre ; 2° cercles qui passent par le soleil ; 3° arcs tangents aux cercles de la première classe. L'un des halos les plus remarquables et les plus complets est celui dont Lowitz a donné la description exacte, et qu'il observa le 29 juin 1790, à Pétersbourg. L'air était chargé de brume, et ce météore persista depuis sept heures trente minutes jusqu'à midi trente minutes. Le cercle horizontal blanc passant par le soleil et faisant le tour de l'horizon présentait cinq parhélies. Depuis, Schult, Hansteen, Sogelke, virent des phénomènes semblables en Norvége ; MM. Bravais et Martins, à Piléo, en Suède. Quoique ces météores s'observent le plus ordinairement dans les contrées boréales, on les voit cependant quelquefois aussi dans les régions tempérées. Hoff et Kries ont décrit un halo fort complet qui parut à Gotha, le 12 mai 1824. Dans la nuit du 3 au 4 mai 1849, vers une heure du matin, M. Bravais vit autour de la lune un halo mal dessiné, sur lequel étaient situées deux paraselènes ou fausses lunes. Celle de droite offrait, du côté faisant face à cet astre, une teinte rougeâtre bien marquée, et était munie à l'op-

posite d'une queue blanche horizontale de quelques degrés de longueur. Un arc brillant, situé à 46 degrés au-dessus de la lune, entourait le zénith, avec une amplitude azimutale d'environ 100 degrés : ses couleurs étaient bien distinctes ; le rouge, sur le côté convexe, faisait face à la lune. A midi, un beau halo se montra autour du soleil ; l'éclat de ses couleurs se faisait remarquer particulièrement dans la partie la plus voisine du zénith. A quatre heures quarante minutes, M. Bravais vit paraître pendant quelques minutes le même arc circumzénithal qu'il avait remarqué la nuit précédente. Pendant tout ce laps de temps, le ciel resta couvert de nuages légers et vaporeux.

Dans un mémoire présenté à l'Académie des sciences le 31 mai 1847, sur les phénomènes optiques auxquels donnent lieu les nuages à particules glacées, M. Bravais rapporte 150 observations, dont 24 appartiennent au xvii⁰ siècle. Il ne comprend pas dans ce travail les halos simples, ni même les parhélies et les parasélènes à 22 degrés de l'astre, qui sont très nombreux. Les diverses formes indiquées par les observateurs, dit ce savant, peuvent se ramener aux types suivants : « Halo de 22 degrés, parhélies de 22 degrés, arcs obliques de Lowitz allant des parhélies au halo, arcs tangents ordinaires du halo de 22 degrés soit supérieur, soit inférieur, halo elliptique circonscrit au halo de 22 degrés, halo de 46 degrés, arcs tangents horizontaux du halo de 46 degrés, arcs tangents latéraux du halo de 46 degrés, cercle parhélique, parhélies situés à environ 45 degrés du soleil, arcs tangents extraordinaires du halo de 22 degrés, halos extraordinaires avec des rayons de 5, 14, 19, 28, 35, 90 degrés, arcs circumzénithaux extraordinaires qui leur correspondent, parhélies blancs (ou paranthélies) situés à 120 degrés de l'astre, parhélies situés à environ 100 degrés, cercle oblique vu par Hall, colonnes verticales qui paraissent au lever et au coucher, croix solaires et lunaires, faux soleils vus par Rothman, Cassini, en contact avec le vrai soleil, enfin l'anthélie et les arcs en sautoir qui le traversent. »

Mariotte attribue les halos à une multitude de petits prismes de glace contenus dans l'atmosphère, et dont les faces sont inclinées de 60 degrés. Les rayons lumineux qui les traversent, éprouvent une déviation minimum, analogue aux rayons efficaces de l'arc-en-ciel. Cette hypothèse, confirmée par toutes les observations faites depuis, explique d'une manière satisfaisante la formation des halos de 22 degrés et l'ordre de ses couleurs. M. Brewster a produit des cercles colorés, imitant ceux des halos, en regardant le soleil à travers une plaque de verre sur laquelle il avait fait cristalliser une couche mince de dissolution d'alun. Enfin M. Arago a donné un plus haut degré de probabilité à l'hypothèse de Mariotte, en s'assurant que la lumière des halos est polarisée, comme toute lumière qui a subi la réfraction.

L'explication du halo extraordinaire de 46 degrés offre de plus grandes difficultés. On admet généralement qu'il est dû aux angles dièdres des particules glacées, dont les faces sont inclinées de 90 degrés l'une sur l'autre. La cristallisation du givre et de la neige rend cette hypothèse assez vraisemblable ; la déviation minimum de cet angle réfringent étant en effet d'environ 46 degrés.

Dans le mémoire cité plus haut, M. Bravais s'est efforcé de donner une explication satisfaisante de tous les météores optiques, par des lois en quelque sorte géométriques. Les faits irrécusables recueillis par Gmelin, Scoresby, Parry, Brandes, etc., prouvent évidemment que le substratum de ces phénomènes est un nuage glacé. Langberg a vu un halo se dessiner sur un champ couvert de neige, à peu près comme nous voyons quelquefois l'arc-en-ciel sur les gouttes de rosée, peu après le lever du soleil.

Tout en faisant un choix raisonné entre les opinions parfois très diverses des savants, M. Bravais a présenté une théorie complète des météores optiques, et formulé les lois générales de l'illumination de l'atmosphère par des corpuscules géométriquement semblables et également éclairés. Il a pris ensuite pour point de départ un système de prismes à arcs verticaux, dont il a analysé avec soin les phénomènes lumineux ; il en a déduit ensuite les autres cas plus complexes sans de trop grandes difficultés.

DES PARHÉLIES.

Les halos sont quelquefois accompagnés d'un cercle blanc, horizontal, passant par le soleil, et présentant des images colorées de cet astre. Suivant M. Babinet, le cercle parhélique est formé par la réflexion de la lumière sur les faces verticales des aiguilles de glace disposées dans tous les sens. Le même savant, développant l'hypothèse de Mariotte, a expliqué par des prismes de glace allongés ou aplatis, dont tantôt les arêtes et tantôt les faces seraient verticales, non seulement le cercle parhélique, mais encore la bande blanche qui coupe les halos verticalement, et forme avec ce cercle une croix dont le soleil occupe le centre. M. Babinet a reproduit la plupart de ces phénomènes, en regardant la lumière avec des cristaux taillés parallèlement aux fibres (topaze, gypse, tourmaline, etc.).

Les parhélies sont des images du soleil unies entre elles par le cercle blanc horizontal qui accompagne parfois les halos. Ils paraissent aussi grands que le soleil, mais l'image n'en est pas aussi exactement sphérique. Les parhélies sont placés sur la circonférence du cercle horizontal et sur les côtés du soleil ; quelquefois sur le même cercle, mais au point diamétralement opposé à cet astre, on en voit une image qu'on a nommée *anthélie* ou *faux soleil*. La lune donne naissance au même phénomène, qui reçoit alors le nom de *parasélène*.

Ces brillants météores n'étaient pas inconnus aux anciens. «Quelquefois, dit Pline, on voit plusieurs soleils en même temps, non pas au-dessus, ni au-dessous de l'astre, mais de côté. Nos pères ont eu le spectacle de trois soleils sous les consulats de Mucius et de Posthumius, sous Marcius et Porcius, sous Antoine et Dolabella, sous Lépide et Plancus et sous le règne de Claude » (Pline, t. II, ch. 31.) Mais les anciens, en donnant à ces météores le nom de soleil, n'ignoraient pas que leur ressemblance avec cet astre se bornait à l'aspect et à la forme, et que languissants et sans force (Sénèque), ils n'avaient rien de sa puissance calorifique.

Dans son voyage en Sibérie, Patrin observa plusieurs parhélies. L'un d'eux lui présenta l'aspect du soleil suivi de deux images; la Hire et Cassini virent des parhélies à Paris, Gray et Halley en Angleterre, Schecnerus à Rome. Le 20 janvier 1661, Hévélius aperçut à Dantzick le soleil accompagné de six images. Ce spectacle le ravit de surprise et d'admiration.

On a observé aux environs de Gênes, le 15 septembre 1851, un parhélie magnifique donnant à la fois quatre images du soleil; la photographie, assure-t-on, a reproduit ce lumineux météore. Les habitants de la campagne en ont éprouvé une vive frayeur : ils ont pensé que le soleil se multipliait pour embraser la terre.

CHAPITRE III.

DE L'ACTION DE LA LUMIÈRE SUR LES SUBSTANCES INORGANIQUES.

DE LA PHOTOGRAPHIE.

Il est toujours intéressant de chercher à retrouver dans le passé la trace première des découvertes importantes, et de connaître le sentier ordinairement étroit et difficile suivi par les inventeurs : c'est ce que nous voudrions pouvoir entreprendre pour la photographie ; mais on en rencontre à peine quelques vestiges en étudiant, dans les auteurs qui nous ont précédés, l'action de la lumière sur les substances inorganiques.

En 1722, Petit montra que des dissolutions de salpêtre et de sel ammoniac donnaient, en s'évaporant au soleil, des végétations plus belles qu'à l'ombre ; cependant MM. Favre et Silbermann n'attribuent à la lumière qu'une action décomposante. Un mélange, à parties égales, de chlore et d'hydrogène frappé par les rayons solaires détone, il est vrai, presque aussitôt ; mais, dans cet exemple, l'effet produit ne doit-il pas être attribué au calorique ? Le phosphore exposé à la lumière directe se revêt d'une coloration rouge. Nous avons vu que le rayon violet du spectre, et les rayons obscurs placés en dehors de ce dernier, avaient la propriété de produire des effets chimiques, et de noircir rapidement le chlorure d'argent. Certains physiciens ont pensé que les rayons dits chimiques favorisaient la décomposition de plusieurs corps, tandis que les rouges faciliteraient l'oxydation. Mais ces faits, encore peu nombreux, sont restés sans application, et n'auraient d'ailleurs pas suffi pour conduire à la découverte qui nous occupe.

Dans un ouvrage de Fabricius, publié en 1566, il est parlé pour la première fois, dit M. Arago, de l'action de la lumière sur les substances minérales. On désignait sous le nom de *lune* ou d'*argent corné*, un composé obtenu de l'argent par les alchimistes; ce composé ne devint un sujet d'études sérieuses qu'à la naissance de la véritable chimie (1). Depuis longtemps on avait découvert certaines préparations qui changent de couleur sous l'influence de la lumière. L'une des plus connues est le chlorure d'argent : des feuilles couvertes de cette substance, placées dans une chambre obscure, se colorent en noir dans les points où arrive la lumière, et restent blanches dans les autres parties. Mais, par ce moyen, on n'obtenait pas une image des objets extérieurs, il ne se formait que des espèces de silhouettes. Ces silhouettes mêmes ne pouvaient être conservées; car du moment qu'on les exposait au jour, elles subissaient un commencement d'altération. Dans ses cours de physique, Charles fut le premier qui, à l'aide de la lumière, obtint des silhouettes sur

---

(1) Voyez la séance de l'Académie des sciences du 7 janvier 1839, et surtout la communication de M. Arago, à la séance du 19 août 1839; nous empruntons à ce savant une partie des détails suivants.

un papier enduit d'une substance dont il ne fit pas connaître la composition; du reste, il n'avait cherché qu'à reproduire le contour des objets. Wedwood, le célèbre manufacturier, imagina qu'on pouvait, au moyen d'ombres et de clairs, représenter le relief des corps à la manière des dessinateurs; ayant échoué dans son projet, il se réduisit à copier des gravures. L'illustre Humphry Davy, son commentateur, parvint à reproduire de très petits objets au microscope solaire; mais une fois l'opération terminée, il ne put trouver le moyen d'enlever à son papier ainsi préparé la propriété de noircir à la lumière. Il en résultait que les dessins obtenus par ce procédé ne pouvaient être examinés que furtivement, pour ainsi dire, et à la clarté d'une bougie.

Tels étaient, avant la découverte de la photographie, les essais tentés par les physiciens pour fixer les images de la chambre obscure, si remarquables par la finesse des traits et la netteté des contours. Les recherches de Niepce, qui partage avec Daguerre l'honneur de l'invention à laquelle ce dernier a donné son nom, remontent à 1814. Ce serait une étude curieuse, dit M. Arago, de savoir par quel procédé, par quelle idée génératrice et par quelle suite d'essais le génie patient des deux inventeurs parvint à découvrir la photographie. En 1827, Niepce était arrivé à obtenir, au moyen de la chambre obscure, des images qui avaient sur toutes les précédentes deux grands avantages : 1° de représenter les objets tels qu'ils sont dans la nature, c'est-à-dire les clairs correspondant aux clairs, les ombres aux ombres, les demi-teintes aux demi-teintes ; 2° de pouvoir, une fois formées, supporter sans altération l'action de la plus vive lumière. Les plaques de métal poli où se gravait l'image étaient recouvertes d'un enduit de baume de Judée. Niepce avait imaginé encore divers perfectionnements, lorsque Daguerre, s'étant occupé de son côté de recherches analogues, entra en communauté avec lui. Daguerre découvrit, en mai 1831, les propriétés de la lumière sur l'iode mis en contact avec l'argent, et en 1835, l'application du mercure.

Nous ne décrirons pas les procédés nécessaires pour obtenir les images photographiques. On sait que ces images sont fixées sur des feuilles d'argent plaquées sur cuivre, dont on ne saurait trop surveiller le polissage. La plaque est exposée à la vapeur d'iode et se recouvre alors d'une couche mince d'iodure d'argent ; on la rend plus sensible encore à l'action de la lumière en la soumettant, suivant le conseil de M. Fizeau, pendant un temps qui varie de trente à soixante secondes, à la vapeur d'une faible solution aqueuse de brome. Ainsi préparée, la plaque est placée dans la chambre noire, et reçoit l'action de la lumière pendant quelques minutes ; il suffit parfois d'une fraction de seconde pour fixer l'image. Cependant celle-ci ne devient apparente qu'après avoir été exposée aux vapeurs mercurielles. Enfin, on termine l'opération en plongeant la plaque dans une solution d'hyposulfite de soude.

Depuis l'époque où Niepce et Daguerre firent connaître leur merveilleuse découverte, l'art de la photographie s'est enrichi de divers perfectionnements, sans avoir cessé un seul jour d'exercer la sagacité des savants. M. Fox Talbot a obtenu des images photographiques sur le papier et même sur acier. M. Niepce de Saint-Victor, neveu du célèbre inventeur, a remplacé avec succès le papier par une couche albumineuse étendue sur une plaque de verre; il est parvenu à reproduire en une seconde un paysage éclairé par la lumière diffuse, et instantanément l'image du soleil. La science doit à M. Edmond Becquerel plusieurs observations importantes : il a réussi à fixer le spectre prismatique et ses brillantes nuances, ainsi que les couleurs du paysage; malheureusement les images ne se conservent pas. Aucun savant n'avait encore étudié avec autant de sagacité que lui l'action des rayons chimiques ; M. Becquerel les a distingués en rayons excitateurs et en rayons continuateurs. Il a découvert ainsi ce fait curieux : Si une plaque est exposée au foyer de la chambre noire, pendant un temps trop court pour que l'image puisse être reproduite par les vapeurs mercurielles, on la soumet aux rayons solaires au travers d'un verre rouge; la plaque devient apte alors à recevoir l'influence des vapeurs du mercure, et l'image se produit. Elle apparaît même sans mercure, lorsqu'on la laisse exposée plus longtemps aux rayons rouges du spectre solaire.

On s'est habitué vite aux merveilles de la photographie. Le premier moment d'enthousiasme passé, on a même prétendu que cette découverte admirable serait fatale pour l'art ; l'expérience prouve au contraire qu'elle lui ouvre un horizon nouveau, en procurant chaque jour quelque résultat inattendu. Au moyen du cliché négatif sur verre, M. Bacot a reproduit avec une assez grande netteté les vagues de la mer venant se briser sur la plage. Un artiste habile, M. Eug. Piot, publie par livraison des épreuves photographiques de l'Italie monumentale, et ces planches, multipliées par un procédé inconnu, ressemblent à d'admirables gravures sur papier de Chine. En 1841, M. Arago présenta à l'Académie des sciences de très belles épreuves photographiques des nébuleuses d'Orion et d'Andromède, que le P. de Vico lui avait envoyées de Rome. La lumière de ces étoiles avait dû partir de la voûte céleste plusieurs siècles avant la découverte de la photographie. Les professeurs de l'observatoire de Cambridge ont imaginé aussi de daguerréotyper les astres ; M. Humphrey a obtenu cinq images de la superficie de la lune. La première opération avait duré deux minutes ; pendant ce temps l'horizon de la terre avait tellement varié relativement à notre satellite, que l'image de ce dernier avait la forme ovale. Les épreuves suivantes, obtenues après trois secondes d'exposition à la chambre noire, présentaient une image parfaitement ronde de la lune. L'étoile *Alpha* de la *Lyre*, fut également daguerréotypée. Mais les arts n'ont pas profité seuls de ces applications ; on s'en sert encore en météorologie pour enregistrer les variations horaires les plus délicates du thermomètre, du baromètre et de l'aiguille aimantée.

Parmi les observations qu'a fait naître cette belle découverte, il en est une qui mérite de fixer l'attention des physiciens. Daguerre a reconnu qu'à hauteur égale du soleil, l'image se forme un peu plus promptement avant midi qu'après, plus rapidement par exemple à onze heures du matin qu'à une heure du soir, à dix heures qu'à deux. Il se développe donc dans l'atmosphère des propriétés qui s'opposent à la libre action des rayons chimiques de la lumière.

M. Moser a rapporté un certain nombre d'expériences, qui peuvent conduire les physiciens à découvrir les causes de phénomènes demeurés jusqu'ici sans explication. Lorsqu'une plaque iodée (1) est restée pendant un temps convenable dans la chambre obscure, on obtient des images immédiatement visibles, sans avoir besoin de soumettre la plaque aux vapeurs mercurielles. On sait depuis longtemps que si l'on écrit avec certaines substances sur une glace bien polie, et qu'ensuite on nettoie complétement la surface, les caractères effacés reparaissent sous le souffle de l'haleine ; M. Moser a reconnu que le même phénomène se produit pour tous les corps polis. Cet observateur a constaté que des médailles placées sur une plaque d'argent iodée y laissent, même dans l'obscurité, des marques sensibles ; en soumettant la plaque aux vapeurs mercurielles, l'image devient assez nette pour qu'on puisse reconnaître facilement les lettres et les figures. Les faits suivants paraissent se rapporter au même principe. Bréguet avait eu l'occasion de remarquer en dedans de la seconde boîte des montres l'image renversée et très distincte du nom gravé sur la première. Le célèbre sculpteur Rauch vit sur une glace l'image d'une gravure placée au-dessous,

____

(1) Voy. E. Peclet, *Traité élément. de physique*, t. II, p. 450.

mais sans être en contact avec elle. M. Moser, ayant
répété ces expériences, obtint en deux jours, dans
l'obscurité, des images qui en cinq jours se fixèrent
sur des plaques de cuivre, de laiton, de zinc et d'or.
Quelle est la cause de ce singulier phénomène? Ce
serait peut-être ici le cas de rappeler l'ingénieuse
théorie des *simulacres*, dans le système d'Epicure. Ce
philosophe supposait que de tous les corps il s'échappait des images, des figures conservant dans l'air les
attributs et la vive ressemblance des corps qui les
avaient fournies. C'est à ces simulacres que les épicuriens attribuaient la vue des objets, les songes et
même la génération des idées. Ce système erroné était
néanmoins généralement adopté dans l'antiquité.
M. Moser attribue la formation des images à l'action
de la *lumière obscure*, M. Poggendorf à la chaleur.
Quoiqu'on n'ait pu jusqu'ici déterminer les circonstances nécessaires à leur production, n'est-il point
rationnel d'expliquer leur formation par l'électricité?
Nous sommes d'autant plus porté à recourir à cette
explication, que nous retrouvons, en grande partie, les
mêmes caractères et les mêmes particularités dans
les expériences suivantes, où le fluide électrique joue
assurément le principal rôle : M. Karsten ayant placé
une médaille sur une plaque de verre, au-dessous de
laquelle se trouvait une plaque de métal, puis ayant
fait tomber l'étincelle de la machine électrique sur la
médaille, il se forma une image de celle-ci sur la face
supérieure du verre. Si la médaille repose sur plusieurs plaques de verre, pourvu que la dernière soit
en contact avec une plaque métallique, il se produit

des images à la surface supérieure de toutes les plaques de verre. Cette expérience rappelle une observation non moins curieuse de M. Masson. Celui-ci, ayant placé une médaille sur un gâteau de résine qu'il fit traverser par une étincelle électrique, le fluide y laissa une empreinte fidèle de la face de la médaille en contact avec lui. Cette empreinte était rendue visible par du minium projeté à l'aide d'un soufflet. Nous rapporterons plus loin des faits plus curieux encore, dépendant d'une action mystérieuse de l'électricité. (Voyez *Électricité atmosphérique.*)

CHAPITRE IV.

DE L'INFLUENCE DE LA LUMIÈRE SUR LES ÊTRES ORGANISÉS.

La nature a si étroitement uni ces deux phénomènes, *lumière* et *chaleur*, qu'il est parfois difficile de les étudier isolément dans leurs manifestations et dans l'influence qu'ils exercent sur les êtres organisés. Aussi ne faut-il pas s'étonner s'il règne encore de l'obscurité et quelques contradictions dans les systèmes et les opinions des savants sur cette matière : « La lumière, dit M. Ch. Martins (1), exerce sur les végétaux une action non moins réelle que la chaleur. Vainement vous placerez une plante dans les conditions de température les plus favorables ; si la lumière lui manque, elle s'étiole et dépérit... En hiver, les plantes du Nord sont, pour ainsi dire, privées de vie. Si le ciel était constamment serein en été, je ne doute pas que cette lumière continue n'activât singulièrement la végétation ; les tiges seraient plus fermes, les feuilles plus vertes et plus dures, les fleurs plus colorées. » On pourrait mentionner un certain nombre de faits, qui semblent peu favorables à l'opinion trop exclusive du savant professeur de Montpellier ; nous ne citerons que le suivant : L'amiral de Wrangell (*Le nord de la Sibérie*) rapporte qu'à cent verstes de Yakoutsk, dans

(1) *Voyage botan. le long des côtes septent. de la Norvége.*

une des cavernes qui bordent la Léna, le docteur Kiber découvrit un mélèze qui, par un jeu bizarre de la nature, y croissait dans une obscurité complète. Nous croyons en effet que les principaux phénomènes de la végétation ne sont pas dus à l'influence des rayons lumineux ; la cause active, l'agent essentiel de la fécondation, de la fructification, en un mot de la vie des plantes, c'est la chaleur, et surtout la chaleur jointe à l'humidité. Ce fait est surabondamment démontré par le spectacle que présente la terre au retour du printemps, par la végétation luxuriante des tropiques, et même par l'industrie qui est parvenue à faire mùrir les fruits des pays chauds, à faire épanouir les fleurs de la zone torride dans de froides contrées, à l'aide d'une chaleur habilement ménagée et entretenue. Cependant cette cause n'agit pas seule, toutes les plantes ne doivent pas leur floraison à l'élévation du soleil et à la puissance de ses rayons calorifiques. Quelques unes, en petit nombre, il est vrai, mais notamment le safran et le colchique, fleurissent sur la fin de l'automne. Certaines graines résistent à la glace. Ce n'est point la chaleur seule qui détermine l'épanouissement des liliacées alpines et polaires, et l'on voit fleurir le noisetier par une température de 7 à 8 degrés au-dessous de zéro. Le *galanthus nivalis*, des mousses, des lichens et plusieurs plantes dont on peut lire la nomenclature dans Ramond, poussent sous la neige.

Toute secondaire qu'elle est, l'action de la lumière dans la végétation ne saurait néanmoins être révoquée en doute, et cette influence même joue le principal rôle dans certaines fonctions. On a dit poétiquement

que le polype palpe la lumière ; on peut avancer, avec
autant de raison, que les plantes la cherchent et l'as-
pirent. Signalé et reconnu par d'anciens observateurs,
ce phénomène a été étudié plus récemment par
M. Payer, ainsi qu'il résulte d'un intéressant mémoire
présenté à l'Académie des sciences le 12 décembre 1843. En faisant germer une plante dans un ap-
partement éclairé par une seule ouverture, la jeune
tige, quoique restant droite, s'incline vers la fenêtre.
Il n'est pas nécessaire, comme le prétendent de Candolle et Dutrochet, que le point de courbure reçoive
quelques rayons. Si deux ouvertures y laissent pénétrer une lumière d'intensité inégale, la plante se
courbe dans la direction de la plus forte, ainsi que le
vérifièrent MM. de Mirbel, Dutrochet et Becquerel.
Ces savants examinèrent ensuite l'action des rayons
différemment réfrangibles de la lumière solaire, en se
servant d'écrans de verre coloré, puis d'un spectre
rendu fixe au moyen d'un héliostat. Il semblerait résulter de ce second genre d'expériences, que la partie
du spectre comprise depuis le rouge jusqu'au bleu est
inhabile à opérer l'inclinaison des tiges, tandis que
l'autre la produit.

Priestley, Ingenhousz et Senebier montrèrent que
des plantes exposées à la lumière du soleil, dans des
vases clos, exhalent une quantité notable d'oxygène.
Placées dans des vases remplis d'une eau chargée d'a-
cide carbonique, la substance gazeuse était décomposée, le carbone se fixant sur le végétal et l'oxygène
restant libre. Une seule couche, la matière verte,
paraît capable d'opérer cette décomposition. Les expé-

riences de de Candolle, qui renferma des plantes dans une atmosphère mélangée d'air et d'acide carbonique, prouvèrent également la propriété dont jouit la lumière, de décomposer l'acide carbonique en fixant le carbone dans le végétal, et mettant l'oxygène en liberté. L'activité de cette décomposition décroît rapidement avec l'intensité de la lumière ; elle est très faible à l'ombre, surtout pendant les jours sombres, et nulle dans l'obscurité. On peut conclure de ces faits qu'en général, l'activité et l'étendue de la végétation assainissent et purifient l'atmosphère.

Dans un mémoire lu à la septième réunion de l'Association britannique, Robert Hunt a fait connaître de nombreuses expériences dont il a tiré les conclusions suivantes : 1° La lumière empêche la germination des graines, tandis que l'actinisme (rayons chimiques) l'accélère ; 2° la lumière et l'actinisme sont essentiels à la formation de la matière colorante des feuilles ; en l'absence des rayons calorifiques, ils s'opposent au développement des organes reproducteurs et à la floraison des plantes. Ce savant dit s'être assuré que, dans nos climats, les rayons chimiques sont les plus nombreux au printemps ; durant l'été, c'est le tour des rayons lumineux et calorifiques ; ces derniers prédominent en automne.

Nous mentionnerons encore un phénomène digne de l'attention des savants et que présente, peut-être seul entre tous les végétaux, le *rhus toxicodendron*. On connaît les propriétés vénéneuses de cette plante, originaire de l'Amérique du Nord. A certaines époques de l'année, elle dégage des effluves qui, à cinq ou six mètres de distance, produisent, sans le contact de l'arbre, des démangeaisons, du gonflement et des éruptions à la peau. Les expériences d'Orfila tendent à prouver que le principe âcre et volatil du *rhus* se dégage seulement à l'ombre et dans l'obscurité ; exposé aux rayons du soleil, ce végétal n'exhale que de l'azote et de l'eau. Doit-on attribuer à une propriété pareille les accidents (mortels?) signalés chez les voyageurs imprudents qui s'endorment sous l'ombre du mancenillier?

L'une des actions les plus curieuses de la lumière sur les plantes est relative à ce qu'on a appelé leur sommeil. Un grand nombre de fleurs, et surtout de fleurs composées, s'épanouissent à la clarté du jour, et se resserrent lorsque le soleil disparaît de notre horizon. D'autres, en plus petit nombre, les feuilles de l'acacia, certaines espèces de *mimosa*, ne s'ouvrent que la nuit, et se ferment aux premiers rayons du jour. A Batavia, le nom malai de la tubéreuse signifie *intrigante de nuit*, parce que, sans parfum le jour, elle exhale, lorsqu'il disparaît, ses plus suaves émanations. On lira avec intérêt, sur cette matière, les expérien-ces de Hill, de Bonnet, de Garcias et de Linné. C'est uniquement à l'action même de la lumière que ce phénomène curieux doit être attribué. De Candolle parvint à changer cette sorte de sommeil et de veille des plantes, en renfermant pendant le jour, dans un endroit obscur, le *mimosa pudica*, et en l'éclairant pendant la nuit avec la lumière artificielle. Il s'endormit dans l'obscurité, et s'épanouit à la lumière. Même vérification fut faite avec la belle-de-nuit, dont les fleurs s'ouvrirent pendant les ténèbres, et se refermèrent à l'éclat de la lumière artificielle.

Le phénomène singulier dont il est ici question fut observé par l'astronome Pain, pendant l'éclipse totale de soleil qui eut lieu le 30 novembre 1834, dans l'Amérique du Sud. Cette éclipse commença à midi trente et une minutes quarante-neuf secondes, et dura deux heures quarante-quatre minutes trente secondes. Pendant l'obscurité, plusieurs espèces de *mimosa* fermèrent leurs feuilles, et les animaux de basse-cour gagnèrent le lieu de leur retraite nocturne.

« L'organisation, le sentiment, le mouvement spontané, la vie, dit Lavoisier dans son magnifique langage, n'existent qu'à la surface de la terre et dans les lieux exposés à la lumière. On dirait que la fable du flambeau de Prométhée était l'expression d'une vérité philosophique qui n'avait point échappé aux anciens. Sans la lumière, la nature était sans vie ; elle était morte, inanimée. Un Dieu bienfaisant, en apportant la lumière, a répandu sur la surface de la terre l'organisation, le sentiment et la pensée (1). » Nous refusons d'admettre avec Lavoisier que la lumière devienne le principe du sentiment et de la pensée, et avec de Humboldt qu'elle soit la première condition de toute vitalité organique à la surface solide et liquide de notre planète (*Cosmos*, t. I, p. 58). Nous avons vu que les plus importants phénomènes de la végétation ne proviennent pas de ce merveilleux agent. Mais, chez les animaux comme sur les plantes, l'influence de la lumière est incontes-

(1) *Traité élém. de chim.*, t. I, p. 202.

table. « A température égale, dit Edwards (*Des agents physiques sur la vie*), les rayons solaires produisent, dans le règne minéral, des combinaisons que ne saurait effectuer une chaleur obscure. Les plantes, sans l'influence de la lumière, ne formeraient guère de matière verte, substance si généralement répandue, qu'elle paraît une des productions les plus essentielles de cette classe d'êtres. En considérant que, sans la lumière, abstraction faite de sa chaleur, il existerait à peine quelque trace du règne végétal, pourra-t-on la regarder comme étant sans influence sur la vie des êtres animés? Pourtant, lorsqu'on jette les yeux sur l'homme et sur les diverses classes d'animaux, on ne reconnaît d'autres rapports sensibles avec la lumière que ceux de la vision, qui leur donne la perception des couleurs, des formes et des distances. » Edwards, d'abord, n'attribue guère d'autre effet manifeste à la lumière qu'une coloration plus ou moins légère chez ceux qui s'exposent beaucoup au soleil. Les morts subites, dans les jours les plus chauds, ainsi que les coups de soleil, lui paraissent devoir être rapportés à la chaleur réunie à la lumière. Dans le dépérissement des malheureux qui habitent des lieux obscurs, on ne peut distinguer l'effet de la privation de la lumière d'une foule de causes délétères. Il est probable, cependant, qu'elle joue un rôle plus important dans les phénomènes vitaux qu'on ne le penserait d'après la simple observation. En général, jusqu'à la naissance, le développement de l'animal se fait dans l'obscurité. Toutefois il est des œufs, fécondés au dehors, qui ne laissent pas que d'éclore, quoique exposés aux rayons du soleil; de ce nombre sont les batraciens. Edwards plaça des œufs de grenouille, avec de l'eau, dans des vases dont l'un était rendu imperméable à la lumière par une enveloppe noire; l'autre était transparent. Il les exposa de manière que leur température fût parfaitement égale, et que le vase transparent reçût les rayons du soleil. Les œufs exposés à la lumière se développèrent successivement; il n'en fut pas de même des œufs restés dans l'obscurité, aucun ne vint à bien. Sur quelques uns, cependant, il distingua des marques non équivoques du développement de l'embryon. Dans plusieurs des expériences rapportées par Edwards, il est démontré que l'absence de la lumière n'empêche pas la transformation des têtards, mais qu'elle la rend plus tardive. La présence de la lumière solaire favorise le développement de la forme, et lui a semblé tendre à donner aux différentes parties du corps la juste proportion qui constitue le type de l'espèce. Aussi pense-t-il qu'en restant dans l'obscurité, des espèces peuvent subsister sous un type différent de celui que la nature leur avait destiné, et vivre toujours avec le caractère propre au jeune âge. Cette supposition lui paraît surtout prouvée par l'exemple du protée anguiforme, qui vit dans les eaux souterraines de la Carniole, où l'absence de la lumière concourt, avec la basse température de ces lacs, à empêcher le développement de la forme propre à l'adulte. Edwards conclut de ces faits que, dans les climats où la nudité n'est pas incompatible avec la santé, l'exposition de toute la surface du corps à la lumière sera très favorable à la conformation. Cette manière de voir est confirmée par une observation du savant de Humboldt, dans son voyage aux régions équinoxiales. Voici comment il s'exprime en parlant des Chaymas : «Hommes et femmes ont le corps très musculeux, mais charnu, à formes arrondies. Il est superflu d'ajouter que je n'ai vu aucun individu qui ait une difformité naturelle ; je dirai la même chose de tant de milliers de Caribes, de Muyscas, d'Indiens, Mexicains et Péruviens, que nous avons observés pendant cinq ans. Ces difformités du corps, ces déviations sont infiniment rares dans de certaines races d'hommes, surtout chez les peuples qui ont le système dermoïde fortement coloré. Je ne puis croire qu'elles dépendent uniquement du progrès de la civilisation, de la mollesse de la vie et de la corruption des mœurs. »

Edwards admet aussi que le défaut d'une lumière suffisante est l'une des causes de ces déviations de forme dans les parties molles et dures, chez les enfants affectés de scrofules. On voit en effet cette maladie se développer de préférence chez les enfants pauvres qui habitent des rues étroites et peu éclairées. Lorsque ces déviations ne sont pas incurables, l'insolation à l'air libre est l'un des moyens les plus puissants pour les ramener à une bonne conformation. En raison de leur exquise sensibilité, les yeux lui paraissent plus aptes que toutes les autres parties du système nerveux à transmettre cette action de la lumière sur toute l'économie. « Il est évident, dit-il, que la lumière, en agissant sur les yeux, ne se borne pas aux sensations de la vision, puisque l'impression d'une lumière, même modérée, sur ces organes, produit l'exacerbation générale des symptômes dans plusieurs maladies aiguës. »

Nous répétons avec Edwards, que le calorique émané des rayons solaires n'est pas la seule cause des effets signalés dans ce qu'on appelle les *coups de soleil*, dans l'apoplexie, la manie, etc. Les hommes exposés à de hautes températures artificielles, auprès des fourneaux toujours incandescents, n'éprouvent pas de phénomènes analogues. La lumière a ici sa part d'action, et cette influence mérite d'être étudiée surtout dans les affections cérébrales. Un aliéné, d'ailleurs paisible, devenait furieux chaque fois que la clarté de la lune pénétrait dans sa loge. Les corps brillants ne provoquent pas moins les accès terribles de l'hydrophobie que la vue de l'eau. Nous ne connaissons pas encore, et cette étude mérite l'attention des savants et des moralistes, toute l'influence de l'obscurité, de l'isolement, du silence sur le délire, la manie et ces funestes maladies de l'âme qui poussent l'homme au crime, et le ravalent au niveau des bêtes féroces privées de raison et de conscience.

L'expérience a démontré que l'insolation est favorable dans les scrofules, le rachitis, le scorbut, etc. Il faut même éviter l'excès et en modérer l'emploi. Le principal phénomène de la chlorose et de l'anémie, nous voulons dire la décoloration, mérite de nous arrêter quelques instants; nous parlerons en même temps de la chlorose végétale et de la chlorose dans l'espèce humaine. Depuis longtemps on connaît pratiquement l'effet de la privation de la lumière sur les végétaux ; Bonnet, Duhamel et Meese se sont occupés particulièrement de l'étiolement. Il résulte de leurs expériences, que ce phénomène doit être attribué à l'absence de la lumière. Peut-être la chaleur humide contribue-t-elle à le produire, ou en favorise-t-elle le développement ; mais là se borne son action, et la cause essentielle est la privation de la lumière (1).

L'altération que subissent les plantes a pour principaux caractères : 1° de diminuer la dureté de leur tissu ; 2° d'adoucir l'âcreté de leurs sucs ; 3° particulièrement de les blanchir. Le procédé qui consiste à mettre les végétaux à l'abri de la lumière s'exécute principalement pour le céleri, la laitue, la chicorée, le cardon, etc. D'après ce simple fait, on peut conclure que la lumière est un stimulant pour les plantes. En sera-t-il de même pour l'homme ? L'analogie suffirait pour l'établir si l'expérience n'en fournissait la preuve. On observe la décoloration de la peau, quoique à des degrés divers, chez les individus qui languissent loin du contact bienfaisant de la lumière solaire, chez les prisonniers, chez les mineurs, et même chez les personnes sédentaires. Mais il devient très difficile d'isoler l'effet de la privation de la lumière des autres causes débilitantes, dépressives, qui concourent à l'altération des humeurs et produisent aussi l'étiolement. Il y a certes des différences tranchées entre la jeune fille vivant à l'air libre, au sein de sa famille, dans les douceurs de l'opulence, et qui tout à coup, sans cause appréciable, est atteinte

____

(1) Voy. *Journal de physique*, 1778, suppl., t. XIII.

d'une langueur de toutes les fonctions, d'une tristesse et d'un abattement insurmontables, dont le visage revêt la blancheur mate de la cire ; il y a, dis-je, une grande différence entre elle et le pauvre mineur dont le travail opiniâtre suffit à peine au pain quotidien, qui passe sa vie loin du ciel et du soleil, dans de longues et profondes galeries souterraines, aspirant un air stagnant, humide, chaud, chargé d'émanations insalubres ; et cependant la chlorose qui se développe dans l'une, l'anémie qui se produit chez l'autre, se manifestent par plusieurs symptômes communs, et notamment par la décoloration de la peau. Chez tous deux le mal est avantageusement combattu par un remède essentiel, spécifique, le fer. Les autres moyens sont accessoires, inutiles ou dangereux, hormis une hygiène sagement appliquée. Les malades guériraient-ils si, prenant des préparations ferrugineuses, ils se trouvaient privés de l'influence de la lumière solaire ? Il est permis d'en douter. Toutefois, l'obscurité prolongée n'est pas la seule cause de la maladie, ni le retour à la lumière le remède unique. Chose remarquable ! les végétaux, non moins que l'espèce humaine, en fournissent l'exemple. C'est ce que prouvent les observations curieuses de M. Eusèbe Gris, sur lesquelles M. Brongniart a présenté un rapport intéressant à la Société centrale d'agriculture. L'eau saturée de principes organiques, les bouillons fortement azotés, ne suffisent pas toujours pour remédier à la chlorose végétale, tandis que la guérison est sûrement obtenue par une solution de sulfate de fer à la dose de 10 à 20 grammes par litre, ajoutés à l'eau dont on se sert pour l'arrosement. Il suffit même de mouiller légèrement les feuilles chlorosées, en se servant d'une dissolution de 3 grammes de sel de fer par litre d'eau. Ainsi, le spécifique est le même pour la chlorose dans l'espèce humaine et dans l'espèce végétale. (Voy. les *travaux de la Société centrale d'agriculture*, 1847.)

L'action évidente que la lumière exerce sur le chlorure d'argent ne permet pas de douter qu'elle ne soit aussi le principe des colorations diverses dans l'espèce humaine. Peut-on comparer le teint de l'habitant des villes à celui de l'habitant des campagnes? Celui de l'homme du Nord à celui de l'homme du Midi? Il est extrêmement probable que la coloration des nègres est due à l'action simultanée de plusieurs causes, dont toutefois la lumière est la principale.

Nous ne parlerons pas des merveilles bien connues et des mystères de la vision, cette source d'une partie de nos connaissances, et à laquelle nous devons les jouissances les plus vives. La lumière seule les produit. Nous passerons également sous silence les impressions, les sensations que cause en nous la vue des objets, pour nous arrêter un moment à l'action simple et immédiate de la lumière et de l'obscurité. N'est-il pas vrai que sous un ciel sombre l'esprit est plus disposé à la mélancolie? Le spleen britannique n'est-il pas fomenté, ou du moins entretenu par le brouillard séculaire qui forme une atmosphère de tristesse et d'ennui aux habitants de la Grande-Bretagne? La pétulance et la vivacité ne sont-elles pas excitées par la vue d'un ciel serein inondé de lumière, ainsi que le prouvent les gestes animés, la pantomime expressive et les traits mobiles des méridionaux ? Les appartéments vivement éclairés, dans les nuits de plaisir, ne font-ils pas naître une gaieté communicative?

Le corps humain a certainement été approprié aux circonstances extérieures, aux agents avec lesquels il est en contact immédiat, et il se modifie avec facilité suivant les milieux dans lesquels il vit. Un grand nombre d'actions périodiques reconnaissent évidemment pour cause l'influence diurne du soleil, soit que l'habitude les ait façonnées ainsi, soit, ce qui est plus probable, qu'elles obéissent à une loi physique dont cependant la volonté de l'homme peut troubler l'harmonie. De ces opérations, la plus remarquable est le sommeil, qui pour la plus grande partie des êtres organiques se règle sur l'absence de la lumière. Il est si vrai qu'il s'agit ici d'une loi naturelle, que les végétaux, privés de volonté, lui obéissent à de rares exceptions près, sans trouble et sans perturbation. Des plantes australes, transportées dans nos contrées, s'acclimatent aux nouvelles nuits et aux nouvelles saisons de notre hémisphère.

Il y a entre le jour et la nuit des différences remarquables et multipliées qui tiennent à la lumière, à la chaleur, à l'électro-magnétisme, aux habitudes. On remarque dans le règne animal les mêmes phénomènes et les mêmes exceptions que parmi les plantes et les fleurs. Au retour de l'aube, mille oiseaux saluent la clarté naissante du jour par le battement de leurs ailes et leurs chants mélodieux. Cependant quelques espèces devancent le lever du soleil. Suivant M. Dureau de la Malle, la cause de leur réveil plus ou moins hâtif se trouve dans la nécessité de pourvoir à la nourriture de la famille augmentée. D'autres espèces, mais en petit nombre, ne sortent de leur nid qu'au crépuscule, et annoncent l'arrivée de la nuit par leur cri monotone. A l'exemple des oiseaux, la plupart des quadrupèdes abandonnent leur tannière avec le lever du soleil, et cherchent leur proie dans les champs et dans les forêts. Quelques-uns cependant, tels que le lion et le chacal, ne quittent leur antre que la nuit, dont ils troublent le silence par leur rugissement. Ce n'est pas la peur ou la prudence qui les guide, car ce devrait être le partage des faibles pour qui tout est piége et danger le jour, tandis que le lion trouve rarement des périls dans les vastes solitudes que Dieu lui a données pour demeure.

Le jour est pour la plupart des hommes le signal des affaires, du travail, des occupations. Sur les champs de bataille même, la nuit apporte une trêve au carnage, à la haine. Le soir prolonge les agitations inquiètes et les derniers bruits du jour. A l'exemple de la tubéreuse, de la belle-de-nuit, quelques hommes ferment les trésors de leur imagination aux vifs rayons du soleil ; leur génie ne s'allume qu'aux vacillantes lueurs de la lampe nocturne, et la méditation n'ouvre ses ailes majestueuses qu'aux heures de silence et de ténèbres, pour parcourir les champs inconnus de la science et de la philosophie.

CHAPITRE V.

DE LA CHALEUR.

Dans les sciences graves et sérieuses, il importe de bannir toute équivoque, de conserver au langage une grande précision, et de définir avec rigueur les termes employés ; aussi ne devrait-on pas confondre ces mots *chaleur* et *calorique :* le premier est l'effet, le second la cause même de la sensation. A la réforme de la nomenclature chimique, Lavoisier, Fourcroy et Berthollet imposèrent à l'agent supposé des sensations de la chaleur le nom de *calorique,* adopté depuis par tous les physiciens. Cependant il arrive quelquefois que les deux termes sont employés l'un pour l'autre, et désignent soit l'agent des phénomènes, soit la science même qui traite des lois du calorique. Nous croyons devoir nous borner dans ce chapitre à quelques indications générales, la quatrième partie de cet ouvrage étant consacrée aux phénomènes météorologiques déterminés par la température.

Les physiciens ont rangé le calorique dans la classe des fluides impondérables ; sa nature ou son essence n'est pas moins inconnue et hypothétique que celle de la lumière. Aristote regardait la chaleur comme une qualité des corps ; suivant les épicuriens, elle était produite par les particules même des corps en ignition.

Boerhaave, Lémery, s'Gravesande l'envisageaient comme un fluide *sui generis* universellement répandu, tandis que, d'après Descartes et Newton, elle résulte d'un certain mouvement des diverses parties d'un corps. C'est une propriété qui peut être développée par une action mécanique.

Le calorique se propage soit par contact, soit à distance. Certains corps, tels que les métaux, le transmettent avec facilité ; d'autres, tels que le verre, les résines, le charbon, mais particulièrement les liquides et les fluides élastiques, en sont de mauvais conducteurs. A distance, le calorique se comporte comme la lumière, traverse l'espace sans s'y arrêter, sans rien perdre de sa puissance, et franchit en quelques minutes la distance du soleil à la terre : on l'appelle alors *calorique rayonnant*. Nous ferons remarquer toutefois, que la lumière des étoiles est encore sensible dans les régions éloignées, où elles ne produisent plus aucun phénomène de chaleur.

C'est par rayonnement que le calorique se dégage des corps qui le recélaient, pour se perdre dans l'espace ; il se répand comme la lumière, et se réfléchit suivant les mêmes lois. Tous les corps, même les plus froids, en dégagent sans cesse ; les amas de glaces des régions polaires, solidifiées par un long hiver, émettent encore des rayons calorifiques. C'est ainsi que les planètes, les astres, tous les corps enfin de l'univers, entrent en communication, et forment un continuel échange des forces ou des agents dont ils sont pénétrés.

La découverte des lois du calorique rayonnant a

montré la plus grande analogie entre les effets de ce fluide et les phénomènes de la lumière ; aussi regarde-t-on généralement la chaleur comme étant produite par un mouvement vibratoire des molécules d'un corps transmis aux molécules environnantes par l'intermédiaire de l'éther. Cette hypothèse a acquis un haut degré de vraisemblance, et presque de certitude par suite des expériences de Th. Young, Fresnel, MM. Arago, Melloni, Forbes, etc. Les recherches de ces deux derniers observateurs ont mis hors de doute la polarisation de la chaleur annoncée par Bérard. MM. Desains et de la Provostaye ont étudié la propriété des rayons polarisés, en opérant sur la chaleur solaire et la faisant passer à travers un spath achromatisé. Ils reconnurent que dans ce passage, la chaleur se partage en deux faisceaux d'intensités égales, complétement polarisés dans le plan de la section principale ou dans un plan perpendiculaire, et qu'il existe une ressemblance parfaite entre les phénomènes que présentent, en se réfléchissant sur les métaux polis, la lumière et la chaleur polarisées.

Tous les corps, toutes les particules même de la matière contiennent du calorique latent ou libre. Petit et Dulong ont établi cette loi remarquable, que les atomes des corps simples ont tous exactement la même capacité pour la chaleur. Une élévation très grande de température s'accompagne toujours de phénomènes lumineux ; le calorique est inséparable de la foudre. Excepté l'eau, la fonte, le fer et le bismuth, les corps simples ou composés se dilatent par la chaleur, et toutes choses égales d'ailleurs, le même degré de

chaleur leur communique exactement le même volume. Selon les diverses températures, l'eau présente
quelques anomalies dont il sera question en parlant
de ce liquide.

Le calorique est regardé comme la force antagoniste
de la cohésion ; il change ou modifie l'aspect de tous les
corps de la nature. Ceux-ci se présentent à nous sous l'un
des trois états suivants : solide, liquide ou aériforme. On
nomme fusibles les solides qui, sous l'influence de la
chaleur, peuvent passer à l'état liquide, tels que la
glace, la cire et les métaux. Mais aujourd'hui, par
suite surtout des expériences récentes de M. Despretz,
on a reconnu qu'il n'est point de corps réfractaire à
l'action du chalumeau ou de la pile, et qu'ils peuvent
tous, non seulement être fondus, mais encore volati-
lisés. A plus forte raison, les liquides soumis à une
certaine température passent-ils à l'état de vapeur ou
de fluide élastique.

On a coutume d'indiquer comme sources de chaleur
les actions mécaniques, électriques, moléculaires, chimiques et vitales. Tout le monde sait que les chocs, le
frottement, la compression de l'air, l'action du balancier
sur les métaux, font jaillir des étincelles et enflamment
certains corps. Les décharges électriques, les courants
de la pile galvanique, produisent une chaleur qui devient quelquefois assez intense pour rougir un fil de
métal, et en opérer la fusion ou même la volatilisation.
Les actions capillaires, les actions moléculaires, déterminent une élévation de température qui peut être
portée à 1 degré et quelquefois à 2 degrés. M. Pouillet
a constaté même une élévation subite de 8 à 10 de-

grés, lorsqu'on mouille un solide avec un liquide à la même température.

Il ne s'opère dans la nature aucune composition, aucune décomposition sans l'intervention du calorique. Dans les combinaisons chimiques, il y a dégagement de chaleur ; dans les dissolutions, abaissement : c'est ainsi qu'on voit s'élever la température de quelques métaux, convenablement divisés par l'action de certains mélanges gazeux. On doit à Dœbezeiner la découverte de l'ignition spontanée, qui s'opère lorsque l'éponge de platine est en contact avec un composé d'hydrogène et d'oxygène. Une goutte d'acide fluorique versée dans l'eau développe une chaleur telle, que l'on entend un bruit semblable à celui qui se produirait si l'on y plongeait un fer rouge ; il y aurait même du danger à répandre dans l'eau à la fois une certaine quantité d'acide fluorique. « Tout changement de volume d'un corps, dit M. Becquerel, est accompagné d'actions calorifiques. Si le volume est diminué, il y a élévation de température ; dans le cas contraire, abaissement. Ces deux effets résultent de ce que, dans le premier cas, la portion de chaleur latente employée à tenir les molécules distendues devient libre, tandis que, dans le second, les molécules reprennent aux corps voisins la chaleur dont elles ont besoin pour occuper un plus grand espace (1). »

La température presque invariable des animaux est entretenue principalement par l'action chimique de la respiration. Toutefois a-t-on tenu jusqu'ici un compte suffisant de l'intervention du principe vital dans la

(1) Becquerel, *Traité de physique*, t. I, p. 459.

production de ce remarquable phénomène? Nous ne le pensons pas. En 1777, Lamarck observa le premier un développement considérable de chaleur sur le gouet d'Italie, à l'époque de sa floraison. Les spadices épanouis deviennent brûlants, tandis que ceux qui ne sont pas encore ouverts restent à la température de l'air ambiant. Hubert a vu le thermomètre appliqué contre les spadices épanouis s'élever de 4 degrés. Van Boeck, se servant de l'appareil thermo-électrique de MM. Becquerel et Breschet, a reconnu que l'émission du pollen était accompagnée d'un accroissement notable de chaleur.

« L'histoire du genre humain, dit le capitaine Cook, présente peu de faits aussi extraordinaires que la découverte et l'application du feu. Presque tout le monde convient que le hasard apprit la manière de le produire par collision ou frottement (1). » On lit dans

(1) Cook nous apprend comment les insulaires qu'il avait visités se procurent du feu. Ceux de la Nouvelle-Hollande le produisent avec une grande facilité, et ils le communiquent d'une manière surprenante. Pour l'allumer, ils prennent deux morceaux de bois sec : l'un est un petit bâton d'environ 8 pouces de long, l'autre morceau est plat. Ils rendent obtuse la pointe du petit bâton, et, en le pressant sur l'autre, ils le tournent rapidement entre leurs mains, comme nous tournons un moussoir de chocolat. Ils élèvent souvent la main en roulant le bâton, ensuite ils la redescendent pour augmenter la pression autant qu'il est possible. Par ce moyen ils obtiennent du feu en moins de deux minutes. Il est remarquable que les habitants de la terre de Feu se procurent le feu par collision, et que les habitants plus heureux de la Nouvelle-Hollande, de la Nouvelle-Zélande, de Taïti, l'allument en frottant deux substances combustibles. On peut supposer que dans un pays froid, le feu a été produit par la collision accidentelle de deux corps métalliques, et dans un climat chaud par le frottement de deux substances combustibles; l'art adopta et perpétua ces méthodes diverses.

Pline (liv. XVI) : « On doit aux bergers et aux éclaireurs militaires l'art de tirer le feu du bois. C'est en frottant bois contre bois qu'ils font jaillir l'étincelle qui tombe sur l'amadou et sur les feuilles inflammables. Les bois les plus propres à cet usage sont le laurier et le lierre. » Lucrèce pense que la foudre d'une part, et de l'autre le frottement des arbres agités par les vents, ont révélé le feu à l'homme : « Bientôt, dit-il, le soleil lui apprit à cuire les mets, à les adoucir par l'action de la flamme, en lui montrant que la puissance de ses rayons et de la chaleur mûrissait toutes les productions de la terre. De jour en jour l'esprit de réflexion et le génie des découvertes, en propageant de nouveaux usages du feu, éloignèrent l'homme de la vie primitive. »

Le capitaine Cook s'explique difficilement comment les hommes se familiarisèrent avec cet élément terrible, au point de le rendre utile, et comment on eut l'idée de l'employer à cuire les aliments, puisqu'on avait contracté l'habitude de les manger crus. La même question pourrait être faite pour tous les arts utiles, dont l'invention suppose soit une inspiration divine, soit une expérience séculaire et mille fois renouvelée. En effet, quel génie profond ne devrait-on pas admettre dans ceux qui découvrirent l'agriculture, la fonte des métaux, la construction des instruments mécaniques et des machines même les plus grossières? L'astronome la Hire ne passait jamais devant un moulin à vent sans ôter son chapeau, voulant ainsi honorer l'un des bienfaiteurs de l'humanité, dont le nom, comme tant d'autres dignes de l'immortalité, s'est perdu dans l'oubli.

Suivant certains penseurs, dont l'opinion nous semble extrêmement probable, les hommes ont commencé par la science et par une science supérieure peut-être à la nôtre. Les Chaldéens paraissent avoir connu non seulement quelques principes d'astronomie, mais encore le véritable système du monde. Copernic en a recueilli de nombreux témoignages dans la belle préface de son grand ouvrage : *De revolutionibus orbium cœlestium.* Caylus a défié l'Europe entière, avec toutes ses connaissances en mécanique et en architecture, de construire une pyramide d'Égypte ; et cependant les temps historiques, ainsi que la formation des sociétés humaines, ne remontent guère au delà de trois mille ans. Aussi les philosophes anciens ont-ils pensé que les premiers hommes avaient reçu une initiation surnaturelle : c'est l'opinion de Platon et de Plutarque ; c'est aussi celle d'Hippocrate, qui dit : « Je ne doute pas que les arts n'aient été primitivement des grâces accordées aux hommes par les dieux. »

Il est probable que la foudre, la percussion des cailloux, le frottement de deux matières inflammables, ne furent pas les seules voies qui révélèrent l'usage et la puissance du feu. Il faut ajouter à ces sources les volcans, les puits enflammés, les incendies que le vent cause dans les forêts, enfin l'embrasement spontané des végétaux accumulés qui se décomposent. Du reste, l'emploi du feu est contemporain de l'homme sur la terre ; il le suit dans tous les climats, sous toutes les zones. La langue et les traditions de certains peuples se sont perdues, les sciences, les arts, la civilisation ont souvent fait naufrage dans les grandes crises qui ont bouleversé le monde ; mais l'homme n'a jamais perdu le souvenir des avantages qu'il retire du feu, dont seul entre toutes les créatures il sait entretenir et diriger l'usage ; du feu, sans lequel la moitié de la terre lui serait fermée, à cause de la rigueur des saisons. On ne doit pas s'étonner qu'il soit devenu l'objet des adorations d'un grand nombre de peuples. Zoroastre, roi des Bactriens, que certains auteurs font naître avant Abraham, apprit aux Perses à honorer la divinité sous le symbole du feu. Les Guèbres, sectateurs de Zoroastre, entretiennent encore un feu perpétuel en l'honneur de ce philosophe dont la doctrine, empruntée aux Indiens, fut répandue par les mages chez les Chaldéens, les Parthes, les Mèdes, les Corasmiens, etc. Dans l'ancienne Rome, aucune superstition ne s'imposa aussi longtemps à la vénération des peuples que le culte de Vesta ; ses prêtresses avaient des priviléges que ne possédèrent ni les consuls, ni les tribuns, ni les augures. Porphyre et saint Clément d'Alexandrie rapportent que les anciens mystères, ceux d'Osiris surtout, complément de l'initiation, étaient une représentation allégorique du soleil, âme de l'univers, principe de vie et de mouvement dans le monde sublunaire ; l'intelligence elle-même n'était pour les initiés qu'une portion de la lumière éternelle qui brille dans cet astre, son principal foyer. Nous retrouvons la même allégorie dans l'Adonis des Phéniciens (Macrobe), dans l'Athys de Phrygie, enfin dans la dernière signification de tous les mystères, où le feu était regardé comme le symbole de la régénération des êtres : « Le froid est stérile, la chaleur est douée de la faculté de produire : *Sterile est frigidum, calor autem gignit.* (Sénèque, *Quœst. nat.*, I, 21.) Cette puissance était bien désignée dans ces deux vers fameux :

Ignis ubique latet, naturam amplectitur omnem ;
Cuncta parit, renovat, dividit, urit, alit...

ainsi que dans la devise adoptée par les alchimistes : *Igne natura renovatur integra.*

Nous avons réduit à sa juste valeur le rôle de la lumière sur les êtres vivants ; nous avons dit qu'elle n'était pas la cause active, l'agent essentiel de la fécondation ; la chaleur, et surtout la chaleur jointe à l'humidité, devient par toute la terre la source, l'excitant, la condition indispensable de la vie pour toutes les espèces organiques. Suivant Théophraste (*Histoire des plantes*), l'humide radical et la chaleur sont les principes de la végétation. Dans la semence, la germination ou le passage de la puissance virtuelle de la vie à la vie elle-même ne s'opère qu'au moyen de l'eau. Sans ce dernier agent, la chaleur seule ne féconde pas la graine sèche ; elle peut même détruire et anéantir dans la semence le germe de vie. Quel est le rôle de l'eau dans le phénomène de la germination? Agit-elle comme simple dissolvant des principes solubles, ou devient-elle, en se décomposant, un agent chimique capable de former de nouveaux produits? C'est un point encore en litige. Toutefois il est incontestable que la chaleur est le principe essentiel de la fécondation et des mouvements vitaux. La nature entière est là pour l'attester, et Frédéric Hoffmann a pu dire avec raison : *Caloris ad vitam, nutritionem, propagationes et motus vitales producendos et conservandos maxima necessitas et potentia est.* Cette connaissance n'avait point échappé aux anciens, qui possédaient à un si haut degré le génie de l'observation.

On a souvent cité comme une invention merveilleuse des Égyptiens l'art de faire éclore les poulets, connu et pratiqué dès la plus haute antiquité. Niebuhr rapporte qu'en 1761, lors de son voyage en Égypte, cet art était déjà fort négligé ; ce fut au Caire seulement qu'il trouva des fourneaux employés à cet usage : « On n'y travaille, dit-il, que pendant les mois d'été. Des particuliers y portent des œufs et paient à l'entreprise un prix convenu. Le fourneau est composé de plusieurs étages, où les œufs sont déposés sur de la paille. On les tourne et on les retourne sans cesse la nuit et le jour. Toute la construction a pour but d'entretenir une température douce, égale et continue ; on l'obtient en faisant circuler la chaleur dans des espèces de galeries qui règnent le long des ouvertures des petits fourneaux. On commence par chauffer le grand four avec du fumier, et l'on maintient le même degré de chaleur par des lampes allumées dans les galeries. Quand les poulets sont éclos, on les enferme dans un espace carré attenant au fourneau, où ils jouissent d'une température semblable à celle qu'ils auraient sous le ventre de leur mère. Ce fourneau est enterré dans une espèce de colline, condition indispensable pour conserver une chaleur douce et égale. » Souvent renouvelées de nos jours, ces tentatives n'ont abouti qu'à des résultats fort incomplets : on a fait éclore quelques œufs ; mais faute de soins convenables dans un climat peu propre à ce genre d'expériences, les jeunes poulets, privés de l'incubation maternelle, ont péri presque tous au bout de très peu de temps. Une industrie nouvelle, et bien autrement importante au point de vue économique, est la pisciculture ; on croit qu'elle a pris naissance à la Chine, et c'est depuis un très petit nombre d'années seulement qu'elle a fixé l'attention des savants d'Europe. La vente du frai de poisson constitue une branche de commerce très lucrative à la Chine, où les pêcheurs recueillent soigneusement les matières gélatineuses trouvées à la surface des lacs et des rivières. Les essais entrepris chez nous et dirigés par un savant zoologiste, M. Coste, donnent de grandes espérances ; mais l'intervention de la chaleur n'est point assez manifeste dans ces fécondations artificielles pour que nous insistions sur un sujet dont il serait superflu de signaler la haute importance.

Nous avons rapporté à la page 32 quelques exemples d'animaux asphyxiés par le froid, et rappelés ensuite à la vie sous l'influence d'une chaleur bienfaisante. Plusieurs naturalistes, et entre autres l'infatigable Klein, ont cité un grand nombre d'observations de ce genre. Nous aurions pu ajouter à ces faits les curieuses expériences de M. A. Duméril sur des grenouilles qu'il avait plongées dans un liquide à la température de — 1 degré. Quelque temps après, ces batraciens devenaient roides et immobiles, la respiration ne s'exécutait plus, la vie paraissait éteinte. L'une des grenouilles ayant été ouverte, M. Duméril trouva tous les liquides intérieurs gelés, le cœur distendu et sans contractions, au milieu d'une mince enveloppe de glace interposée entre ses parois et le péricarde. Ce savant ayant placé une de ces grenouilles, dont la rigidité était complète, dans une atmosphère à 12 degrés, l'y laissa pendant deux heures; aucun mouvement ne se manifesta. Il répandit alors sur elle, par petites quantités, de l'eau, d'abord à 5 degrés, et puis successivement une eau à une température plus élevée. Après une immobilité complète de quinze minutes, la roideur du corps et des membres se dissipa; on vit à travers les téguments des contractions successives et régulières des cavités du cœur; toutes les manifestations de la vie reparurent lentement et une à une. Au bout d'une heure, la grenouille nageait avec assez de facilité, et cinq jours après elle était pleine de vie.

Maupertuis a fait de semblables expériences sur des salamandres, Blumenbach sur des larves d'insectes, et Elliotson sur des ovules de vers à soie. Ces petits animaux ont vécu ou se sont développés après avoir été solidifiés par le froid, et gelés même à plusieurs reprises. Enfin Savary et Reeve ont vu des individus, ensevelis depuis plusieurs jours sous la neige et dans un état de mort apparente, être rappelés à la vie par des soins convenables, et surtout à l'aide d'une douce chaleur administrée avec les plus grands ménagements et par des transitions insensibles.

On ne s'est pas borné à donner une trop grande part à la chaleur dans la germination des graines et dans l'éclosion des ovules des animaux; on l'a dotée encore de la puissance créatrice. Les stoïciens se figuraient que la *nature est un feu plein d'art, lequel renferme dans son mouvement une vertu génératrice;* d'autres philosophes, Posidonius, Zénon le Cittien, Antipater dans ses livres *De l'âme,* la nomment *un esprit doué de chaleur* (Diogène Laerce, Zénon). Héraclite d'Éphèse, qui enseignait la philosophie de Pythagore dépouillée de ses voiles, regardait le feu comme le principe de tout, celui même des âmes, qui ne seraient dans ce système que des particules ignées. Cette doctrine fut presque universellement adoptée par les anciens ; ils concluaient de là (voyez Homère, Virgile, Lucain, Ovide) que le comble du malheur était de se noyer. Saint Augustin lui-même (*Science de la véritable vie,* ch. IV) dit : *Spiritum corporeum voco aerem, vel potius ignem, qui pro sui subtilitate videri non potest, et corpora inferius vegetando vivificat.* Mais aucun philosophe, aucun naturaliste, aucun physicien n'a accordé à la chaleur une puissance créatrice aussi étendue que le célèbre Buffon. Avant lui, cependant, un médecin qui mourut à Rome en 1603, dans un âge avancé, Césalpin, soutint que tous les êtres qui se propagent aujourd'hui par voie de génération, pouvaient fort bien naître aussi sans semence, par l'action seule de la chaleur sur certains mélanges de la matière ; il faut même, dit-il, que la chose se soit passée ainsi dans l'origine, puisque les premiers individus de chaque espèce n'ont pu être engendrés. Wisthon pensait aussi qu'avant le déluge la terre était mille fois plus fertile, et la vie des hommes et des animaux dix fois plus longue qu'elle ne l'est aujourd'hui. Suivant ce philosophe, ces résultats étaient dus à la chaleur intérieure du globe qui, se trouvant alors dans toute sa force, communiquait à tous les êtres le degré de vigueur nécessaire à une plus longue durée et à une multiplication plus abondante. Malheureusement pour ce système, il est loin d'être prouvé que les espèces animales, et l'homme lui-même, vivent plus longtemps dans la zone torride que dans les plus froides régions du Nord.

Buffon attribue toute production, toute génération et même tout accroissement au concours et à la réunion d'une grande quantité de molécules organiques vivantes. Il suppose que si la plus grande partie des êtres venait à périr, il paraîtrait des espèces nouvelles, parce que les particules organiques, qui sont indestructibles et toujours actives, se réuniraient pour composer d'autres corps organisés; par conséquent, ceux-ci doivent être regardés comme des moules. D'après ce naturaliste, les molécules organiques ne sont produites que par la chaleur agissant sur les matières ductiles. A quelle autre cause pourrait-on les rapporter? il n'y a dans la nature qu'un seul élément actif; les trois autres n'ont de mouvement qu'au moyen du premier. Chaque atome de lumière et de feu suffit pour pénétrer un ou plusieurs atomes d'air, de terre et d'eau, et leur communiquer ainsi l'activité et la vie. Buffon pense que la quantité de matière brute a toujours été immensément plus grande que celle de la nature vivante. « Cette dernière, dit-il, diminue et diminuera toujours de plus en plus, à mesure que la terre perdra par le refroidissement les trésors de sa chaleur, qui sont en même temps ceux de sa fécondité et de toute vitalité. » (*Histoire naturelle des animaux*, ch. IX.)

On doit s'étonner qu'au lieu de recourir à des hypothèses frivoles, le philosophe ne rapporte pas la puissance créatrice à sa véritable cause. Nous avons fait justice du système des générations spontanées ; il est inutile de renouveler le même genre de preuves contre les molécules organiques de Buffon. Il est vrai que la vie se déploie avec une magnificence et une fécondité merveilleuses sous les tropiques ; mais dans ces régions fortunées, c'est principalement la grandeur et la richesse des formes végétales qui frappent les regards étonnés, tandis que la race humaine se propage avec non moins de vigueur, et jouit de la plénitude de l'existence physique et intellectuelle, dans les contrées où règnent des froids rigoureux. Si quelques grandes espèces animales, telles que l'éléphant, le boa, le lion, etc., ne vivent et ne se perpétuent que sous les zones brûlantes, d'autres espèces, telles que l'isatis, l'ours polaire, le renne, ne se rencontrent pas en dehors des régions glacées ; les grands cétacés peuplent les mers boréales ; et là même où la vie paraît éteinte, sur les côtes, au fond des abîmes de l'Océan polaire, et jusque sous les montagnes de glace, le microscope a fait découvrir d'innombrables infusoires, des couches épaisses de nature animée, qui semblent, pour se propager et vivre, ne rien devoir, ne rien emprunter à l'action de la lumière et de la chaleur solaires.

CHAPITRE VI.

DE L'ÉLECTRICITÉ.

Les anciens avaient reconnu au succin, ou ambre jaune, la propriété singulière d'attirer et de repousser les corps légers. Leur imagination s'épuisa en recherches sur la nature du succin, qui du reste n'était guère employé qu'aux usages de luxe. Suivant les poëtes, il était dû aux larmes des sœurs de Phaéton, sur les rives de l'Eridan. Certains naturalistes le regardaient comme une gomme qui découle des arbres au moment de la canicule ; Philémon le rangeait dans la classe des fossiles. Selon Pline, il provient de la moelle de certains pins dans les îles de l'Océan septentrional : « *Au reste,* ajoute-t-il, *lorsque par le frottement des doigts, il a reçu l'âme de la chaleur, il attire les brins de paille et les feuilles sèches de peu de poids, comme la pierre d'aimant attire le fer.* » M. de Humboldt a rencontré sur les bords de l'Orénoque des enfants d'une tribu des plus dégradées, qui s'amusaient à frotter les graines aplaties et desséchées d'une plante, jusqu'à ce qu'elles attirassent des brins de coton ou de roseau.

Les Romains connurent-ils le pouvoir des pointes sur la foudre ? Le savant M. Becquerel n'est pas éloigné de le croire. Voici, du reste, le passage de Pline qui

autorise, jusqu'à un certain point, cette supposition :
« Les annales font foi qu'à l'aide de certains sacri-
fices, de certaines prières, on force la foudre à descendre, ou qu'on l'obtient du ciel. D'après la tradition étrusque, c'est ce qui eut lieu, lorsque Volsinies
et les campagnes voisines furent ravagées par un
monstre appelé *Volta* (1). Leur roi, Porsenna, l'invo-
qua aussi. Avant lui, Numa le fit souvent, dit un auteur grave, L. Pison, au premier livre de ses Annales ;
et Tullus Hostilius l'ayant imité, mais avec peu de
méthode, *parum rite*, se trouva foudroyé. »(Pline, t. II,
chap. LIII). Lucain désigne plus clairement encore le
paratonnerre :

> . . . . Aruns dispersos fulminis ignes
> Colligit, et terra mœsto cum murmure condit.

> *(Pharsale*, liv. I, vers 606.)

Quoi qu'il en soit du plus ou moins de fondement
de ces conjectures, l'étude de l'électricité, approfondie et fécondée par le génie des modernes, est devenue
la branche la plus importante de la physique. Pour
expliquer les phénomènes électriques, on a supposé
l'existence d'un fluide naturel formé de deux éléments qui, réunis, se balancent, mais deviennent électriques lorsque l'un ou l'autre prédomine. On a donné
à ces deux éléments les noms de *fluide vitré* et de

---

(1) Voilà, à propos de la foudre chez les anciens, un nom qui paraîtra une singulière coïncidence, en pensant à celui de Volta, le célèbre
professeur de Pavie, à qui l'on doit tant de travaux remarquables sur
l'électricité, et notamment la découverte de la pile, son plus beau titre
de gloire.

fluide résineux, en raison des propriétés contraires contractées par le verre et les résines. D'après des suppositions vraisemblables, il est permis de considérer le calorique comme ce fluide naturel dont tous les corps sont pénétrés, du moins à son état latent. Mais l'électricité s'en dégage ou se manifeste dans toute séparation de molécules par une action mécanique, et dans toute opération où se produit soit une combinaison, soit une décomposition quelconque. Beccaria reconnut que toute l'électricité d'un corps se porte à la surface, et Coulomb qu'elle y est maintenue par l'air atmosphérique. A l'aide du galvanomètre, qui consiste en une aiguille très faiblement aimantée suspendue par un fil, M. Becquerel a constaté la production de courants électriques entre des corps diversement chauffés, dans toutes les combinaisons chimiques, dans le contact d'une multitude de corps, et même dans l'imbibition de l'eau à travers une substance poreuse.

Le diamant, le soufre, l'émeraude, la topaze, le grenat, le sucre, l'acide tartrique, l'acide nitrique, le zinc oxydé, un grand nombre de cristaux, et notamment plusieurs sulfates alcalins, deviennent électriques par la chaleur. Mais aucun ne présente ce phénomène à un degré aussi remarquable que la tourmaline; on pourrait même, sous certains rapports, la comparer à la pierre d'aimant, car elle attire les corps légers, les repousse, et présente aux extrémités de son axe deux pôles contraires, tandis que sa région moyenne ne donne aucun signe d'électricité. Mais vient-on à la briser transversalement, chacun des fragments possède l'électricité polaire. Toutefois la tourmaline ne manifeste ces propriétés que dans les limites de température comprises entre 10 et 150 degrés. De curieuses expériences ont été entreprises sur ce cristal par Canton, Bergmann, Haüy, et plus récemment par MM. Brewster et Becquerel, mais jusqu'à présent les phénomènes observés sont restés sans explication.

La découverte du galvanisme, en 1789, ouvrit de nouvelles voies à la science, et fit même un moment concevoir l'espérance de saisir le principe de vie dans les profondeurs mystérieuses de l'organisation. Mais il était réservé au célèbre Volta de détruire, en partie du moins, des hypothèses séduisantes appuyées sur des preuves incomplètes, et de déterminer les conditions du phénomène découvert par Galvani, conditions qui avaient échappé au génie de l'inventeur. Il reconnut que les vives contractions éprouvées par des grenouilles, quand on met en communication les muscles et les nerfs à l'aide d'un arc métallique, étaient dues au contact des métaux qui forment l'arc de communication. Lorsque des expériences répétées lui eurent démontré ce fait fondamental que les métaux, et surtout les métaux oxydables, développent de l'électricité, Volta fut conduit à construire un appareil composé de disques alternatifs de cuivre et de zinc, séparés par paire au moyen d'une rondelle humide. On sait que l'un des pôles de l'appareil est toujours chargé d'électricité vitrée, et l'autre d'électricité résineuse ; ses effets sont d'autant plus intenses qu'il se compose d'un plus grand nombre de disques superposés. Ainsi que nous l'avons déjà remarqué, la propriété de dégager de l'électricité par le contact appartient à tous les corps ; toutefois, dans les circonstances où se produit ce phénomène, l'électricité développée ne saurait être attribuée à la pression ou au frottement ; il n'est pas même toujours facile de constater une action chimique dans le contact de deux corps qui n'éprouvent aucun changement appréciable.

On connaissait, depuis longtemps, la propriété que possèdent la foudre et les divers agents électriques de modifier les aiguilles de la boussole, et d'aimanter des instruments de fer qui jusque-là n'avaient présenté aucun indice de magnétisme. En 1819, M. OErsted de Copenhague découvrit ce fait important : tout courant électrique influe sur l'aiguille aimantée, et produit une déviation qui dépend de la direction du courant et de la position du conducteur. Les courants électriques agissent avec non moins de puissance que les plus forts aimants. Cette découverte, dont MM. Biot et Savart déterminèrent les lois, conduisit Ampère à l'étude de l'action des courants les uns sur les autres, et à la théorie des phénomènes électro-dynamiques.

Les courants voltaïques produisent des effets calorifiques et lumineux d'une grande intensité. En se servant d'une pile de 2000 couples, dont les pôles communiquent avec de petits cônes de charbon, Davy a obtenu un jet de lumière continu d'un éclat extraordinaire, et une chaleur capable de volatiliser le diamant. On a construit des batteries redoutables qui rougissent instantanément les métaux, les réduisent

en fusion et les volatilisent ; elles produisent des commotions terribles et d'un effet aussi certain que celui
de la foudre.

Le courant galvanique est l'agent principal des décompositions chimiques : l'une des plus importantes,
celle de l'eau, fut obtenue par MM. Carlisle et Nichol-
son. Si l'on plonge dans un vase plein d'eau salée ou
acidulée deux fils de platine communiquant avec les
pôles d'une pile, l'oxygène se porte au pôle positif à
travers le fil immergé, l'hydrogène au pôle négatif.
Cruikshank, répétant ces expériences avec une dissolution d'acétate de plomb, reconnut que le sel se dé-
composait, et que le plomb à l'état métallique se
rendait au pôle négatif. Enfin, Davy découvrit que
tous les sels solubles peuvent être décomposés par la
pile ; l'acide se porte au pôle positif, l'oxyde au pôle
négatif. Nous passerons sous silence les lois des décompositions chimiques découvertes par Faraday et
Berzelius ; nous ne parlerons ni de la galvanoplastie,
connue assurément de Volta, mais dont les applications
si remarquables sont dues, en premier lieu, à M. de
la Rive, et puis à MM. Jacobi, Spencer, Boquillon,
Elkington, Becquerel, etc., ni des phénomènes d'induction découverts en 1831 par M. Faraday : toutes
ces notions, qui ont agrandi le champ de la physique,
ne doivent pas nous occuper ; nous nous contenterons
de présenter quelques considérations sur l'électricité
atmosphérique et sur l'électricité animale.

CHAPITRE VII.

DE L'ÉLECTRICITÉ ATMOSPHÉRIQUE.

Certains philosophes de l'antiquité pensaient que l'air peut se convertir en feu, et s'enflammer par son propre mouvement. Suivant Anaximène, le vent devient la cause productrice du tonnerre. « La foudre est du feu, dit Sénèque ; souvent elle a occasionné de vastes incendies, consumé des forêts entières et réduit en cendres des quartiers de ville. Le feu s'engendre dans l'atmosphère, comme ici-bas, par percussion ou par frottement. Voyez avec quelle force s'élèvent les tempêtes, avec quelle impétuosité se roulent les tourbillons. » Tandis que les poëtes faisaient de la foudre l'un des attributs du maître des dieux, appelé pour cette raison Jupiter Tonnant, la plupart des hommes éclairés de l'antiquité l'attribuèrent aux émanations terrestres ou à des vapeurs contenues dans l'air. Après l'invention de la poudre à canon par le moine Roger Bacon, on compara le tonnerre à l'explosion des armes à feu : on le fit dépendre de l'inflammation du salpêtre que l'on supposait exister dans les hautes régions de l'atmosphère. Cette opinion était la plus accréditée, lorsque vers le milieu du xviie siècle, Otto de Guericke obtint une étincelle électrique et appela l'attention sur le bruit qui l'accompagne. Presque à la même époque, le docteur Wall, en produisant de

l'électricité avec un cylindre d'ambre, observa une
étincelle vive et un bruit particulier dont il fit remarquer l'analogie avec l'éclair et le tonnerre. L'invention de la bouteille de Leyde, en 1746, rendit
cette analogie plus frappante : « Si quelqu'un, disait
Nollet (1), après avoir comparé les phénomènes, entre-
prenait de prouver que le tonnerre est entre les mains
de la nature ce que l'électricité est entre les nôtres ;
que ces merveilles, dont nous disposons maintenant
à notre gré, sont de petites imitations de ces grands
effets qui nous effraient ; que le tout dépend du même
mécanisme ; si l'on faisait voir qu'une nuée préparée
par l'action des vents, par la chaleur, par le mélange
des exhalaisons, est vis-à-vis d'un objet terrestre ce
qu'est le corps électrisé, en présence et à une certaine
proximité de celui qui ne l'est pas, j'avoue que cette
idée, si elle était bien soutenue, me plairait beaucoup :
et pour la soutenir combien de raisons spécieuses ne
se présentent pas à un homme qui est au fait de l'é-
lectricité ! L'universalité de la matière électrique, la
promptitude de son action, son inflammabilité et son
activité à enflammer d'autres matières, la propriété
qu'elle a de frapper les corps extérieurement et intérieurement jusque dans leurs moindres parties,
l'exemple singulier que nous avons de cet effet dans
l'expérience de Leyde, l'idée qu'on peut légitimement
s'en faire en supposant un plus grand degré de vertu
électrique, etc., tous ces points d'analogie, que je
médite depuis quelque temps, commencent à me faire
croire qu'on pourrait, en prenant l'électricité pour

(1) *Leçons de physique*, t. IV.

modèle, se former, touchant le tonnerre et les éclairs, des idées plus saines et plus vraisemblables que tout ce qu'on a imaginé jusqu'à présent. »

Pour éclaircir ces doutes à l'aide de l'expérience directe, Franklin imagina d'aller chercher l'électricité dans les nuages orageux, au moyen de pointes métalliques élevées au sommet d'un clocher; mais en voyant les lenteurs apportées dans la construction de cet édifice, il résolut de vérifier ses conjectures en se servant d'un cerf-volant électrique. En 1752, avant même d'avoir connu les résultats de Franklin, un magistrat français, de Romas, avait également eu l'idée de substituer un cerf-volant aux tiges élevées, et ayant introduit un fil de métal dans toute la longueur de la corde, il obtint des signes d'électricité non équivoques, et parfois même des étincelles d'une grandeur prodigieuse : « Représentez-vous, dit ce savant, des lames de feu de 9 ou 10 pieds de longueur et d'un pouce de grosseur, qui faisaient autant ou plus de bruit que des coups de pistolet. En moins d'une heure, j'eus certainement trente lames de cette dimension, sans compter mille autres de 7 pieds et au-dessous. » Malgré les précautions apportées à ces dangereuses expériences, une fois cependant de Romas se trouva renversé par la violence du choc.

A dater de cette époque l'électricité atmosphérique a été l'objet des recherches d'un grand nombre de savants. Volta, Bohnenberger et M. Peltier, ont imaginé des électroscopes pour en constater la présence, et des électromètres pour en mesurer l'intensité. Par les soins de l'Association britannique pour l'avancement des sciences, il a été élevé à Kew, sous la direction de M. Bonalds, un observatoire où depuis quelques années on constate, de deux en deux heures, le degré et la nature de l'électricité contenue dans l'atmosphère.

Comme le verre, les résines et le soufre, l'air dépourvu d'humidité se trouve idio électrique, et le frottement y développe l'électricité. Il devient plus isolant à mesure qu'il est plus sec. Les corps imprégnés d'humidité sont très susceptibles d'être bons conducteurs, et de s'électriser par communication. A l'état de vapeur, l'eau jouit d'une propriété conductrice parfaite; il en est de même des nuages qui doivent leur origine aux vapeurs aqueuses qui s'élèvent de la terre.

DES CAUSES DE L'ÉLECTRICITÉ ATMOSPHÉRIQUE.

Lorsque l'expérience eut démontré que l'atmosphère contient de l'électricité, même sous un ciel serein, on se demanda quelles en sont les causes productrices : on dut les chercher d'abord dans l'agitation de l'air et dans le mélange des couches de température différente. Cette hypothèse d'une action physique n'est pas dénuée de toute vraisemblance. Lavoisier, de Laplace et Davy essayèrent de démontrer que les combustions opérées à la surface de la terre devaient être accompagnées d'un dégagement d'électricité. Leurs expériences ne donnèrent que des résultats fort incertains; mais, plus tard, M. Pouillet découvrit les circonstances omises par les premiers expérimentateurs, et ses propres essais ne laissèrent aucun doute sur la réalité du phénomène. Ainsi dans la combustion du charbon, il s'échappe un courant d'acide carbonique toujours électrisé positivement, tandis que le charbon reste négatif. Dans la combustion de l'hydrogène, celui-ci s'électrise négativement, et l'oxygène positivement. Volta et de Saussure avaient regardé l'évaporation comme une des causes de l'électricité contenue dans l'atmosphère. Mais c'est encore à M. Pouillet qu'il était réservé de prouver, par des expériences concluantes, que la végétation et l'évaporation sont les deux sources principales de l'électricité atmosphérique.

En faisant germer des plantes dans des capsules isolées, et au milieu d'une atmosphère suffisamment sèche, M. Pouillet parvint à recueillir les électricités qui se développent dans l'acte de la végétation. Ses expériences le conduisirent à ce principe général : *Toutes les fois que l'oxygène se combine avec un autre corps, il y a dégagement d'électricité; l'oxygène donne toujours l'électricité positive et le corps combustible l'électricité négative.* Toutefois M. Becquerel (*Traité de l'électricité*, t. IV, chap. v) fait observer que les plantes, sous l'influence de la lumière, décomposent l'acide carbonique dont elles s'approprient le carbone, tandis que dans l'obscurité les phénomènes sont opposés. Suivant ce physicien, il est donc probable que les plantes émettent le jour de l'électricité résineuse, et pendant la nuit de l'électricité vitrée.

Dans un second mémoire sur l'origine de l'électricité atmosphérique, M. Pouillet démontra que les corps, en changeant d'état, ne donnent jamais des signes électriques ; mais l'électricité apparaît aussitôt qu'il se trouve dans la dissolution quelques éléments chimiques qui se séparent. Or, de toutes les évaporations qui s'accomplissent sans cesse dans la nature, soit sur les continents, soit sur les mers, il n'en est aucune qui ne soit accompagnée d'une ségrégation chimique, et par conséquent d'un dégagement d'électricité. Dans les solutions alcalines, la vapeur d'eau possède l'électricité négative, et l'alcali l'électricité positive ; le contraire arrive pour les solutions acides : l'eau est positive et le résidu négatif (1).

Il résulte de ces faits que les vapeurs aqueuses et l'acide carbonique dégagé par la combustion répandent dans l'atmosphère le fluide électrique emprunté à la terre. Dans un lieu découvert et sous un ciel serein, cette électricité est presque toujours positive, et son intensité s'accroît à mesure qu'on s'élève ; mais un souffle de vent, quelques nuages passagers, et même un orage lointain, la changent rapidement en électricité négative. D'ailleurs des fluides contraires dominent souvent dans des régions très rapprochées, tandis que dans d'autres tout à fait voisines, la tension électrique est à peu près nulle. Toutefois, alors même que l'électroscope ne donne aucun signe électrique, il n'en faut pas conclure que l'air se trouve à l'état neutre ; car il suffit alors d'employer un condensateur sensible pour se convaincre du contraire. En 1753, durant une sécheresse de six semaines, pendant la-

____

(1) Voy. *Ann. de phys. et de chim.*, t. XXXV, p. 401, et t. XXXVI, p. 1.

quelle la sérénité du ciel fut à peine troublée par quelques nuages, Lemonnier constata chaque jour la présence de l'électricité dans l'atmosphère. On trouve quelques traces d'électricité dans l'intérieur des villes, sur les ponts et sur les places ; mais elle paraît nulle dans les rues et surtout dans les maisons. Nous avons dit plus haut qu'elle augmente à mesure qu'on s'élève au-dessus de la surface de la terre. En plaine découverte, elle est déjà sensible à 1 mètre ou 1 mètre 30 centimètres au-dessus du sol.

DE L'ÉLECTRICITÉ ATMOSPHÉRIQUE SUIVANT LES HEURES DU JOUR ET LES SAISONS.

L'électricité de l'air n'a pas le même degré d'intensité à toutes les heures du jour, dans toutes les saisons, ni sans doute dans toutes les régions du globe. D'après Kaemtz, faible le matin, elle augmente à mesure que le soleil s'élève et que les vapeurs s'épaississent dans les régions inférieures de l'atmosphère. En été, cette période croissante dure jusqu'à 6 ou 7 heures du matin, au printemps et en automne jusqu'à 8 ou 9 heures, en hiver jusqu'à 10 heures ou midi. Peu après, la tension atteint son *maximum*. Pendant ce temps, les régions inférieures sont remplies de vapeurs, l'état hygrométrique de l'air augmente ; dans la saison froide il y a souvent du brouillard. Le plus ordinairement, l'électricité décroît après avoir atteint son *maximum*, rapidement d'abord, puis plus lentement ; les vapeurs et les brouillards se dissipent, l'atmosphère s'éclaircit ; vers deux heures de l'après-midi, son état électrique se rapproche de celui du matin et diminue jusqu'à deux heures environ avant le coucher du soleil. Dès que celui-ci approche de l'horizon, l'électricité recommence à croître de nouveau; elle augmente très sensiblement au moment du coucher du soleil, s'accroît encore pendant le crépuscule, et atteint un second maximum une heure et demie ou deux heures après la disparition de cet astre. Des vapeurs se forment alors dans les régions inférieures de l'air, l'humidité augmente, le serein tombe. Ce second *maximum* égale ordinairement celui du matin, mais il dure peu, et l'électricité diminue lentement jusqu'au lendemain matin (1).

On sait dans quelles saisons de l'année se forment le plus ordinairement les nuages orageux. Mais le plus ou moins grand nombre de ces météores est-il en rapport avec le plus ou moins d'intensité de l'électricité atmosphérique ? Suivant Scoresby, l'air ne donne jamais de signes d'électricité dans les mers polaires. Mais doit-on adopter sans contrôle une telle assertion, et ne faut-il point l'attribuer au peu d'exactitude des électroscopes, et à l'idée préconçue qui aura fait conclure de l'absence des orages la non-électricité de l'atmosphère ? La plupart des observations de MM. Biot, Arago, Quetelet, Schubler, Kaemtz, etc., démontrent que l'électricité de l'air serein est plus forte en hiver qu'en été, du moins dans nos climats.

Les recherches du docteur Turley, de Worcester, prouvent également que cette intensité atteint son

____

(1) Kaemtz, *Cours compl. de météor.*, p. 338.

maximum pendant l'hiver et l'automne. Voici le résultat de ses observations.

Variations mensuelles de l'électricité.

	1845.	1846.	1847.	1848.	Moyenne.
Janvier	471°	562°	957°	487°	605°
Février.	548	256	413	294	378
Mars	262	95	282	164	200
Avril	93	94	221	155	141
Mai.	163	39	67	59	84
Juin	51	39	47	48	47
Juillet.	58	33	45	61	49
Août.	89	57	11	64	78
Septembre	95	62	39	63	82
Octobre.	299	98	107	120	188
Novembre	334	274	169	152	282
Décembre.	742	799	356	281	669

M. Peltier n'admet pas que sous un ciel serein l'atmosphère puisse être électrique ; voici les faits sur lesquels s'appuie ce savant, pour établir une théorie qui se trouve en opposition avec les expériences d'un grand nombre de physiciens. Lorsqu'on place sur un lieu parfaitement découvert, dominant tous les objets environnants, un électromètre armé d'une tige de 4 décimètres surmontée d'une boule de métal poli, de 3 à 4 centimètres de rayon, les feuilles d'or de l'électromètre tombent droites et marquent zéro. Dans cet état d'équilibre, l'instrument, abandonné à l'air libre pendant une journée entière, ne manifeste aucun signe d'électricité. On peut même le changer vivement de place, et pourvu qu'on le maintienne à la même hauteur, il reste complétement muet. Mais si, au lieu de le laisser dans la même couche d'air, on l'élève de quelques décimètres, on voit aussitôt des feuilles d'or diverger et indiquer le fluide vitré ; vient-on à l'abaisser au-dessous du point d'équilibre, les feuilles divergent de nouveau et se chargent de fluide résineux. En replaçant l'instrument au point de départ, les feuilles retombent à zéro et ne conservent aucune trace des électricités libres qu'elles marquaient auparavant. M. Peltier conclut de là que l'air n'a rien communiqué à l'instrument, les signes qu'il a fournis étant le produit d'une répartition nouvelle de l'électricité que la tige possédait au point d'équilibre ; ce sont des manifestations de l'électricité d'influence, dans un corps qu'on approche ou qu'on éloigne d'un autre corps chargé d'électricité libre.

M. Peltier signale le peu d'exactitude de l'électromètre de Volta ; mais pour lui il est garanti de toute cause d'erreur, au moyen de la boule de métal poli dont il surmonte la tige de l'instrument. Il s'efforce de prouver que la vapeur produite au-dessous de 110 degrés ne contient jamais d'électricité libre ; celle-ci ne se forme qu'au-dessus de 110 degrés. Or, cette température n'étant jamais celle de la surface du globe, les vapeurs électriques qui s'en élèvent ne sauraient provenir, d'après ce savant, de la simple évaporation des eaux salines ou pures.

L'électricité des nues et des brouillards ne pouvant être méconnue, M. Peltier en recherche l'origine. Le globe terrestre étant chargé de fluide résineux, la vapeur qui s'en élève doit se trouver résineuse comme lui. Mais l'action incessante du globe, repoussant l'électricité résineuse vers les couches supérieures, rend nécessairement vitrées les couches inférieures. La nouvelle répartition des fluides se fait d'autant plus facilement que la densité augmente ; aussi l'électromètre, qui avait presque cessé de donner des signes électriques au milieu du jour, reprend ses indications vers le soir ; les vapeurs inférieures deviennent vitrées par influence, les supérieures deviennent plus résineuses. Pendant la nuit, les premières se déposant en rosée, la quantité des vapeurs vitrées diminue ; les vapeurs supérieures réagissent alors plus librement, et vers le matin, l'électromètre donne des indications plus faibles encore que la veille au soir.

Au soleil levant, les vapeurs condensées par le froid nocturne repassent de nouveau à l'état élastique. Placées entre la terre *résineuse* et l'espace *vitré*, elles emportent, en s'élevant, une forte tension résineuse, et laissent en arrière d'autres vapeurs qui, affaiblies par les premières, deviennent vitrées par rapport au globe et à nos instruments. Les couches vitrées, attirées vers le sol, agissent sur l'électromètre par leur proximité, et produisent souvent une seconde rosée, jusqu'à ce qu'enfin le soleil, devenu plus ardent, fasse élever de nouvelles vapeurs résineuses qui réagissent sur nos instruments comme la veille, et atténuent l'action incessante du globe.

Suivant M. Peltier chaque jour ramène à peu près la même série de faits, souvent plus compliqués encore. Ce sont les vapeurs produites par la chaleur solaire ou condensées par le refroidissement nocturne qui, jointes à l'action du globe, président à la distribution de l'électricité ; les premières vapeurs *résineuses,* les secondes *vitrées*, par rapport aux premières, forment, en se condensant par le froid de l'air, ces nuages opaques de tensions différentes. M. Peltier a pu constater que tous les nuages gris et ardoisés sont chargés d'électricité résineuse, et tous les nuages blancs, roses ou orangés, pénétrés d'électricité vitrée (1).

DE L'ÉLECTRICITÉ DE L'AIR PENDANT LA PLUIE ET LES BROUILLARDS.

Une pluie douce et continue n'est accompagnée d'aucun signe électrique ; mais, ordinairement, les chutes subites de pluie ou de neige donnent lieu à la production d'une électricité tantôt vitrée et tantôt résineuse. D'après les observations de Schubler, les pluies vitrées seraient aux pluies résineuses dans le rapport de 100 à 155, dans l'Allemagne méridionale. Le nombre des pluies *vitrées* l'emporte sur celui des pluies *résineuses* par le vent du nord ; la proportion est toute contraire sous le règne des autres vents, et, en particulier, par celui du sud. L'origine et la prédominance du fluide résineux dans les gouttes de pluie n'ont point encore été expliquées d'une manière satisfaisante.

On a remarqué qu'en général la tension électrique devient assez forte au moment où la rosée se forme ; alors c'est l'élément vitré qui domine. De Saussure affirme n'avoir jamais vu de brouillard sans un développement notable d'électricité ; celle-ci est d'autant plus forte que le brouillard est plus épais. D'après les

(1) Voyez les *Comptes rendus de l'Académie des sciences* de 1838 à 1842.

observations de Schubler, sous cette influence l'électricité est presque toujours de nature vitrée. Toutefois les recherches de Kaemtz signalent quelques divergences, et, d'après ce savant, l'air serait plus électrique par un temps clair et humide que par les temps de brouillard. Sur les Alpes même, où régnait une forte électricité positive, il a vu son intensité diminuer à l'approche des nuages ; elle devenait presque nulle lorsqu'il se trouvait enveloppé par eux. Ces diverses opinions demandent donc à être soumises à un nouvel examen.

On a vu quelquefois les gouttes de pluie, les grêlons et les flocons de neige produire de la lumière en tombant à terre, où même en s'entre-choquant au milieu de l'air. M. Arago a recueilli dans les différents auteurs plusieurs exemples authentiques de ce phénomène. Dans une lettre à Mairan, dom Hallai en rendait ainsi compte : « Le 3 juin 1731, au soir, pendant des » tonnerres extraordinaires, il tomba de toutes parts » comme des gouttes de métal fondu et embrasé. » « J'ai observé deux fois, vers le soir, sans qu'il tonnât, » écrivait Bergman à la Société royale de Londres, une » pluie telle qu'à son contact tout scintillait, et que la » terre semblait couverte d'ondes enflammées. » Il dit également avoir observé le même phénomène pendant des averses de neige. Par une pluie abondante tombée en Suède, le 22 septembre 1773, après une journée signalée par une chaleur accablante, chaque goutte, disent les relations, paraissait embrasée en arrivant à terre. Le 22 octobre 1772, à cinq heures du matin, l'abbé Bertholon, surpris par un orage, vit la pluie et les grêlons qui frappaient les parties métalliques de la selle de son cheval produire des jets lumineux. Le 25 janvier 1822, des mineurs de Freyberg rapportèrent à Lampadius, que le grésil tombé pendant un orage était lumineux en arrivant à terre. Dans ces diverses observations, la lumière produite doit évidemment être attribuée à l'électricité.

DE CERTAINS PHÉNOMÈNES DE LA LUMIÈRE ÉLECTRIQUE; DES FEUX SAINT-ELME.

Les anciens confondaient les étoiles filantes et les feux électriques : « Les gens de mer, dit Sénèque, trouvent un présage de tempête dans la multiplicité des étoiles filantes... Dans les violents orages, on voit comme des étoiles se poser sur la voile : *In magna tempestate apparent quasi stellæ velo insidentes...* Les navigateurs en péril croient alors que les divinités bienfaisantes, *Castor* et *Pollux*, viennent à leur secours. Quelquefois ces feux volent sans se fixer. Quand Gylippe vint à Syracuse, on vit une étoile se reposer sur le fer de sa lance. » Dans le livre sur la guerre d'Afrique, César rapporte que pendant une nuit orageuse, durant laquelle il tomba beaucoup de grêle, le fer des javelots de la cinquième légion parut en feu. On lit dans Tite-Live que le javelot dont Lucius venait d'armer son fils récemment enrôlé jeta des flammes pendant plus de deux heures sans en être consumé. Pline avait vu lui-même de semblables clartés à la pointe des piques des soldats en faction la nuit sur les remparts. Plutarque cite de nombreux exemples de ces apparitions lumineuses; nous ne rapporterons que la suivante. Au moment où la flotte de Lysandre sortait du port de Lampsaque pour attaquer la flotte athénienne, les feux qu'on appelle les étoiles de Castor et de Pollux allèrent se placer des deux côtés de la galère de l'amiral lacédémonien. Chez les anciens, ces météores lumineux étaient regardés comme des présages, et recueillis scrupuleusement par les historiens. Une seule flamme, considérée comme un signe menaçant, portait le nom d'Hélène. Les feux doubles, désignés sous les noms de Castor et Pollux, présageaient le beau temps et d'heureuses entreprises. Ces météores sont connus aujourd'hui sous le nom de *feux Saint-Elme,* et parfois de *feux Saint-Nicolas, Sainte-Claire* ou *Sainte-Hélène.* Les mœurs et les croyances changent, mais les idées superstitieuses se transmettent de siècle en siècle, tant l'esprit humain, selon l'expression de Lucrèce, est avide de fables et de merveilles. « Les gens de mer, dit le fils de Christophe Colomb, tiennent pour certain que le danger de la tempête est passé lorsque *Saint-Elme* paraît. Pendant le second voyage de l'amiral, dans une nuit d'octobre 1493, il tonnait et il pleuvait à verse, lorsque Saint-Elme se montra sur le mât de perroquet avec sept cierges allumés. A cette apparition merveilleuse, les hommes de l'équipage se répandirent en prières et en actions de grâces. » Herrera rapporte que les matelots de Magellan avaient les mêmes superstitions :« Pendant les grandes tempêtes, dit-il, Saint-Elme se montrait au sommet du mât de perroquet, tantôt avec un cierge allumé, tantôt avec deux. Ces apparitions étaient saluées par des acclamations et des larmes de joie. » Le passage suivant emprunté aux mémoires de Forbin présente un exemple du même phénomène avec des proportions extraordinaires : « En 1696, par le travers des Baléares, la nuit devint tout à coup d'une obscurité profonde ; il y eut des éclairs et des tonnerres épouvantables. Dans la crainte d'une grande tourmente dont nous étions menacés, je fis serrer toutes les voiles. Nous vîmes sur le vaisseau plus de *trente feux Saint-Elme.* Il y en avait un entre autres sur le haut de la girouette du grand mât qui avait *plus d'un pied et demi de hauteur.* J'envoyai un matelot *pour le descendre.* Quand cet homme fut en haut, il cria que ce feu faisait un bruit semblable à celui de la poudre qu'on allume après l'avoir mouillée. Je lui ordonnai d'enlever la girouette et de venir ; mais à peine l'eut-il ôtée de place, que le feu la quitta et alla se poser sur le bout du grand mât, sans qu'il fût possible de l'en retirer. Il y resta assez longtemps et puis se consuma peu à peu. »

A ces faits consignés par M. Arago dans sa *Notice sur le tonnerre,* ce savant en ajoute encore un certain nombre qui ne sont pas moins dignes d'attention. Fynes Moryson, secrétaire de lord Montjoy, rapporte qu'au siége de Kingsale, le 23 décembre 1601, le ciel étant sillonné par des éclairs sans tonnerre, les cavaliers en sentinelle virent des *lampes brûler* à la pointe de leurs lances et de leurs épées. Le 25 janvier 1822, M. de Thielaw, se rendant à Freyberg pendant une averse de neige, remarqua sur la route que les extrémités des branches de tous les arbres étaient lumineuses.

En Allemagne, la tour de Naumbourg était citée comme présentant souvent des feux Saint-Elme à son sommet. Au mois d'août 1768, Lichtenberg aperçut une flamme pareille sur le clocher de la tour Saint-Jacques, à Göttingue. Le 22 janvier 1728, pendant un violent orage accompagné de pluie et de grêle, M. Mongez remarqua des aigrettes lumineuses sur plusieurs des sommités les plus élevées de la ville de Rouen. En 1783, Sauvan publia que le 22 juillet, par une nuit orageuse, il avait aperçu pendant trois quarts d'heure une couronne de lumière autour de la voûte du clocher des Grands-Augustins à Avignon. M. Binou, curé de Plauzot, assure avoir remarqué que, pendant vingt-sept ans, à chaque grand orage, les trois pointes de la croix du clocher paraissaient enveloppées de flammes.

Deux naturalistes célèbres du xv⁰ siècle, Aldro-vande, de Bologne, et Hermolao Barbaro, de Venise, disent avoir vu quelquefois, à des hauteurs consi-dérables, des corbeaux dont le bec jetait une vive lumière par les temps d'orage. C'est peut-être, ajoute Guéneau (de Montbéliard), quelque observation de ce genre qui a valu à l'aigle le titre de ministre de la foudre.

L'existence des *feux Saint-Elme*, qu'ils se présen-tent sous la forme d'étincelles brillantes, d'aigrettes lumineuses ou de globes enflammés, ne saurait être révoquée en doute. Ils ne sont pas moins fréquents en hiver que dans les autres saisons, et témoignent d'un état électrique disséminé dans une grande étendue. Toutefois, sous cette forme, l'électricité atmosphérique est dépourvue de toute espèce de danger. Elle brille et ne brûle pas. On doit s'étonner que ces phénomènes ne se développent pas plus fréquemment sur les pointes des corps conducteurs voisins des nuages orageux, particulièrement à la cime des clochers, sur les tiges des girouettes dont la plupart des maisons sont surmontées. Mais, suivant la remarque de M. Arago, on n'aperçoit pas plus souvent les feux Saint-Elme au sommet des grands édifices, par la seule raison qu'on n'y prend pas garde.

CHAPITRE VIII.

DES PHÉNOMÈNES ÉLECTRIQUES PENDANT LES ORAGES.

On doit à M. Arago une *Notice sur le tonnerre,* insérée dans l'*Annuaire du bureau des longitudes,* pour l'année 1838. Le sujet traité par ce savant est loin d'avoir été épuisé par Franklin; on trouve en effet dans son travail un grand nombre d'observations dont la science s'est enrichie depuis la découverte de l'illustre Américain, qui, suivant la belle expression de Turgot :

> Eripuit cœlo fulmen, sceptrumque tyrannis.

Nous avons cru devoir, dans ce chapitre, nous appuyer sur l'autorité imposante de M. Arago, en nous aidant de ses recherches et de ses obecrvations. On peut se faire une idée de l'abondance des matériaux mis en œuvre dans sa notice, en songeant que le célèbre physicien, si riche de son propre fonds, déclare avoir compulsé plusieurs centaines de volumes.

On emploie souvent, comme synonymes, les mots de *foudre* et de *tonnerre.* Cependant, si l'on analyse le phénomène tout entier, on reconnaît qu'il faut réserver le nom d'*éclair* à la lumière produite, celui de *tonnerre* au bruit, et enfin celui de *foudre* à l'étincelle même, au feu électrique. L'expérience du cerf-volan t a appris que les nuages sont parfois à l'état neutre-

mais qu'ordinairement ils recèlent, les uns de l'électricité vitrée, les autres de l'électricité résineuse. Les nuages chargés du même fluide se repoussent; s'ils possèdent des fluides contraires, ils s'attirent et bientôt se confondent. Les orages se forment ordinairement de petits nuages qui, de tous les points de l'horizon, se portent à la rencontre les uns des autres, et sont encore grossis par la précipitation des vapeurs contenues dans l'atmosphère. Les premiers se présentent d'abord sous l'apparence de *cirrhus;* ils passent rapidement à l'état de *cirrho-cumulus,* puis présentent bientôt alors une masse épaisse et compacte de *cumulo-stratus.* La couleur du nuage orageux est, le plus fréquemment, gris foncé; les bords en sont brusquement arrêtés. La foudre ne sort presque jamais de nuages parfaitement uniformes et réguliers couvrant tout le ciel.

Suivant Franklin, un seul nuage ne saurait être orageux; c'est aussi l'opinion de de Saussure, qui, dans ses nombreuses excursions sur les montagnes, n'a jamais vu se former d'orage que dans la rencontre ou le conflit de deux ou de plusieurs nuages. « Au col du » Géant, dit ce savant, tant que nous ne voyions dans » l'air ou sur la cime du Mont-Blanc qu'un seul nuage, » quelque dense et quelque obscur qu'il parût, il n'en » sortait pas de tonnerre; mais, s'il s'en formait deux » couches, l'une au-dessus de l'autre, ou s'il en montait des plaines ou des vallées, qui vinssent atteindre » ceux qui occupaient les cimes, leur rencontre était » signalée par des coups de vent, des tonnerres, de la » grêle et de la pluie. »

Ces opinions trop absolues se trouvent démenties par un assez grand nombre de faits : Bergman a vu lui-même la foudre tomber d'un très petit nuage sur un clocher, tandis que le ciel était parfaitement clair. Duhamel du Monceau a été témoin du même phénomène. Marcorelle, de Toulouse, rapporte aussi que le 12 septembre 1747, la pureté du ciel n'étant troublée que par un seul petit nuage, tout à coup la foudre en sortit et tua la femme Bordenave.

Suivant Kaemtz, les orages commençant toujours par des *cirrhus*, on doit assigner une grande hauteur aux nuages orageux. Ils traversent souvent les chaînes des hautes montagnes, s'élèvent au-dessus du sommet du Mont-Blanc (4,810 mètres) et dépassent la pointe du Finsteraarhorn, ainsi que les cornes argentées de la Jungfrau. Sur les Alpes, il n'a jamais vu d'orage se former au-dessous de lui, et il paraît révoquer en doute le récit de voyageurs qui, se trouvant au sommet du Brocken, à 1,140 mètres, ou sur des montagnes d'une moindre élévation, assurent en avoir vu au-dessous d'eux. Toutefois, en Éthiopie, M. d'Abbadie ayant mesuré, à l'aide de bons instruments, la hauteur ordinaire des nuages orageux dans cette contrée, les a trouvés : le 15 février 1844, à 2,036 mètres ; le 12 février 1844, à 1,896 mètres ; le 26 octobre 1843, à 2,087, et le 20 octobre 1847, à 212 mètres seulement.

De l'Isle, membre de l'Académie des sciences, a évalué à 8,080 mètres la hauteur d'un nuage orageux ; M. Arago ne doute point que cette mesure ne soit erronée. L'abbé Chappe a vu, le 13 juillet, à Tobolsk, des nuées orageuses à 3,470 mètres ; M. de Humboldt a rencontré des vitrifications produites par la foudre, à Toluca, à 4,620 mètres ; de Saussure sur le Mont-Blanc, à 4,810 mètres ; Ramond à 3,410 mètres sur le mont Perdu , et à 2,935 mètres sur le pic du Midi. Bouguer et la Condamine furent surpris par un violent orage au Pichincha, à 4,868 mètres, et de Saussure père et fils, au col du Géant, à une élévation de 3,471 mètres.

S'il paraît incontestable que, dans le plus grand nombre de cas, les nuages orageux se trouvent à une grande hauteur , il est permis de croire toutefois qu'il n'en est pas toujours ainsi : le son parcourant 340 mètres par seconde, on a pu mesurer l'intervalle qui sépare le tonnerre de l'éclair, et par le nombre des secondes écoulées, apprécier la distance du nuage orageux à la terre. Dans plusieurs observations très précises, la hauteur calculée des nuages s'est trouvée de 800 mètres et même de 292 mètres, et 214 mètres seulement.

DE LA DISTRIBUTION GÉOGRAPHIQUE DES ORAGES ET DE LEUR FRÉQUENCE SUIVANT LES SAISONS.

Il ne tonne jamais en Égypte, selon Pline, ni en Abyssinie, suivant Plutarque. Nous savons cependant aujourd'hui que le tonnerre s'entend quelquefois au Caire et souvent en Abyssinie. Peut-être ces historiens ont-ils voulu désigner la haute Égypte et quelque autre contrée d'Afrique où les pluies sont inconnues, et par conséquent où l'on n'entend jamais le tonnerre? Il ne pleut jamais dans le bas Pérou ; aussi les habitants de Lima ne connaissent-ils ni le tonnerre, ni même les éclairs.

En 1773, de la fin de juin à la fin d'août, le capitaine Phipps, naviguant dans les mers du Spitzberg, n'entendit pas un seul coup de tonnerre, n'aperçut pas un seul éclair. Dans ses nombreux voyages aux mers polaires, Scoresby ne vit que deux fois des éclairs au delà du 65ᵉ degré de latitude, et il n'y entendit jamais le tonnerre. Le navire *l'Hécla* ne fut témoin d'aucun orage dans les mers glaciales du Spitzberg. Dans la tentative faite en 1827 par le capitaine Parry pour atteindre le pôle nord, du 25 juin au 10 août, entre 81° 15′ et 82° 44′ lat. N., il n'aperçut jamais d'éclairs, il n'entendit pas une seule fois le tonnerre. Ses tables météorologiques dressées à la baie de Baffin au détroit de Barrow et à l'île Melville, présentent le même résultat. En 1818, du commencement de juin à la fin de septembre, le capitaine Ross ne fait mention ni d'un coup de tonnerre ni d'un seul éclair dans le détroit de Davis ou dans la baie de Baffin, entre 64 et 67 degrés et demi lat. N. Cependant le capitaine Franklin entendit le tonnerre le 29 mai et le 11 septembre 1826, au fort Franklin, 67 degrés et demi lat. N. Pendant sa pénible expédition dans les régions septentrionales de l'Amérique, le capitaine Bach éprouva, au commencement d'août 1834, à la pointe Ogle, par 68 degrés et demi lat. N., un violent orage avec éclairs et tonnerre. Gisecke n'entendit qu'une seule fois le tonnerre durant un séjour de six ans au Groënland, par 70 degrés lat. L'Islande est souvent citée comme un pays où il ne tonne jamais. Toutefois le docteur Thorteusen, adressant à M. Arago de précieuses observations météorologiques recueillies à Reikiavik (65° 1′), signale, dans un intervalle de deux ans, un seul jour de tonnerre, le 30 novembre 1833. De l'ensemble de ces documents, M. Arago croit qu'il est permis d'affirmer que : *En pleine mer ou dans les îles, il ne tonne jamais au delà du 75° degré de latitude nord.* Nous devons ajouter toutefois que M. de Baer a été témoin d'un orage à la Nouvelle-Zemble, 73 degrés lat. Un siècle auparavant Kirstinine avait entendu trois fois le tonnerre dans la même île. Enfin, des quatre naufragés à l'est du Spitzberg (vers 75° lat.), les trois qui demeurèrent six ans trois mois sur cette terre inhospitalière croient avoir entendu tonner une fois dans ce long intervalle. Peut-être même ont-ils été trompés par le bruit d'une avalanche.

Il résulte des faits précédents que, dans les hautes latitudes, les orages sont extrêmement rares. Ils deviennent un peu plus fréquents à mesure qu'on s'avance vers l'équateur; nulle part ils n'éclatent aussi souvent et ne montrent une aussi grande violence que sous les tropiques. MM. Arago et Kaemtz ont réuni quelques documents pour servir à une distribution géographique des orages. Toutefois ces indications sont encore bien incomplètes.

DU NOMBRE DES ORAGES DANS DIFFÉRENTES CONTRÉES.

Nertschinsk (Sibérie, 51° 5′ l. N.) .	2	(Kaemtz).
Soendmer.	3,9	(*Idem*).
Bergen (60° 20′ l. N.)	5,8	(*Idem*).
Irkoutsk (52° 16′ l. N.).	8	(*Idem*).

Stockholm (59° 20′ l. N.) . . . . 9,3 (Kaemtz).
Kasan (55° 47′ l. N.). 9   (*Idem*).
Moscou (55° 45′ l. N.). . . . . 17,2 (*Idem*).
Pétersbourg (59° 56′ l. N.) . . . . . . 9,2 (Kraafft).
Le Caire (30° l. N.). . . . . 3,5 (Dr Destouches).
Pekin (40° l. N). . . . . 5,8 (Missionnaires).
Londres (51° 30′ l. N.). . . . . 8,5 (Howard).
Athènes (38° l. N.). . . . . 11.
Leyde (52° l. N.). . . . . 13,5 (Musschenbroek).
Palerme (38° 6′ 45″ l. N.) . . . . . 13,5 (De Pouqueville).
Paris (48° 50′ 14″ l. N.). . . . . . . 13,8.
Tubinge (48° ½ l. N.). . . . . 14,6 (Kraafft).
Utrecht (52° l. N.). 15   (Musschenbroek).
Toulouse (43° ½ l. N.). . . . . 15,4.
Maestricht (51° l. N.). . . . . 16,2 (Crahay).
Strasbourg (48° ½ l. N.). 17   (Herrenschneider).
Padoue (45° ⅓ l. N.). . . . . 17,5 (41,9 de Pouqueville).
Berlin (52° ½ l. N.). . . . . 18.4 (Beguelin).
Smyrne (38° ½ l. N.). 19   (M. de Nerciat).
Buenos-Ayres (34° ½ l. S.). . . . . . 22,6 (M. Mossoti).
Québec (46° ¾ l. N.). . . . . 23,3.
Viviers (47° ½ l. N.). . . . . 24,7.
Guadeloupe (16° ⅓ l. N.). . . . . . . 37.
Abyssinie (13° l. N.). 38   (Bruce).
Martinique (14° ½ l. N.). . . . . . . 39.
Maryland (39° l. N.). 41   (Richard Brooke).
Rome (41° 43′ l. N.). . . . . 42,4 (De Pouqueville).
Janina (39° 30′ l. N.). 45   (*Idem*).
Rio-Janeiro (23° l. S.). . . . . 50,7 (M. Dorta).
Patna dans l'Inde (25° 37′ l. N.). . . 53   (Lind).
Calcutta (22° ½ l. N.). . . . . 60.

Il résulte de ces observations qu'en général, les orages deviennent plus fréquents à mesure qu'on s'avance des pôles vers l'équateur. On croit, assez généralement, qu'ils sont moins redoutables entre les tropiques que dans nos climats. Toutefois, il faut s'attendre à rencontrer des cas exceptionnels : suivant

M. d'Abbadie, on a vu, en Éthiopie, un seul coup de tonnerre tuer deux mille chèvres et le berger qui les gardait. Néanmoins les orages ne suivent pas une ligne géographique, semblables sous ce rapport à la température et aux pluies, qui éprouvent également de fortes déviations. Il nous a paru que, dans chaque contrée, le nombre des orages est souvent proportionné à celui des jours pluvieux, sans rechercher ici lequel des deux météores est cause ou effet. On ne signale au Caire que trois ou quatre orages par an ; c'est à peu près le nombre des jours de pluie. Les habitants de Lima, où il ne pleut jamais, ne connaissent pas le bruit du tonnerre. « En mer, dit Kaemtz, dans la région des » vents alizés, les orages paraissent être aussi rares » que la pluie ; car je ne me souviens pas d'avoir » trouvé dans un seul voyageur la relation d'un orage » un peu violent dans cette zone. »

DE LA DISTRIBUTION DES ORAGES SUIVANT LES SAISONS.

Les orages paraissent dus au rapprochement de deux nuages d'électricité différente, comme les pluies au conflit de deux vents opposés. De même que nous voyons les jours, les saisons et les années se renouveler avec les mêmes caractères, ainsi les orages se reproduisent, dans les mêmes saisons, aux mêmes heures, avec une régularité remarquable. Ces observations s'appliquent particulièrement aux régions tropicales ; là les orages éclatent surtout, et presque exclusivement, dans la saison humide et au changement des moussons. A Calcutta, où nous avons noté soixante jours de tonnerre, on ne l'entend jamais en novembre, décembre et janvier. Il ne gronde jamais à la Guadeloupe et à la Martinique en décembre, janvier, février et mars. Dans les latitudes moyennes, les orages sont presque inconnus en hiver, et plus de la moitié surviennent en été ; un petit nombre éclatent dans les journées les plus chaudes du printemps et de l'automne. Cependant nous signalerons quelques exceptions assez remarquables. Suivant Kaemtz, sur la côte occidentale de l'Amérique et sur la côte orientale de l'Adriatique, les orages sont beaucoup plus communs en hiver. M. Peltier signale leur fréquence en Grèce pendant l'automne et le printemps. A Rome, il n'y a pas de différence entre l'été et l'automne. Là où les pluies d'hiver l'emportent sur celles de l'été, à Bergen, aux îles Açores, les orages paraissent plus fréquents aussi dans la saison froide et pluvieuse.

Sous les tropiques, les vents, les pluies et les tempêtes éclatent ordinairement pendant la plus grande chaleur du jour. Le soleil se lève sous le ciel le plus pur ; vers midi, souvent plus tôt, il se forme un point obscur, et bientôt l'horizon est couvert de nuages, les éclairs se succèdent sans interruption, le tonnerre éclate avec fracas, il tombe des torrents de pluie. Ces orages sont ordinairement de courte durée, néanmoins on les a vus dans quelques cas rares se prolonger au delà de vingt-quatre heures. Quelquefois même ils éclatent la nuit avec une violence inconnue dans nos climats. C'est également pendant le jour que se montrent le plus grand nombre d'orages dans les moyennes et dans les hautes latitudes.

Il paraît certain que des circonstances locales, encore indéterminées, influent sur la fréquence des orages. Suivant M. Hutchison, le tonnerre gronde tous les jours, pendant cinq mois consécutifs, à Kingston, dans la Jamaïque, tandis que le nombre des jours orageux est bien moins considérable dans les îles voisines. Dans une certaine saison, il tonne presque tous les jours à Popayan, d'après M. Boussingault. On reconnaît généralement l'influence des montagnes sur la production des orages ; toutefois, il faut souvent en chercher la cause ailleurs que dans la forme du terrain. « A Paris, fait observer M. Arago, il tonne en moyenne quatorze fois par an, tandis qu'entre Pithiviers et Orléans, à Denainvilliers, le nombre moyen des jours de tonnerre s'élève à près de vingt et un. Il serait difficile de citer un pays moins accidenté que celui qui entoure Orléans et Paris. Aucun fait positif ne lui semble donc prouver que la nature du terrain contribue à la fréquence des orages. Mais il lui paraît incontestable que leur nombre diminue sur la pleine mer, à mesure que l'on s'éloigne des continents. M. Arago a quelque raison de croire, tout en présentant cette opinion avec réserve, qu'au delà d'une certaine distance de toute terre, *il ne tonne jamais.*

DE L'ÉCLAIR.

L'éclair peut être défini, la lumière produite par l'électricité qui va d'un nuage à l'autre, ou d'un nuage à la terre. Mais pour se rendre compte du phénomène, M. Pouillet ne veut point que l'on compare l'électricité des nuages à celle d'une batterie électrique. Ici, lorsque les deux fluides font effort pour se rejoindre, ils ne peuvent jamais franchir qu'un très petit espace ; d'après ce savant, on doit comparer l'électricité des nuages aux électricités libres qui se trouvent à la surface des corps plus ou moins conducteurs. Pour expliquer la longueur de l'éclair, il faut concevoir que les parcelles de vapeur et d'air sont déjà électrisées sur sa route par des influences contraires, et qu'à un instant donné l'équilibre est rompu sans qu'il y ait transport du fluide de l'un des nuages sur l'autre, mais seulement vibration successive de couche en couche dans toute l'étendue que parcourt l'éclair. Cependant les apparences sont tellement identiques, qu'on sera toujours porté à comparer l'éclair à l'étincelle qui part des conducteurs d'une machine électrique quand on approche une sphère. J'ai remarqué plusieurs fois sur des nuages de même hauteur, dit Kaemitz, deux éclairs partant de chacun d'eux, et se réunissant au milieu de l'intervalle qui les séparait.

M. Arago distingue trois sortes d'éclairs : 1° Les éclairs en sillon. Ils sont très minces, arrêtés sur leurs bords, ordinairement blancs, et parfois de couleur purpurine ou violacée. Malgré leur incroyable vitesse, ils serpentent et décrivent des zigzags prononcés ; parfois ils se bifurquent, ou même se divisent en trois branches et même davantage ; car en avril **1718**, vingt-quatre églises furent foudroyées dans les environs de Saint-Pol-de-Léon, et l'on n'entendit que trois coups de tonnerre. Les éclairs en sillon sont la foudre proprement dite, celle qui porte sur ses ailes l'incendie et la destruction. 2° Les éclairs diffus. Ce sont les plus communs ; les nuages paraissent s'entrouvrir pour leur livrer passage ; ils n'ont ni la blancheur ni la vivacité des premiers ; le rouge foncé, le bleu ou le violet en sont les couleurs dominantes. La lumière de ces éclairs embrasse de grandes surfaces. 3° Les éclairs sphériques. Ils se présentent sous la forme de masses lumineuses, de globes de feu, visibles de une à dix secondes, tandis que dans les deux classes précédentes la durée n'égale pas, suivant Wheatstone, la millième partie d'une seconde. Les éclairs sphériques se transportent des nuages à la terre avec lenteur et rendent les paratonnerres inefficaces. Dans la nuit du 14 au 15 avril 1718, Deslandes vit trois globes de feu tomber sur l'église de Couesnon, près de Brest, et la détruire entièrement. Le 3 juillet 1725, au fort d'un orage, un globe de feu gros comme la lune tua un berger et cinq moutons.

On voit quelquefois des éclairs de plus d'une lieue d'étendue. M. Petit en a observé, à Toulouse, d'une longueur de 11,000 mètres. Ces météores brillent ordinairement à des intervalles plus ou moins éloignés ; mais parfois le nuage orageux semble éclairé d'une lumière continue et phosphorique. Un orage décrit par Rosier présentait une zone lumineuse d'environ 60 degrés d'étendue ; elle brilla près d'un quart d'heure sans interruption ; puis la foudre s'élança à trois reprises de la région inférieure.

DES ÉCLAIRS DE CHALEUR.

Suivant quelques physiciens, les éclairs de chaleur qui se produisent au crépuscule et pendant les nuits sereines dépendent d'un effort que fait l'électricité atmosphérique pour se mettre en équilibre avec le sol ; on n'entend aucun bruit, disent-ils, à cause de leur grande diffusion et sans doute de leur éloignement. Mais la plupart des observateurs ne considèrent pas les éclairs de chaleur comme des éclairs primordiaux. Semblables à la lumière crépusculaire, ils sont dus, suivant eux, à la réverbération sur des couches atmosphériques d'éclairs nés au sein d'un orage placé au-dessous de l'horizon. Dans la nuit du 10 au 11 juillet 1783, de Saussure, se trouvant à l'hôpital du Grimsel, par un ciel calme et serein, aperçut à l'horizon, dans la direction de Genève, quelques bandes de nuages d'où s'échappaient des éclairs qui ne semblaient accompagnés d'aucun bruit. Dans le même moment, la ville de Genève éprouvait le plus épouvantable orage dont les habitants aient jamais été témoins. Le 31 juillet 1813, à Totenham, près de Londres, Howard voyait, à l'horizon vers le sud-est, par un ciel étoilé, de faibles éclairs sans tonnerre ; il apprit qu'à la même heure un violent orage embrassait en France l'espace compris entre Calais et Dunkerque. Ainsi on apercevait dans l'atmosphère de Londres la lueur sortie des nuages situés à près de cinquante lieues de distance. Suivant Kaemtz, toutes les fois que l'on observe de violents éclairs de chaleur, on voit çà et là des *cirrhus* entrelacés, et quelquefois des *cumulo-stratus* à l'horizon ; ces éclairs sont une conséquence d'orages éloignés. Ce savant rapporte que le 16 août, la question fut discutée avec vivacité dans le sein de la Société de physique et d'histoire naturelle de Genève. Après la séance, des éclairs de chaleur illuminèrent tout l'horizon septentrional, comme pour fournir les moyens de vérifier les opinions soutenues. Quelques jours après, les journaux racontaient les ravages sans nombre causés par la foudre et les orages dans le pays de Vaud, dans le Wurtemberg et la Bavière.

Il nous paraît démontré que les éclairs de *chaleur* sont parfois en réalité des éclairs réfléchis. Ont-ils toujours la même origine? Il est permis d'en douter. Dans certaines circonstances, ils peuvent prendre naissance dans une région très élevée dont la distance nous dissimule le bruit du tonnerre; d'ailleurs à une grande hauteur, là où l'air est raréfié, le son a beaucoup moins d'intensité. Enfin nous admettons comme un fait d'observation incontestable, la production de la lumière sans bruit, d'éclairs sans détonation, qu'ils se déclarent dans les nuits sereines ou sous un ciel couvert de nuages. Lorsqu'ils restent concentrés dans le voisinage de l'horizon, on peut les attribuer à des orages éloignés; mais en est-il de même quand ils embrassent pendant des heures et des nuits entières toute l'étendue du ciel visible? Les éclairs observés souvent à Paris sont très communs aussi en Suède dans le mois d'août. On les voit plus fréquemment encore sous les tropiques, où ils se déclarent également, que le ciel soit serein ou couvert. Chanvalon en cite des exemples dans son journal météorologique de la Martinique ; les observations de Dorta à Rio-Janeiro ne sont pas moins positives : elles notent en 1783 vingt-quatre jours d'éclairs sans tonnerre, quarante-huit en 1784, quarante-deux en 1788, et cinquante et un en 1787. Dans la seule année 1826, Lind observa soixante-treize fois le même phénomène à Patna, dans l'Inde. Enfin s'il pouvait encore rester des doutes dans quelques esprits, nous ajouterions que Deluc, et avec lui un grand nombre de savants, a vu souvent, pendant les orages de nos contrées, sortir des mêmes nuages des éclairs de même intensité, les uns silencieux, les autres suivis de tonnerre.

DU TONNERRE.

Nous avons reconnu qu'il se produit quelquefois des éclairs sans tonnerre ; nous ne ferons pas davantage difficulté d'admettre qu'il peut survenir du tonnerre sans éclair. James Bruce en cite un exemple remarquable, près de Cosseir, sur la mer Rouge : le 19 mars 1768, un violent coup de tonnerre, sans éclair, jeta l'épouvante parmi les matelots de la petite barque sur laquelle se trouvait ce voyageur. Cependant il peut arriver qu'en pareil cas l'éclair n'ait point été aperçu. Sénebier parle du tonnerre des jours sereins comme d'un fait établi. Volney rapporte que le 13 juillet 1788, à six heures du matin, il entendit à Pontchartrain, quatre ou cinq coups de tonnerre. Dans ce moment, le ciel était sans nuages ; mais il se couvrit rapidement à sept heures un quart, et quelques minutes après il tombait de la grêle grosse comme le poing. Chez les anciens, ce phénomène devenait le sujet d'interprétations superstitieuses.

Le bruit du tonnerre est dû à la vibration de l'air ébranlé par le fluide électrique. Son intensité, sa nature et sa durée sont très variables. On entend parfois un son plein et grave, d'autres fois un coup clair et sec ; dans quelques cas, c'est un brusque déchirement ; enfin les éclats violents sont accompagnés d'un roulement semblable au bruit d'une lourde charrette qui descend rapidement sur le pavé de nos villes. Presque toujours le tonnerre commence doucement ; une, deux, trois secondes après, le bruit augmente, redouble parfois d'intensité ; puis il diminue et s'éteint. Dans les forts orages, les éclairs se succèdent sans interruption, et l'on entend un bruit continu pendant des heures entières ; mais ordinairement, les phénomènes de la foudre sont intermittents, et un seul éclair est suivi d'un roulement de tonnerre de quelques secondes, et puis d'un intervalle de silence plus ou moins prolongé. Les plus longs roulements durent de 35 à 50 secondes. Le révérend William Paxton rapporte que le coup de tonnerre du 2 mars 1769, qui renversa l'un des pinacles de la tour de Buckland-Brewer, produisit une détonation égale au moins à celle de cent pièces de canon. D'après Master Chalmers, la boule fulminante qui, en pleine mer, frappa le vaisseau *le Montaguë*, le 4 novembre 1749, occasionna un bruit pareil à la décharge de plusieurs centaines de canons qui partiraient à la fois ; il ne dura pas plus d'une demi-seconde. « Dans le trajet de l'éclair, dit M. Pouillet, toutes les couches vibrantes ne reçoivent pas la même impulsion, parce qu'elles ne sont ni à la même température, ni au même état de sécheresse ou d'humidité, ni par conséquent sous la même influence électrique. Ainsi, la première impression du son ne sera pas toujours la plus intense, bien qu'elle vienne du lieu le plus rapproché, et dans une si grande étendue il est impossible que le son ne se mêle pas à plusieurs reprises. »

Robert Hooke est le premier physicien qui ait bien expliqué le roulement du tonnerre : « Les éclairs, dit-il, n'occupent qu'un point dans l'espace et donnent lieu à un bruit court et instantané. Les éclairs multiples au contraire sont accompagnés de roulement, parce que les différentes parties des longues lignes que ces éclairs occupent, se trouvant en général à des distances diverses, les sons qui s'y engendrent, soit successivement, soit au même instant physique, doivent employer des temps graduellement inégaux pour venir frapper l'oreille de l'observateur. » Les anciens physiciens expliquaient le roulement du tonnerre par la répercussion du son par la terre; quoi qu'il en soit de cette hypothèse, il est bien certain qu'il faut tenir compte non seulement de l'inégale distance des explosions, mais encore des échos multiples qui les répètent soit dans les nuages, soit dans les montagnes et les forêts.

Les observations recueillies à Paris par de l'Isle en 1712 montrent que les intervalles entre l'éclair et le tonnerre peuvent s'élever à 42, 47, 49 secondes et même à 72. Les moindres se trouvèrent de 5, 4 et

3 secondes ; celles de Chappe n'en donnèrent même plusieurs fois que 2. Il est certain, dit M. Arago, que parfois l'éclair et le bruit sont tellement rapprochés et confondus, que l'intervalle n'est pas d'une demi-seconde. Cet intervalle sert à mesurer la distance du nuage orageux : on peut compter autant de fois 340 mètres entre ce nuage et l'observateur qu'il s'écoule de secondes entre l'éclair et le tonnerre. C'est aussi la durée du bruit qui sert à déterminer la longueur de l'éclair. La lumière brille au même moment dans un espace de plusieurs lieues ; mais le son se propageant avec plus de lenteur, celui du tonnerre se prolonge autant de secondes que l'éclair a sillonné de fois une étendue de 340 mètres.

DE LA FOUDRE.

« Si l'on compare tout ce qui a été écrit sur les orages, dit Kaemtz, on n'hésite pas à en conclure que ce sont les phénomènes les plus compliqués de la météorologie. » Ce savant regarde la condensation des vapeurs comme la cause de la production de l'électricité, et, suivant lui, jamais celle-ci n'engendre ni les pluies, ni les orages, comme on le croit généralement. De quelque obscurité que soit enveloppée la théorie des orages, nous doutons néanmoins que la majorité des savants partage l'opinion de Kaemtz. Quelle force, quel principe, sinon l'électricité, pourrait en quelques instants condenser les vapeurs de surfaces immenses, les attirer de tous les points de l'horizon et résoudre les nuages en pluies abondantes? Après la rupture de l'équilibre de l'air, l'orage en opère le rétablissement il semble donc avoir pour résultat final une distribution égale et bienfaisante de l'électricité entre l'espace et la terre.

Quoi qu'il en soit, les effets de la foudre sont aussi certains que la théorie des orages paraît insuffisante. Lorsque l'éclair se produit entre un nuage et les corps placés à la surface de la terre, on dit que la *foudre tombe*. Examinons ce qui se passe dans ce phénomène, qui n'est pas toujours accompagné d'accidents redoutables. Supposons un nuage orageux dont l'élévation au-dessus du sol soit peu considérable. Par son influence, il décompose l'électricité naturelle, soit de la terre, soit des eaux placées au-dessous de lui. Selon qu'il se trouve chargé d'électricité vitrée ou résineuse, il attire l'électricité contraire des eaux ou du sol. Souvent le nuage s'éloigne ou se résout en eau sans produire une explosion, et l'électricité de la terre rentre dans son équilibre naturel. Mais si l'étincelle éclate entre le nuage chargé de fluide vitré, par exemple, et la terre possédant le fluide contraire, le tonnerre tombe, et les corps qui ont servi de conducteurs sont foudroyés.

Cependant, lorsqu'au moment où il subsiste une forte tension entre la terre et le nuage orageux, il survient une explosion entre celui-ci et un nuage voisin, le fluide électrique accumulé à la surface du sol, devenu libre, se précipite brusquement dans les profondeurs de la terre pour se combiner avec le fluide opposé dont il avait été séparé. Dans ce cas se manifeste le phénomène appelé *choc en retour;* quoique moins violent que le choc direct de la foudre, on l'a vu produire des commotions violentes et la mort même. L'un des exemples les plus remarquables est celui dont Brydone a conservé les détails. Le 19 juillet 1785, à la suite d'une belle matinée, quelques nuages se montrèrent vers onze heures. Entre midi et une heure, ils échangèrent des éclairs répétés. Tout à coup Brydone entendit une forte détonation qui n'avait été précédée d'aucun éclair; à peu de distance de sa maison, un homme nommé Lander conduisant une voiture de charbon, fut trouvé tué avec ses chevaux; plusieurs morceaux de charbon étaient dispersés. A 5 décimètres derrière chaque roue, on voyait un trou de 5 centimètres de diamètre.

« Dans sa marche prodigieusement rapide, dit M. Arago, la foudre est gouvernée par des forces dépendantes de la nature et de la position des corps terrestres près desquels elle éclate. » Toute éminence placée dans l'action du nuage orageux est plus particulièrement exposée à ses coups : tels sont les montagnes, les édifices, les arbres, les animaux eux-mêmes dans les plaines découvertes. Mais elle frappe de préférence les corps conducteurs de l'électricité : c'est pour cette raison que les arbres et les édifices élevés sont souvent foudroyés. L'humidité des arbres les rend d'assez bons conducteurs; aussi faut-il éviter de s'en approcher pendant les orages, on doit même s'éloigner des buissons au milieu des plaines. Les anciens croyaient que le laurier n'est jamais frappé de la foudre. Hugh Maxwell attribuait la même immunité au hêtre, à l'érable et au bouleau; le

capitaine Dibden aux pins; d'autres enfin à tous les
arbres résineux. Mais l'expérience a fait justice de ces
assertions basées sur des considérations théoriques
plutôt que sur l'observation. Les arbres d'ailleurs, à
raison de leur propriété conductrice et de leur élévation, soutirent aux nuages le fluide dont ils sont chargés, et M. de Tristan a reconnu qu'en passant au-
dessus des forêts, un orage s'affaiblit notablement.
Cependant il faut se garder de croire qu'une maison
placée à quelque distance des grands arbres soit pré-
servée de la foudre : le 2 septembre 1816, elle frappa
celle de M. John Williams dans le Massachusetts ;
dans le voisinage existaient un grand nombre de peupliers d'Italie de 60 à 70 pieds de haut. On pourrait
citer un grand nombre d'exemples semblables. Les
clochers, les édifices, dans la construction desquels il
entre toujours des substances métalliques, attirent
nécessairement la foudre ; car c'est une des propriétés
les plus manifestes de l'électricité que de se porter
sur les métaux à découvert ou cachés. En pénétrant
dans une maison dont elle parcourt toutes les parties,
elle attaque les dorures, brise ou fond les ustensiles
de fer. Le 17 mars 1759, la foudre étant tombée à
Naples sur le palais de lord Tylney, où se trouvaient
réunies plus de cinq cents personnes pour une fête,
aucune ne fut blessée ; mais dans les neuf pièces
qu'elle traversa, les dorures des meubles, les ba-
guettes des tapisseries, les jambages des portes et les
cordons de sonnettes furent fondus, noircis ou écail-
lés. Dans la même année 1759, la foudre tua à la
Martinique deux soldats adossés aux murs d'une cha-

pelle où elle s'ouvrit un passage : il se trouva que la portion sur laquelle s'appuyaient les deux soldats foudroyés correspondait exactement à des masses de fer massives destinées à supporter un tombeau. Le 21 juillet 1819, le tonnerre tomba sur une prison de Souabe, et alla dans la grande salle, au milieu de vingt détenus, foudroyer un chef de brigands déjà condamné, qui était enchaîné par la ceinture.

Enfin il est certaines contrées et certaines localités où la foudre tombe fréquemment, sans qu'on puisse assigner de cause à cette préférence. Personne dans la Nouvelle-Grenade, dit M. Arago, n'habite volontiers *el Sitio de Tumba barreto*, près de la mine d'or de la *Vega de supia*, à cause de la fréquence des coups foudroyants. Pendant que M. Boussingault traversait *el Sitio* par un temps d'orage, un coup de tonnerre renversa le nègre qui lui servait de guide. La *Loma de Pitago*, dans les environs de Popayan, a une aussi triste célébrité. Un jeune botaniste suédois, M. Plancheman, s'étant obstiné, malgré tous les avis, à traverser la *Loma* pendant que le ciel était couvert de nuages orageux, y périt foudroyé.

Le fait suivant, rapporté par Nollet, n'est pas moins extraordinaire. Le 29 juin 1763, au milieu d'un violent orage, la foudre tomba sur le clocher d'Antrasme, près de Laval, et pénétra dans l'église, où elle causa certains dégâts. Eh bien, le 20 juin 1764, elle tomba de nouveau sur le même clocher, passa dans l'église, fondit les mêmes dorures, noircit les mêmes burettes, et pratiqua aux mêmes endroits que l'année précédente deux trous qui avaient été bouchés.

M. Arago cite quelques faits d'où l'on pourrait conclure que, sur les hautes montagnes, il n'y a pas de danger imminent à traverser des nuées orageuses. Aux observations rapportées par ce savant, on peut opposer l'exemple suivant, qui en infirme singulièrement la valeur. M. Buchwalder, ingénieur suisse, avait établi un signal géodésique sur le sommet du Sentis, à 2,504 mètres au-dessus du niveau de la mer. Le 4 juillet 1832, il plut abondamment vers le soir ; le lendemain, à six heures, la pluie recommença et le tonnerre retentit dans le lointain. Après des intervalles de repos, il gronda de nouveau, et son bruit, de plus en plus rapproché, se fit entendre presque sans interruption jusqu'à dix heures. M. Buchwalder était sorti de sa tente avec son aide pour examiner le ciel ; mais la foudre, éclatant avec fureur, les contraignit à s'y réfugier. Alors un nuage épais et noir comme la nuit enveloppa le Sentis ; la pluie et la grêle tombaient par torrents, le vent soufflait avec fureur ; l'air semblait embrasé par le feu continuel des éclairs ; les roulements du tonnerre se heurtant contre les flancs de la montagne, se répétaient indéfiniment dans l'espace. L'aide de M. Buchwalder ne put se défendre d'un mouvement d'effroi. Celui-ci rassura son compagnon en lui racontant qu'à l'époque où MM. Biot et Arago faisaient leurs observations géodésiques en Espagne, la foudre était tombée sur leur tente où elle n'avait fait que glisser sans les toucher eux-mêmes. En ce moment un globe de feu apparut aux pieds de l'aide ; un cri plaintif s'échappa de sa bouche : — Ah ! mon Dieu ! M. Buchwalder, se retournant, vit sur la figure de ce malheureux l'effet de la foudre ; le côté gauche était sillonné de taches brunes ou rougeâtres ; les cheveux, les cils, les sourcils, étaient crispés ou brûlés. Par instants, sa poitrine semblait se soulever encore, mais bientôt le bruit de la respiration cessa. M. Buchwalder avait ressenti lui-même une violente commotion à la jambe gauche ; mais, surmontant sa souffrance, il s'efforça de porter secours à son compagnon ; il l'appela, mais en vain ; son œil droit, ouvert et brillant, semblait conserver un rayon d'intelligence ; l'œil gauche était fermé et terne, le cœur ne battait plus ; ses membres, piqués avec un compas, restèrent immobiles.

La douleur physique arracha M. Buchwalder à cette fatale contemplation ; il avait la jambe gauche paralysée, et y ressentait un frémissement, un mouvement extraordinaire. Il éprouvait en outre un tremblement général, de l'oppression, des battements de cœur désordonnés ; il lui semblait, à ses souffrances, qu'il allait mourir comme son compagnon. Mais le danger était passé, et il put se traîner jusqu'au village d'All-Saint-Johann, emportant ses instruments qui avaient été pareillement foudroyés.

M. Pouillet distingue dans l'explosion de la foudre à la surface de la terre, comme dans les phénomènes des piles et des batteries, les effets chimiques, les effets mécaniques et les effets physiques ; ne devrait-on pas ajouter les effets vitaux ou pathologiqes ? Nous avons rapporté précédemment quelques uns des effets chimiques du fluide électrique dans les hautes régions de l'air. On trouve sur le sommet des montagnes des masses de roches vitrifiées et des traces de fusion remarquables. Suivant Ramond, la foudre recouvre les roches qu'elle frappe d'un émail jaunâtre, surmonté de boursouflures tantôt opaques, tantôt demi-transparentes ; mais la fusion est superficielle, et l'intérieur de la roche reste parfaitement intact. Bonpland et M. de Humboldt ont trouvé les mêmes vitrifications sur les Cordillères, et de Saussure au Mont-Blanc.

Malgré la prodigieuse énergie de la foudre, elle n'a jamais opéré la fusion de substances métalliques d'une certaine épaisseur; cette fusion se borne ordinairement à de minces fils, ou à des couches superficielles de métal. On a vu très souvent la foudre suivre les tringles de fer, les tiges de cuivre du balancier d'une horloge sans les fondre. Elle raccourcit parfois de plusieurs pouces les fils métalliques d'une longueur de quelques pieds. En 1787, le tonnerre, étant tombé sur la maison de Franklin, fondit une baguette de cuivre de 24 centimètres de long, et de 8 millimètres de diamètre. Le 20 avril 1807, le moulin à vent de Great-Marton ayant été foudroyé, une grosse chaîne de fer fut, sinon fondue, du moins ramollie, à ce point que les anneaux se soudèrent, et la chaîne devint une véritable barre de fer. Le même phénomène se produisit en 1829, au moulin à vent de Toothill. Suivant Franklin, la foudre aurait la propriété d'opérer des *fusions froides*. Mais ordinairement on trouve des traces évidentes de boiseries brûlées là où les fils métalliques sont en fusion. Les globules de fer fondu du *New-York* brûlèrent le bois du pont. Cependant l'opinion de Franklin est-elle dénuée de tout fondement? C'est ce que nous n'oserions pas soutenir en présence d'un grand nombre de faits qui semblent la confirmer. Suivant Aristote, on a vu le cuivre d'un bouclier se fendre sans que le bois fût endommagé. « L'épée se liquéfie dans le fourreau qui demeure intact, dit Sénèque. Le fer des javelots coule le long du bois, et le bois ne prend pas feu. » Les observations modernes ne se présentent pas avec des caractères aussi tranchés; toutefois les exemples suivants méritent d'être cités. En 1781, M. d'Aussac et le cheval qu'il montait furent tués par la foudre dans les environs de Castres. En examinant attentivement l'épée à poignée d'argent qu'il portait, on trouva à la coquille deux petites parties fondues ; la pointe de la lame présenta des traces évidentes, mais superficielles, de fusion ; à un pied de la poignée, on remarqua, dans une longueur de trois lignes, cette même fusion sur le tranchant supérieur de la lame ; vis-à-vis de la partie fondue, le fourreau était non pas brûlé, mais seulement percé d'un trou d'une ligne de diamètre. M. de Gautran, qui marchait à côté de M. d'Aussac, et dont le cheval fut tué, avait un gros couteau de chasse ; le pommeau, la chaîne d'argent qui le portait, ainsi que le tranchant sur une ligne et demie en carré, avaient été fondus ; le fourreau lui-même se trouva percé, mais il n'était pas brûlé.

Le 17 mai 1852, vers onze heures du soir, M. de L..., se trouvant, au moment d'un orage, au coin de la rue du Bac et de la rue de Varennes, se vit environné tout à coup d'une lumière si forte, qu'il en ressentit une vive douleur dans les yeux. Un violent coup de tonnerre retentit immédiatement, et bien qu'il n'y eût aucun souffle de vent, son chapeau vola à dix pas de lui ; cette explosion fut suivie d'un torrent de pluie. M. de L..., n'ayant du reste éprouvé qu'une secousse médiocre, et étant rentré chez lui en toute hâte, retira sa montre, et reconnut que la poche de son gilet était percée d'un trou dont les bords paraissaient à la fois brûlés et déchiquetés. Une chaîne d'argent qui retenait la montre ne présentait aucune trace du passage du fluide électrique ; mais le porte-mousqueton et les deux premiers chaînons avaient disparu, ainsi qu'une clef de montre d'acier. Un anneau d'or qui réunissait plusieurs breloques avait été brisé en cinq morceaux ; quant à la montre, les aiguilles en étaient dérangées et le mouvement arrêté. Mais quel fut l'étonnement de M. de L..., lorsque, le lendemain matin, s'étant avisé de remonter sa montre pour vérifier jusqu'à quel point elle se trouvait endommagée, il vit les aiguilles se mettre en mouvement avec une marche fort régulière ! On doit noter comme une particularité remarquable, que M. L..., portait sur sa chemise une large ceinture de soie qui faisait plusieurs fois le tour de son corps. (Communication de M. Biot à l'Académie des sciences.)

On range encore parmi les effets chimiques de la foudre les *tubes fulminaires*, ou *fulgurites*, que le pasteur Herman découvrit le premier, en 1711, dans les plaines sablonneuses de la Silésie, et qu'on a trouvés depuis dans le Cumberland, au Brésil, etc. La longueur des fulgurites dépasse quelquefois 10 mètres. Leur diamètre varie depuis un demi-millimètre jusqu'à 54 millimètres, et l'épaisseur des parois depuis un demi-millimètre jusqu'à 27 millimètres. La paroi intérieure des tubes fulminaires est un verre parfait, uni et très brillant, semblable à l'opale vitreuse. Il raie le verre et fait feu au briquet. Quelques savants avaient hésité à attribuer à la foudre ces tubes singuliers ; mais une observation de M Hagen de Koenigsberg a levé tous les doutes. Le tonnerre étant tombé à Rauschen, sur un bouleau, les habitants virent auprès de l'arbre deux trous étroits et profonds. M. Hagen, ayant fait creuser la terre avec précaution autour de ces trous, découvrit dans l'un d'eux un tube fulminaire parfait. L'enduit vitreux était luisant, de couleur gris-perle et parsemé de nombreux points noirs.

Dans ses effets mécaniques, la foudre renverse les meubles, brise, déracine les arbres, transporte au loin des masses d'un grand poids. Dans la nuit du 14 au 15 avril, un coup de tonnerre ayant fait sauter le toit et les murailles de l'église de Couesnon, près de Brest, des pierres furent lancées dans tous les sens jusqu'à la distance de 51 mètres. En janvier 1762, il renversa la tourelle de l'église de Breag, dans le Cornouailles, et lança une pierre d'un quintal et demi à la distance de 55 mètres, et une autre à 364 mètres, dans une direction opposée. Mais ce qui est plus surprenant encore, le 6 août 1809, la foudre étant tombée à Swinton, à 5 mètres de Manchester, sur la maison de M. Chadwick, le mur extérieur d'un petit bâtiment fut arraché de ses fondations, soulevé en entier, et transporté à quelques mètres de distance.

Au nombre des effets physiques de la foudre, nous

rangeons la carbonisation ou l'incendie des corps combustibles. Mais tandis que dans certaines circonstances, elle met le feu aux toits de chaume et aux meules de foin, dans d'autres elle éteint toutes les lumières, et disperse au loin la poudre à canon sans même l'enflammer.

La foudre laisse souvent de la fumée dans les lieux où elle éclate. A la suite du coup de tonnerre si terrible du 12 juillet 1819, l'église de Châteauneuf-lez-Moutiers fut remplie d'une fumée noire et épaisse, qui ne permettait d'y marcher qu'à tâtons. Elle répand une odeur pénétrante que Romas compare à celle que dégagent les batteries électriques. Suivant Alibard et Taylor, cette odeur est celle du soufre embrasé. Wafer rapporte même qu'à l'isthme de Darien, pendant un orage terrible, les éclairs avaient une odeur de soufre si intense, que l'équipage en fut presque suffoqué. Boyle a fait la même remarque sur les bords du lac de Genève. Lorsque *le Montaguë* fut foudroyé, il répandit une odeur si forte, qu'on l'aurait pris pour une masse de soufre. En 1827, le tonnerre étant tombé deux fois presque coup sur coup sur le *New-York*, les cabines se remplirent subitement de vapeurs sulfureuses si épaisses, qu'on ne pouvait voir à travers. Cependant il n'est pas encore démontré, ainsi que Fusinieri le prétend, et dit l'avoir vérifié plusieurs fois, que la foudre transporte avec elle des particules de fer et de soufre extrêmement divisées.

DES EFFETS DE LA FOUDRE SUR LES CORPS ORGANISÉS.

Lorsque la foudre tombe sur les arbres, elle les divise dans leur longueur en une multitude de lattes minces et quelquefois même en filets déliés, assez semblables à ceux d'un balai. Parfois le tronc se trouve dépouillé de son écorce et celle-ci dispersée en petits fragments. Dans quelques circonstances, les branches sont totalement séparées du tronc. D'après M. Arago, on ne voit nulle part de traces d'inflammation ni de carbonisation ; l'exemple suivant montre que, dans certains cas, le bois est réduit en poussière.

Dans une communication faite à l'Académie des sciences, le 22 janvier 1849, M. Desormery rapporte les nombreux ravages exercés par la foudre dans les environs de Clermont. Elle tomba à côté de lui, sur la grand'route : de deux peupliers très voisins, le plus haut, dépourvu de branches, ne reçut aucune atteinte ; le petit, couvert de feuilles, fut abattu par elle ; les branches se trouvèrent lacérées et privées d'écorce, l'une d'elles avec une régularité qu'on aurait cru produite par le travail de l'homme ; le bois en était friable et tombait presque en poussière.

M. Desormery lui-même fut renversé de cheval, sans avoir perçu le bruit de l'explosion ; ils roulèrent à terre, lui d'un côté, sa monture de l'autre. Il ne sait combien de temps dura la syncope ; lorsqu'il revint à lui, il ne souffrait pas et ne conservait aucune lésion. La foudre avait percé sa bourse de soie et soudé ensemble plusieurs pièces d'argent ; les traits des figures étaient fondus et effacés. De petits fils d'argent disparurent, mais la monnaie de billon et les fils de soie des glands restèrent intacts.

Une chèvre foudroyée par le même coup fut trouvée morte et debout, dressée sur les pattes de derrière contre une haie, ayant encore à la bouche une branche de verdure. Dans une cabane à côté, un enfant de deux ans venait d'être tué ; tout son corps était sillonné de plaies analogues à celles de la brûlure. A la hauteur du trou fait à la muraille, se trouvait un outil de fer qui, lancé par la foudre contre le mur opposé, avait brisé une forte armoire de chêne. Cet outil venait d'acquérir la propriété magnétique.

Dans le coup de tonnerre dont M. Desormery a été témoin et victime, on trouve réunis la plupart des accidents que la foudre peut occasionner : la destruction des arbres, la réduction du bois en poussière, l'aimantation du fer, le transport des corps pesants, le renversement à terre avec syncope sans blessure, la mort avec immobilité, sans changement d'attitude, et enfin la mort avec brûlures profondes.

On cite quelques exemples d'amauroses causées par la foudre. Les cas de brûlure partielle, de syncopes, de tremblements, de paralysies, d'insomnie, sont assez fréquents. Plusieurs de ces caractères se retrouveront dans les différentes observations que nous allons rapporter. La foudre qui tomba le 5 octobre 1847 sur la chapelle du collége de Pontlevoy, pendant la messe du Saint-Esprit, renversa le prêtre officiant et mit ses ornements en pièces sans le blesser lui-même. Revenu de cette vive émotion, il put continuer la célébration de la messe ; mais elle frappa le censeur des études dont les jambes demeurèrent paralysées : on fut obligé de le transporter à bras dans sa chambre. Du reste, aucun des autres assistants ne fut atteint.

Au mois d'août 1851, un orage violent ayant éclaté sur Bruxelles, M. Quetelet, désireux de faire quelques observations, se dirigea vers son observatoire. A peine la porte fut-elle ouverte, qu'il se trouva tout à coup enveloppé de lumière et renversé à terre par une commotion électrique des plus fortes. Son aide, également atteint, tomba à quelques pas de lui. Ils étaient tous deux comme paralysés, sans cependant beaucoup souffrir, lorsque tout à coup, une deuxième fois (peut-être cinq minutes après), le fluide, revenant dans la chambre, les éblouit, les entoure et les entraîne avec une force extraordinaire vers la plate-forme, dont la porte restée ouverte avait été la cause première de l'accident. Heureusement il pleuvait à verse, car leurs vêtements avaient pris feu ; au bout de quelques minutes la fraîcheur les remit complétement ; ils en furent quittes pour quelques brûlures à la figure et aux mains, et quelques cheveux rôtis.

Le 30 juillet 1851, le tonnerre, étant tombé à Durrenbach, causa d'assez grands dégâts dans le presbytère. La mère du curé, frappée de syncope, se trouva, en revenant à elle, affectée d'une surdité prononcée. Un jeune berger de Preuilly (Indre-et-Loire), renversé par la foudre, le 13 juillet 1852, en éprouva une impression telle qu'il cessa de jouir de la plénitude de sa raison.

D'après M. Pouillet, chez les individus foudroyés, la chaleur et la violence mécanique sont les phénomènes les plus apparents. Ce savant a vu deux malheureux, frappés au milieu d'un champ du même coup de tonnerre : l'un était mort instantanément, l'autre eut à souffrir encore quelques heures. Leurs vêtements brûlaient, de profondes blessures marquaient le passage du fluide, et le premier avait toute la partie osseuse de la tête brisée, comme elle aurait pu l'être par cent coups de massue. Dans un certain nombre de cas, on ne trouve aucune lésion apparente, et la mort paraît devoir être attribuée à une commotion violente des centres nerveux. La rareté des observations de ce genre donne un grand intérêt à l'autopsie, faite par M. le professeur Gabrielli, d'un jeune homme de vingt-trois ans tué par la foudre, le 12 octobre 1852, dans les environs de Sienne. Elle fut pratiquée quarante-huit heures après la mort et donna les résultats suivants. On ne remarqua aucune altération des traits ni aucune trace de putréfaction ; les cheveux, les sourcils, les cils et la barbe étaient brûlés ; la peau de presque tout le corps présentait des brûlures superficielles ou profondes, très graves surtout au cou et aux lombes, où le derme ressemblait à du cuir. Dans quelques points on apercevait des taches comme celles que produit la poudre.

Les conjonctives, celles de l'œil droit surtout, étaient injectées, les globes oculaires brillants ; le cristallin conservait sa transparence. On ne trouva rien de notable dans le cerveau ni dans la moelle ; la bouche, la gorge et les bronches contenaient du mucus sanglant ; la face antérieure et l'extrémité gauche de l'estomac étaient sillonnés de taches rouges ; l'intestin grêle offrait aussi une coloration rougeâtre ; les autres viscères paraissaient sains.

Le cœur ne contenait ni sang ni caillots ; l'endocarde, l'artère pulmonaire, l'aorte, étaient colorés en rouge. Du reste, le système artériel ne présentait aucune altération; les veines, à l'état normal, étaient gorgées d'un sang noir et liquide; on ouvrit un grand nombre de vaisseaux sans qu'il fût possible de trouver un seul caillot sanguin.

La plèvre gauche offrait plusieurs taches noirâtres que l'on reconnut pour des ecchymoses s'étendant jusqu'aux muscles sous-jacents; les mêmes taches existaient à la plèvre droite, mais en plus petit nombre. Le poumon gauche tout entier, noir, peu crépitant, était friable et mou comme le caillot sanguin d'un homme pléthorique; incisé, il s'en écoula avec abondance du sang noir et liquide; le parenchyme était déchiré et réduit en bouillie. On trouva les mêmes altérations dans les deux tiers postérieurs du poumon droit.

Dans l'observation rapportée par **M.** Gabrielli, la mort doit être attribuée à une lésion grave des poumons frappés d'apoplexie; le fluide électrique avait déchiré les capillaires, les cellules aériennes, et converti l'organe en un caillot sanguin. Les ecchymoses des parois thoraciques, à droite et à gauche, n'indiquaient-elles pas les points d'entrée et de sortie du courant électrique? Deux faits remarquables à signaler, c'est d'abord la grande fluidité du sang, et puis la lenteur avec laquelle est survenue la putréfaction (1).

Au nombre des plus terribles effets de la foudre,

(1) *Gazette médicale de Toscane*, 1er trimestre, 1853.

on doit citer l'événement arrivé le **11 juillet 1819**, à Châteauneuf-lez-Moustiers, village de 500 âmes du département des Basses-Alpes. C'était un dimanche; M. Salomé, curé de Moustiers, était allé à Châteauneuf pour y installer un nouveau recteur. Celui-ci disait la messe. Le temps était assez beau, on remarquait seulement quelques gros nuages. Un jeune homme de dix-huit ans chantait l'épître, lorsqu'on entendit trois détonations qui se succédèrent avec la rapidité de l'éclair. Le missel lui fut enlevé des mains et mis en pièces. Ce jeune homme, se sentant étroitement serré au cou, poussa d'abord de grands cris, puis ferma la bouche, et se trouva lancé en dehors de la porte, ainsi que l'avaient été la plupart des personnes présentes dans l'église. Revenu à lui, sa première pensée fut de rentrer pour secourir M. le curé de Moustiers qu'il trouva asphyxié et sans connaissance. Aidé par d'autres personnes légèrement blessées, il le releva, éteignit la flamme de son surplis, et le transporta au presbytère, où la connaissance lui revint au bout de deux heures. Le siége sur lequel le pasteur était assis avait été mis en pièces. Le fluide électrique avait fondu le galon d'or de son étole, et brisé la boucle d'argent de l'un de ses souliers qu'on trouva à l'extrémité de l'église. Le surlendemain, on le transporta à Moustiers, pour être pansé de ses blessures. Il avait sur diverses parties du corps cinq escarres plus ou moins profondes. La cicatrisation se fit attendre deux mois, pendant lesquels le malade fut complétement privé de sommeil. Ses bras restèrent paralysés, et il souffrit longtemps des variations de température.

L'église s'était trouvée tout à coup remplie d'une fumée noire et épaisse ; on ne pouvait rien distinguer qu'à la lueur des vêtements embrasés par la foudre. Les femmes, échevelées, offraient le plus triste spectacle. Un enfant, enlevé des bras de sa mère, fut jeté sans connaissance à six pas plus loin ; mais il put être rappelé à la vie. Huit personnes restèrent sur la place. Une fille de dix-neuf ans, transportée sans connaissance dans sa maison, expira le lendemain matin, en proie aux douleurs les plus horribles, à en juger par ses hurlements. Ainsi le nombre des morts s'éleva à neuf, celui des blessés à quatre-vingt-deux ; tous avaient les jambes paralysées. Les chiens qui étaient dans l'église furent trouvés morts dans l'attitude qu'ils avaient auparavant. Le prêtre célébrant ne fut point atteint et ne ressentit aucun mal ; ce privilége doit-il être attribué à ses ornements de soie ?

La foudre avait frappé la croix du clocher, qu'on trouva plantée dans la fente d'un rocher, à une distance de 16 mètres ; elle avait pénétré dans l'église en faisant une brèche à la voûte à la distance d'un demi-mètre de l'endroit où passait la corde du clocher. La chaire fut réduite en morceaux. On trouva dans l'église une excavation d'un demi-mètre de diamètre, qui se prolongeait jusque sous ses fondements. Une femme qui était dans une cabane au couchant de Châteauneuf avait vu tomber successivement trois masses de feu qui semblaient devoir réduire ce village en cendres.

DES EFFETS SINGULIERS PRODUITS PAR LA FOUDRE.

La foudre exerce une action plus funeste encore sur les animaux que sur l'homme. Dans l'exemple précédent, nous avons vu que tous les chiens qui se trouvèrent dans l'église de Châteauneuf périrent, tandis qu'un grand nombre de personnes échappèrent au danger. Le coup de tonnerre qui frappa M. d'Aussac sur la route de Castres tua en même temps les trois chevaux ; deux des compagnons de M. d'Aussac, MM. de Gautran et de la Vallongue, conservèrent la vie.

En l'an IX, la foudre tomba à Praville, mit le feu à un moulin à vent, consuma tout à l'intérieur, tua sur le coup un cheval et un mulet chargés de grains. Le meunier, qui cheminait entre les deux animaux, en fut quitte pour un fort étourdissement, quelques mèches de cheveux brûlées et la perte de son chapeau. Dans la matinée du 13 août 1852, un fermier de Saint-Georges-sur-Loire conduisait une charrette traînée par quatre bœufs, lorsque la foudre, éclatant, le renversa avec son attelage. Deux des bœufs étaient morts, et un troisième paralysé du côté gauche. Quant au fermier, il ne ressentit d'autre mal qu'un engourdissement à la jambe gauche. Chose remarquable ! au moment de l'accident, il tenait par la corne l'un des bœufs foudroyés. On pourrait citer plusieurs observations analogues.

Pendant les derniers orages qui ont éclaté sur Paris et dans plusieurs communes de l'Ouest et du Midi, les 27 et 28 mai 1852, le tonnerre est tombé en plusieurs endroits sans occasionner de graves accidents. Sur un convoi du chemin de fer d'Orléans, il suivit la ligne des voitures, enveloppant les voyageurs d'une atmosphère sulfureuse sans en blesser aucun, et termina sa course en éteignant les fanaux placés à l'arrière-train. Le 17 mai 1852, il était près de cinq heures du soir, lorsque, après trois coups de tonnerre qui se succédèrent à peu d'intervalle, la foudre tomba à un kilomètre de la station de Beuzeville (chemin de fer du Havre). Des arbres masquaient le point où la brillante et forte décharge atteignit le sol ; mais, au même moment, on vit sortir de derrière ces arbres un globe de feu de la grosseur apparente d'un petit obus et d'une couleur rouge brun. Il décrivait une trajectoire allongée, laissant derrière lui une vive lumière et marchant avec une vitesse modérée que l'œil pouvait suivre avec facilité. Le mouvement de ce globe, la vive lumière qu'il laissait après lui, le faisaient ressembler à un projectile à fusée tiré dans une école de nuit. On se le montrait avec admiration, quand on le vit se poser comme un oiseau sur les fils électriques à une centaine de mètres de la station. Il disparut alors, et toute lumière en même temps avec la rapidité de la pensée ; il ne laissa nulle trace sur les fils, ni au-dessous ; mais, à la station, la femme du chef, qui préparait des billets, fut témoin simultanément des phénomènes suivants : l'appareil fut mis en mouvement, les aiguilles tournèrent vite, avec un bruit strident comme celui d'un tourne-broche se détendant tout à coup, ou comme une meule aiguisant rapidement un fer d'où jailliraient des étincelles. Il en sortait effectivement, et en grand nombre, des aiguilles de l'appareil. L'une d'elles, celle du côté de Rouen, resta affolée : toutes les vis de cette partie de l'appareil furent dévissées, et sur le cadran de cuivre, près du pivot de l'aiguille, on remarqua un trou à faire passer un grain de blé. L'autre partie de l'appareil ne subit aucune altération ; l'aiguille du Havre conserva sa marche régulière.

D'après Kundman, la foudre fondit une aiguille de cuivre qui retenait les cheveux d'une jeune fille et laissa ceux-ci intacts. Brydone rapporte qu'une personne de sa connaissance, madame Douglas, regardant à la fenêtre pendant un orage, la foudre éclata, réduisit son chapeau en cendres, tandis qu'elle ne ressentit aucun mal.

Lorsque la foudre tombe sur des hommes ou des animaux placés les uns à la suite des autres, c'est aux deux extrémités, suivant M. Arago, que ses effets sont généralement les plus fâcheux. Le 2 avril 1785, le tonnerre tomba à Rambouillet sur une écurie où se trouvaient trente-deux chevaux rangés sur une seule file. Trente furent renversés ; un seul fut tué instantanément : il occupait l'une des extrémités de la ligne ; un autre, blessé mortellement, se trouvait à l'extrémité opposée. Le 22 août 1808, la foudre tomba sur une maison du village de Kronau, en Suisse. Cinq enfants lisaient sur un banc dans une pièce du rez-de-chaussée. Le premier et le dernier tombèrent roides morts ; les trois autres ne ressentirent qu'une violente commotion. A Flavigny (Côte-d'Or), la foudre ayant pénétré dans une écurie où se trouvaient cinq chevaux, les deux premiers et les deux derniers périrent ; le cinquième, celui du milieu, qui était aveugle, n'eut aucun mal. Ces faits, tout extraordinaires qu'ils paraissent, s'expliquent cependant par l'analogie de l'action de la foudre avec celle des courants électriques. Dans une chaîne composée d'un certain nombre de personnes, c'est la première et la dernière qui ressentent la plus forte commotion d'une batterie. Lorsque la foudre rencontre un conduit métallique, c'est à l'entrée et à la sortie qu'elle exerce les plus grands dégâts.

On a vu, dit M. Arago, une seule personne foudroyée au milieu d'un groupe nombreux, sans qu'on pût entrevoir les causes déterminantes de cette sorte de choix ; mais, pour être réelle, une cause n'a pas besoin d'être aperçue. Parfois la personne frappée se trouve plus près d'une masse de métal, d'un filet d'eau, etc. Cependant, ajoute ce physicien, « en temps d'orage, dans deux situations toutes pareilles, tel homme, par la nature de sa constitution, court plus de dangers que tel autre. » On peut citer l'exemple suivant à l'appui de cette opinion. Vers la fin de mai 1852, le tonnerre pénétra dans une maison de Brutz (Ille-et-Vilaine). De trois femmes qui se trouvaient réunies dans la même chambre, l'une fut tuée ; les deux autres ne ressentirent qu'une vive frayeur. Le courant des machines électriques se transmet sans affaiblissement à travers une longue file d'individus qui se donnent la main en formant la chaîne. Toutefois il existe des personnes qui arrêtent brusquement la communication et ne ressentent pas la secousse ; il est présumable que, par exception, ces personnes ne sont pas conductrices de la matière fulminante. On doit les ranger parmi les corps non conducteurs que la foudre respecte ou du moins frappe rarement.

Lorsque le tonnerre tombe sur un magasin à poudre, il y met ordinairement le feu et renverse l'édifice. C'est ce qui arriva le 4 mai 1785 à Tanger, le 26 juin 1801 à Luxembourg; dans ce dernier accident il périt trente personnes, et plus de deux cents furent grièvement blessées. Un plus cruel malheur encore plongea dans le deuil la belle ville de Brescia. Le 18 août 1769 au matin, la foudra tomba sur la tour Saint-Nazaire, où se trouvaient dans un magasin souterrain 2,076,000 livres de poudre appartenant à la république de Venise. Cette masse immense prit feu tout à la fois: le sixième de la ville de Brescia fut renversé; le reste était fort ébranlé et menaçait ruine. *Trois mille personnes périrent.* La tour Saint-Nazaire, lancée tout entière dans les airs, retomba comme une pluie de pierres; on en trouva des débris à d'énormes distances.

A côté de ces terribles désastres, nous placerons les faits suivants qui dénotent dans les effets de la foudre les plus inexplicables anomalies. Le 5 novembre 1755, elle tomba près de Rouen, sur le magasin à poudre de Maromme, fendit une des poutres du toit, réduisit en petites parcelles deux tonneaux remplis de poudre, sans enflammer la poudre elle-même: le magasin en renfermait alors 800 tonneaux! Le même événement se produisit à Venise le 11 juin 1775. A la pointe du jour, le tonnerre ayant éclaté sur la tour Saint-

Second, enleva les tablettes, renversa même les caisses de poudre, et ne mit le feu nulle part.

Dans le troisième volume d'un recueil publié à Corfou, le professeur Orioli rapporte les deux observations suivantes, qui signalent quelques uns des phénomènes les plus extraordinaires du feu électrique. En septembre 1825, la foudre tomba sur le brigantin *il Buon Servo* à l'ancre dans la baie d'Armiro, à l'entrée de la mer Adriatique. D'après une idée superstitieuse, les mariniers ioniens attachent un fer à cheval au mât de misaine de leurs vaisseaux ; il y en avait un sur celui du *Buon Servo*. Le nommé Antonio Teodoro de Scarpante rapiéçait une chemise, assis sur une chaise, au pied de ce mât, lorsque la foudre éclata. Cet homme fut tué sur le coup, sans qu'on pût voir ni brûlure, ni déchirure sur ses habits. On ne lui trouva d'autre blessure que celle de son aiguille enfoncée dans une de ses cuisses ; mais on remarqua sur son dos une trace légère jaune et noire qui partait du cou et se terminait aux reins. Là était imprimée l'image d'un fer à cheval parfaitement distinct et de la même grandeur que le fer cloué au mât.

Le deuxième offre une grande analogie avec le précédent. Un brigantin appartenant au docteur Micalopulo fut foudroyé dans la rade de Zante. Cinq mariniers se trouvaient à la proue, trois veillaient, deux étaient endormis. Malgré l'eau qui les inondait, les vêtements de deux d'entre eux furent brûlés ; chez un seul tous les poils du corps disparurent, mais les cheveux restèrent intacts. L'un des mariniers endormis avait été tué par la foudre ; on le trouva couché sur le dos.

Lorsqu'on le dépouilla pour l'ensevelir, on vit imprimé sous sa mamelle gauche un n° 44, que tous ses camarades attestèrent ne pas exister auparavant. Ce chiffre, grand et bien formé, et le même numéro de métal attaché à un agrès du bâtiment, dans le trajet suivi par la foudre, étaient parfaitement identiques (*Académie des sciences*, 5 mai 1847). On lit également dans les *Comptes rendus de l'Académie des sciences* (25 janvier 1847), qu'une dame Morosa de Laguno, assise près d'une fenêtre pendant un orage, éprouva une commotion dont elle ne ressentit du reste aucun mauvais effet ; mais une fleur qui se trouva dans le courant électrique fut dessinée parfaitement sur sa jambe ; elle conserva cette image pendant le reste de ses jours.

Quoique bien peu nombreux, ces exemples dénotent cependant une des propriétés les plus remarquables de la foudre. Cette propriété est-elle plus extraordinaire que la reproduction d'une médaille sur des gâteaux de résine par le courant électrique, et celle des images sur une feuille de métal à l'aide de la lumière ? Nous ne le pensons pas, et peut-être découvrira-t-on que ces effets merveilleux s'opèrent par le même principe et d'après les mêmes lois.

CHAPITRE IX.

DES MOYENS DE SE PRÉSERVER DE LA FOUDRE.

DES PARATONNERRES.

« Le danger d'être frappé de la foudre est-il assez grand, pour qu'on doive raisonnablement attacher de l'importance aux moyens d'y échapper ? » Telle est la question posée par M. Arago, et qu'il résout par l'affirmative, après l'avoir envisagée sous le triple rapport des dangers qu'elle fait courir aux édifices, aux navires et enfin aux simples individus.

En tombant sur les habitations privées, la foudre a parfois causé de graves dégâts, tué et blessé plusieurs personnes. Mais combien les désastres ne sont-ils pas plus redoutables encore, lorsqu'elle frappe des édifices publics, où d'ailleurs se trouvent souvent réunis un grand nombre d'individus ? Nous avons mentionné le coup de tonnerre qui, en faisant sauter le magasin aux poudres de Brescia, occasionna la mort de trois mille personnes, et détruisit une partie de cette belle ville. Plusieurs poudrières ont eu le même sort.

Le 20 mars 1784, le tonnerre pénétra dans la salle de spectacle de Mantoue. Sur les quatre cents personnes qui s'y trouvaient réunies, il en tua deux et en blessa dix. Il fondit en outre des clefs de montre, des boucles d'oreilles, *cliva des diamants*, sans blesser en aucune manière les individus qui portaient ces bijoux. On rapporte qu'étant tombé sur le théâtre de la ville de Feltre, dans la nuit du 26 juillet 1759, il éteignit toutes les lumières, *tua un grand nombre de spectateurs et blessa plus ou moins tous les autres.*

Déjà, chez les anciens, on avait remarqué que la foudre frappe de préférence les lieux élevés : un grand nombre d'exemples recueillis chez les modernes prouvent la justesse de cette observation. En 1417, la foudre mit le feu à la pyramide de charpente qui terminait le clocher de Saint-Marc à Venise. La pyramide fut reconstruite et de nouveau réduite en cendres par le tonnerre, le 12 août 1489. Elle fut encore une fois foudroyée le 23 avril 1745. Dans la nuit du 25 au 26 avril 1760, le tonnerre mit le feu à l'église *Notre-Dame de Ham* et ruina complétement ce bel édifice. Le 27 juillet 1759, il brûla toute la charpente du toit de la cathédrale de Strasbourg.

Le nombre des églises frappées par la foudre est vraiment considérable. On doit attribuer cette particularité à l'élévation et à la forme des clochers, ainsi qu'aux matières métalliques qui entrent dans la construction de ces édifices. Dans la seule nuit du 14 au 15 avril 1718, le vendredi saint, le tonnerre frappa vingt-quatre clochers sur la côte de Bretagne, entre Landernau et Saint-Pol-de-Léon. Le 11 juin 1775, il tua quatre enfants réfugiés sous la tour du clocher, dans le village d'Aubigny, et en même temps trois hommes qui sonnaient les cloches. En 1783, un savant allemand calcula que, dans l'espace de trente-trois ans, la foudre était tombée sur 386 clochers, avait tué

121 sonneurs, et blessé un nombre de personnes plus considérable encore.

On n'a pas manqué d'attribuer une grande partie de ces désastres à la coutume de sonner les cloches en temps d'orage. Nous avons cité les vingt-quatre églises de Bretagne frappées dans une seule nuit. Le tonnerre tomba précisément, dit Fontenelle, sur celles où l'on sonnait pour l'écarter, tandis que, suivant Deslandes, qui transmit ces détails à l'Académie, des églises voisines où l'on ne sonnait pas furent épargnées. M. Arago fait observer que le récit par trop laconique de Deslandes ne présente pas les caractères d'une véritable démonstration, et que la science ne peut l'enregistrer qu'à titre de simple probabilité. Les orages, dit ce savant, ravagent quelquefois des zones de terrain très longues, mais fort étroites. Les églises épargnées ne se trouvèrent-elles pas en dehors de la direction parcourue par les nuées orageuses? En août 1769, la foudre étant tombée sur le clocher de Passy, où l'on sonnait les cloches, on ne manqua pas de s'élever contre cet usage ; mais toute vérification faite, il fut reconnu que pendant la longue durée de l'orage, on n'avait cessé de sonner à Auteuil et à Chaillot, et les clochers de ces deux églises n'éprouvèrent aucun dommage. En 1781, l'abbé Needham s'efforça même de prouver par des expériences, peu concluantes, il est vrai, que le tintement des cloches, en temps d'orage, est absolument sans résultat, soit pour attirer, soit pour écarter le tonnerre. Quoi qu'il en soit, et dans l'état actuel de la science, il n'est pas prouvé, suivant M. Arago, que le son des cloches augmente le danger de l'orage ; toutefois, dans l'intérêt des sonneurs, il recommande fortement de ne pas les mettre en branle. La foudre frappe les objets élevés et surtout les sommets des clochers. La corde de chanvre attachée aux cloches, ordinairement imprégnée d'humidité, conduit la décharge jusqu'à la main du sonneur. De là, tant d'accidents déplorables.

Si le tonnerre occasionne de cruels désastres en tombant sur les édifices, combien ses coups sont plus dangereux et terribles encore lorsqu'il frappe des navires ! Il ne s'agit pas seulement alors d'un dommage matériel de plusieurs millions, mais encore de la vie d'un grand nombre de matelots et de soldats, séparés de l'éternité par quelques planches que la foudre peut réduire en cendres. Il est vrai que les orages sont moins fréquents, peut-être, au milieu des mers que sur les côtes et les continents. Cependant M. Arago a cité un assez grand nombre de vaisseaux que le tonnerre a plus ou moins endommagés et quelquefois même coulés bas. Ce savant avait tenu note dans ses lectures de tous les accidents de ce genre, signalés par les navigateurs, et le chiffre s'en élève à soixante-douze. La plupart des navires avaient considérablement souffert dans leur mâture. Le 2 septembre 1813, sur treize vaisseaux de ligne, cinq furent frappés de la foudre, à l'embouchure du Rhône, pendant le même orage. Dans plusieurs de ces désastres, les équipages n'eurent pas moins à souffrir que les mâts et le corps des navires. Il y eut deux hommes tués et vingt-deux blessés sur le *Cambrian*, à Plymouth, en 1799; sept hommes tués et trois fortement brûlés sur le *Sultan*,

à Mahon, en 1808 ; neuf matelots tués sur le *Repulse*
dans la baie de Rosas, en 1809 ; trois matelots tués et
cinq blessés à bord de la frégate autrichienne le
Leipsig, en 1833, dans le canal de Céphalonie. Enfin
plusieurs navires, et notamment l'*Annibal*, de Boston,
et le *Logan*, de New-York, furent entièrement réduits
en cendres ; après quelques coups de tonnerre, le
vaisseau anglais le *Resistance*, de 44, et le *Loup-
cervier*, disparurent complétement du milieu d'un
convoi dont ils faisaient partie ; le vaisseau le *York*,
de 64, sauta ou fut submergé : on n'en eut aucune
nouvelle depuis son entrée dans la Méditerranée. Le
Golden-Light venait de quitter Boston, faisant voile
pour San-Francisco, lorsqu'il fut frappé de la foudre,
le 15 février 1853 ; le navire prit feu, et les passagers
durent se réfugier dans des embarcations ; la plupart
ont péri.

En présence de tels désastres, les malheurs indivi-
duels semblent de peu d'importance ; d'ailleurs, le
nombre des personnes foudroyées n'est pas très considérable : à Goettingue, dans l'espace d'un siècle, on
n'en cite que trois exemples, et deux seulement à
Halle. A Paris, et en général dans l'intérieur des
villes, les coups foudroyants suivis de mort sont très
rares ; cependant nous sommes persuadé qu'un certain nombre ne sont pas connus et enregistrés. D'après
Volney, dans l'été de 1797, du mois de juin à la fin
d'août, les gazettes des États-Unis mentionnèrent
quatre-vingt-quatre accidents graves et dix-sept morts.
Pendant les orages survenus du 25 au 29 mai, dans
un rayon peu éloigné de Paris, la foudre est tombée

plusieurs fois, et trois personnes ont été tuées : l'une dans sa chambre, à Brutz ; l'autre, réfugiée sous un arbre, aux environs de Biermont (Oise) ; une troisième à Arthel (Nièvre), dans la soirée du 28 mai. Cette dernière était une mère de famille, assise sur une chaise dans sa maison, au milieu de ses enfants et en présence de son mari. Tout à coup, au milieu d'un violent orage, le tonnerre éclate, l'habitation entière paraît en feu. La mère seule est renversée de son siége ; on la porte sur son lit donnant encore quelques signes de vie, mais elle ne tarde pas à expirer. Nous avons vu, enfin, qu'en tombant sur des édifices publics ou sur des navires, le tonnerre avait fait souvent de nombreuses victimes. Quoique la chance d'être foudroyé soit très faible, doit-on néanmoins répéter avec Kaemtz, que la crainte d'être frappé du tonnerre n'est nullement excusable, et qu'elle est due uniquement à des préjugés inculqués aux enfants par des parents ignorants? Non, sans doute. L'appareil, la soudaineté et certaines circonstances de la mort violente, en rendent jusqu'à un certain point la terreur naturelle. Cette terreur n'est-elle pas souvent légitime et le cri salutaire d'une conscience alarmée ? D'ailleurs, « les vives et subites clartés qui annoncent la foudre, dit M. Arago, ses retentissantes détonations, produisent des effets nerveux involontaires auxquels les plus fortes organisations n'échappent pas toujours. » Il nous semblerait donc peu raisonnable de négliger les précautions indiquées par l'expérience pour se garantir de la foudre. Il serait aussi insensé de s'abandonner à des frayeurs pusillanimes, que d'aller se placer volontairement pendant un orage sous les arbres ou sous les clochers, la foudre y tombant de préférence.

Les paratonnerres, imaginés par Franklin, sont les seuls moyens efficaces pour garantir de la foudre. L'instruction publiée à la demande du ministre de l'intérieur, par la section de physique de l'Académie des sciences, ne laisse rien à désirer pour tout ce qui est relatif aux détails de leur construction. Un paratonnerre se compose d'une tige métallique pointue et d'un conducteur. La tige, d'une longueur d'environ 9 mètres, est formée d'une barre de fer conique, qui va en s'amincissant de la base au sommet, et se termine par une aiguille de platine soudée à une baguette de laiton de 60 centimètres de longueur. On la fixe solidement au faîte des édifices ou des navires qu'on veut préserver. Le conducteur est une barre de fer ou plutôt un câble de fil de fer ou de cuivre qui s'attache à la partie inférieure de la tige, et va se perdre dans un sol humide ou dans un puits intarissable. Le 9 juin 1819, la foudre tomba sur la principale aiguille de la cathédrale de Milan, malgré le paratonnerre dont elle était armée. Mais vérification faite, on reconnut que le conducteur plongeait dans un puisard sans eau.

Certaines conditions sont indispensables pour qu'un paratonnerre produise tout son effet et prévienne le danger des coups foudroyants. La tige doit se terminer par une pointe très effilée et inoxydable, telle que l'aiguille de platine. Il faut en outre que le conducteur soit d'une dimension convenable, et communique avec le sol sans solution de continuité. Si son volume n'était pas suffisant, le fluide pourrait en opérer la fusion. L'exemple de Richman tué par une forte étincelle du paratonnerre dont il avait interrompu la conduite pour étudier l'électricité des nuages montre tout le danger des solutions de continuité dans les conducteurs. Enfin, pour assurer la communication parfaite avec le sol, on a soin de multiplier le contact, en divisant le conducteur en plusieurs branches, que l'on fait arriver par autant de tranchées plus ou moins longues dans un lieu humide ou dans un puits. Quand le conducteur communique avec une nappe d'eau naturelle, il suffit de l'y faire plonger d'environ un mètre. Pour préserver de la rouille les branches de fer, on les enveloppe avec de la braise de boulanger.

On ne connaît pas d'une manière certaine l'étendue de la sphère d'action préservatrice des paratonnerres. La section de physique de l'Académie des sciences, consultée à ce sujet en 1823 par le ministre de la guerre, adopta l'opinion de Charles, et admit qu'un paratonnerre protége une zone circulaire d'un rayon double de la hauteur de sa tige. Mais cette action préservatrice est-elle absolue dans les limites et les conditions que nous avons établies? Quelques exemples, en très petit nombre toutefois, sembleraient prouver le contraire : ainsi, le 15 mai 1777, la foudre tomba sur le magasin à poudre de Purfleet, à cinq lieues de Londres, malgré le paratonnerre que Franklin et Cavendish y avaient fait établir. Le 17 juin 1774, l'une des quatre cheminées de la maison de M. Haffenden, à Tenterden, fut foudroyée, quoique l'une d'elles fût munie d'un paratonnerre. Le 17 juin 1781, un violent coup de foudre atteignit la vaste maison des pauvres à Heckingham, malgré les huit paratonnerres dont elle était armée. En rapportant ces trois observations et quelques autres du même genre, M. Arago fait remarquer que, dans ces cas, la construction des paratonnerres ne réunissait pas toutes les conditions nécessaires. A *Purfleet*, la pointe de la tige n'était pas assez aiguë ; le conducteur de *Tenterden* avait une forme peu régulière. Enfin le point de la maison des pauvres de Heckingham frappée par la foudre était en dehors du cercle que, d'après les opinions reçues, le paratonnerre pouvait efficacement protéger. Indépendamment des vices de construction, lorsqu'une tige est environnée de couvertures métalliques d'une grande étendue, ou dominée par des corps voisins plus élevés qu'elle, ceux-ci ne sont pas absolument garantis de la foudre.

Près d'un siècle s'est écoulé depuis la découverte de Franklin, et aujourd'hui l'expérience a prononcé sur son utilité. Toutefois, dès l'origine, des physiciens d'un grand mérite, entre autres Nollet, regardèrent les paratonnerres comme étant plus dangereux qu'utiles et capables d'augmenter le nombre des accidents. Cette opinion erronée compte encore quelques partisans. Il est vrai que la foudre tombe quelquefois sur des tiges munies de bons conducteurs, mais les paratonnerres ont pour effet, dit M. Arago, de rendre les corps foudroyants inoffensifs ; en outre, par leur influence, le nombre de ces coups se trouve considérablement réduit. Le clocher de Saint-Marc, à Venise,

n'a pas moins de 104 mètres d'élévation, et les registres de la ville attestent que ce monument a été souvent
endommagé par la foudre. Depuis 1776, où il fut
muni d'un paratonnerre, il a été complétement préservé.

Lorsque la foudre tombe au milieu d'une flotte, les
bâtiments pourvus de paratonnerres ne courent presque aucun risque, tandis que les autres éprouvent
souvent de graves avaries. En janvier 1814, la foudre
éclata dans le port de Plymouth. Des nombreux vaisseaux en station, un seul, le *Milford* fut frappé : seul
aussi il n'était point armé d'un paratonnerre. En janvier 1830, dans le canal de Corfou, trois coups de
foudre terribles atteignirent le paratonnerre du vaisseau anglais l'*Etna*, le bâtiment n'en éprouva aucun
dommage. Les vaisseaux sans paratonnerre, le *Madagascar* et le *Mosqueto* furent également frappés, avec
cette différence qu'ils souffrirent des dégâts considé-
bles. Le 11 juillet 1852, la foudre a fortement endommagé la corvette à vapeur *le Patriote*, en répa-
ration à Cherbourg. Elle est tombée aussi plusieurs
fois sur l'*Alceste*, mais les paratonnerres dont ce navire
est muni l'ont préservé de tout accident. « L'exemple
suivant présente en quelque sorte la nature sur le
fait. Le 21 mai 1831, pendant un très violent orage,
le vaisseau le *Caledonia* était à la voile dans la baie de
Plymouth. De la ville on voyait la foudre se précipiter
vers la mer à de médiocres distances du vaisseau ;
elle tombait aussi sur le rivage et y occasionnait divers
accidents. Au milieu de tous ces coups foudroyants,
le *Caledonia*, armé de ses paratonnerres, n'était jamais

atteint, et il naviguait avec la même sécurité que par un ciel serein.

Suivant l'orientaliste Michaëlis, le tonnerre ne tomba pas une seule fois sur le temple de Salomon à Jérusalem, dans l'intervalle de dix siècles, et cependant il règne en Palestine de très forts et de très fréquents orages. « Le temple, dit M. Arago, boisé intérieurement et extérieurement, aurait certainement pris feu si un fort coup de tonnerre était venu le frapper. Par une circonstance *fortuite* (?), ajoute ce savant, le temple de Jérusalem se trouvait armé de paratonnerres semblables à ceux qu'on emploie aujourd'hui et dont la découverte appartient à Franklin ! Le toit du temple, construit à l'italienne et lambrissé de bois de cèdre recouvert d'une dorure épaisse, était garni d'un bout à l'autre de longues lances de fer ou d'acier pointues et dorées. Les faces du monument étaient aussi recouvertes, dans toute leur étendue, de bois fortement doré. Enfin, sous le parvis du temple existaient des citernes dans lesquelles l'eau des toits se rendait par des tuyaux métalliques. » Nous trouvons ici et les tiges des paratonnerres, et une telle surabondance de conducteurs, que Lichtenberg a toute raison d'assurer que la dixième partie des appareils de nos jours sont loin d'offrir, dans leur construction, une réunion de circonstances aussi satisfaisante.

L'invention des paratonnerres ne fut point le fruit du hasard; elle est due tout entière au génie de Franklin. L'électricité à peine découverte, ce grand homme conçut et réalisa le projet d'aller chercher la foudre au sein des nuages, et de la conduire inoffen-

sive dans les entrailles de la terre. Personne ne révóque
en doute que la matière, ordinairement invisible et
silencieuse qui s'écoule le long de la tige et du conducteur, ne soit la foudre elle-même dont elle possède
toutes les propriétés. S'il existe dans ce conducteur
une lacune de quelques millimètres, on la voit remplie, pendant tout le temps d'un orage, de jets d'une
lumière intermittente ou continue. Cette émission est
ordinairement accompagnée de légers sifflements ou
même de détonations semblables au bruit du tonnerre.
M. Arago se demande si la matière fulminante que les
paratonnerres en pointe soutirent aux nuées est considérable? Des expériences entreprises à Turin par le
célèbre Beccaria lui semblent devoir résoudre la question d'une manière satisfaisante. Cet habile physicien
avait dressé sur deux points du palais de Valentino,
fort éloignés l'un de l'autre, deux gros fils métalliques
maintenus à l'aide de corps isolants. A peu de distance
et au-dessous de chacun de ces fils se trouvait un conducteur qui pénétrait jusqu'au sol. En temps d'orage,
des éclairs continus jaillissaient entre les fils supérieurs et les fils inférieurs. Cent étincelles se manifes-
taient en moins de dix secondes : cette quantité de
matière fulminante aurait suffi pour donner la mort;
en conséquence, chaque tige enlevait, par heure, en
temps d'orage, une quantité de matière électrique
capable de tuer trois cent soixante hommes, et comme
le Valentino se composait de sept toits pyramidaux
recouverts de feuilles métalliques que des gouttières
conductrices faisaient communiquer avec la terre,
M. Arago infère de là que ce seul édifice, à l'aide de

ses pointes, enlevait aux nuées orageuses, dans le court espace d'une heure, une quantité de matière fulminante qui eût suffi pour tuer plus de trois mille hommes! Aussi Toaldo et d'autres physiciens assurent-ils avoir vu des nuées sillonnées par de vifs éclairs, après avoir dépassé une ligne de paratonnerres, se changer subitement en nuées ordinaires, semblables à des charbons éteints où n'apparaissait aucun jet lumineux.

Les expériences de Romas avaient également prouvé qu'il est au pouvoir de l'homme d'enlever aux nuages leur caractère orageux et leurs propriétés si souvent funestes. Ce hardi physicien avait remarqué plusieurs fois que, pendant la durée de ses expériences, les éclairs et le tonnerre cessaient totalement. M. Arago s'étonne que de tels exemples n'aient point engagé les météorologistes à se servir des cerfs-volants électriques, pour prévenir la formation des nuages à grêle dans les contrées où ce fléau ravage les campagnes et produit des dégâts incalculables. « Il n'y a rien de trop hasardé, dit ce savant, à supposer que par ce système, on parviendrait à faire avorter les plus forts orages. »

La théorie des paratonnerres repose sur ce principe, que les pointes métalliques enlèvent aux nuages orageux la matière fulminante dont ils sont chargés, et s'opposent à l'explosion de la foudre en empêchant la tension produite, entre le nuage et la terre, par les fluides d'électricité contraire. Cette théorie, en apparence si simple et si rationnelle, est-elle admise sans contestation? Il est permis d'en douter en lisant le passage suivant de l'un des premiers physiciens de notre époque : « Le fluide qui sort en abondance par la pointe du paratonnerre se répand dans l'air environnant, et emporté par la force d'attraction que le nuage orageux exerce sur lui, il arrive au nuage lui-même et neutralise *en partie* l'électricité contraire dont il est chargé. Ainsi, dès qu'un nuage orageux se trouve assez près du paratonnerre pour agir par influence sur lui et sur les corps conducteurs qui en sont voisins, sa puissance est à l'instant diminuée par l'arrivée du fluide contraire qui sort en plus ou moins grande abondance de l'extrémité de la tige. Ensuite, à mesure qu'il approche, sa puissance décomposante devient plus énergique, mais en même temps il reçoit de la tige une plus grande quantité d'électricité contraire (1). »

Les expériences multipliées faites sur des conducteurs brisés ne permettent pas de douter que, dans le plus grand nombre des cas, la matière soustraite par le paratonnerre ne provienne des nuages. Cependant il ne répugne point d'admettre que, dans certaines circonstances, l'électricité terrestre elle-même s'écoule en abondance par le conducteur et la tige du paratonnerre pour se mêler à celle de l'espace, la neutraliser, et prévenir ainsi, tantôt la formation des nuages, tantôt la tension qui produit les coups foudroyants. Quoi qu'il en soit, l'utilité des paratonnerres ne saurait être sérieusement mise en doute : ce n'est point une théorie ingénieuse qui le proclame ; le

____

(1) Voy. Pouillet, *Élém. de phys. expérim.*, t. II, p. 710.

nombre et l'autorité des faits ont depuis longtemps prononcé sans appel.

L'expérience prouve également que le paratonnerre est le seul moyen certain de se préserver de la foudre. Les anciens étaient persuadés qu'elle ne pénètre jamais dans l'intérieur de la terre au delà de cinq pieds ; aussi pendant les orages, Auguste, suivant Suétone, se retirait-il dans un lieu bas et voûté. Il portait toujours sur lui, dit le même historien, une peau de veau marin, considérée chez les Romains comme un préservatif assuré contre la foudre. On a attribué avec aussi peu de raison le même privilége aux peaux de serpent. Tous les physiciens ont reconnu que la soie, la laine, le taffetas ciré, sont moins perméables au fluide électrique que les vêtements de lin, de chanvre et de coton : nous avons vu que dans le coup de foudre de Châteauneuf, le prêtre célébrant, revêtu d'un ornement de soie, ne fut pas atteint. Toutefois il est loin d'être prouvé que des étoffes quelconques puissent réellement préserver de tout danger d'être foudroyé. Il en serait de même d'une enveloppe vitreuse, car on a vu souvent le tonnerre faire un trou net et rond à des carreaux de vitre : lorsque la foudre atteignit le palais Minuzzi, le 15 juin 1776, elle en perça ou en brisa plus de huit cents.

Volta regardait les grands feux comme le meilleur moyen de prévenir les orages ou de les rendre moins redoutables. On a cité à l'appui de cette opinion les observations météorologiques faites en Angleterre, où les régions agricoles comptent plus d'orages que les provinces où s'exploitent les mines ; mais, suivant la remarque de M. Arago, la rareté des orages dans celles-ci peut aussi bien être attribuée à la nature du sol qu'à l'influence des énormes feux que nécessitent les travaux des forges.

Les navigateurs sont persuadés que le bruit de l'artillerie dissipe les nuées orageuses. A leur approche, on a longtemps conservé l'usage, dans certaines communes, de tirer le canon ou des boîtes à feu. En consultant les registres météorologiques de l'Observatoire, M. Arago s'est assuré que l'état du ciel ne change pas les jours où se font les exercices à l'école d'artillerie de Vincennes. Il a même reconnu que sur un nombre total de 662 jours d'école, 158 avaient été couverts, tandis qu'on en trouve seulement 128 la veille et 146 le lendemain des exercices ; d'où l'on serait tenté de conclure que, loin de dissiper les nuages, le bruit de l'artillerie les provoque et les retient. Nous citérons encore deux faits que ce savant oppose à l'opinion des navigateurs. Par une rencontre singulière, en 1793, le *Duke*, vaisseau anglais de 90, fut frappé de la foudre en attaquant les batteries de la Martinique. En 1711, l'escadre de Duguay-Trouin, composée des vaisseaux *le Lys*, *le Magnanime*, *le Brillant*, *l'Achille*, *le Glorieux*, *le Mars*, des frégates *l'Aigle*, *l'Amazone*, *l'Argonaute*, *la Bellone*, employa toute la journée du 11 à forcer l'entrée de la rade de Rio-Janeiro défendue par une artillerie formidable. L'intervalle du 12 au 20 fut un combat continuel de mousqueterie et d'artillerie ; les Portugais mirent le feu à plusieurs mines, incendièrent des magasins, firent sauter leurs vaisseaux ; enfin le 20, jour de la prise de la place, le

canon tonna sans interruption ; la nuit, le signal donné
par l'amiral fut suivi d'un feu général des batteries et
des vaisseaux ; et cependant tous ces combats n'empê-
chèrent pas qu'il n'éclatât un orage accompagné, dit
Duguay-Trouin, des éclats redoublés d'un tonnerre
affreux et d'éclairs qui se succédèrent les uns aux
autres presque sans interruption.

Franklin a donné quelques préceptes à l'usage des
personnes qui, en temps d'orage, cherchent à se mettre
à l'abri de la foudre. A l'intérieur des maisons, on
évitera le voisinage des cheminées, des glaces, des
dorures et de tous les corps métalliques. Certains météorologistes affirment que le tonnerre frappe ordinairement le sud, et presque jamais le nord des édifices.
Une chaise posée sur du verre dans une vaste chambre,
un hamac suspendu par des cordons de soie seraient
les moyens les plus propres à atténuer le danger, sans
toutefois le faire disparaître complétement. Le vent
et les courants d'airs ne paraissent avoir aucune influence sur la direction de la foudre ; il n'est donc
pas prouvé qu'il soit dangereux de courir par un temps
d'orage. Un grand nombre de funestes exemples ont
montré que le tonnerre tombe de préférence sur les
clochers et sur les arbres, où l'on voit si souvent des
imprudents chercher un abri contre la pluie.

En indiquant certaines précautions contre la foudre,
nous sommes loin toutefois de les recommander, de
les excuser même. Nous comprenons qu'on ne s'expose pas volontairement à un danger inutile sous les
arbres, sous les édifices souvent frappés par le tonnerre. Là s'arrête la prudence permise à l'homme

raisonnable. Mais qui ne sourit de pitié en voyant Auguste se réfugier pendant l'orage dans un souterrain et porter comme préservatif de la foudre une peau de veau marin? Cette conduite caractérise le cruel triumvir, si prodigue du sang d'autrui, livrant Cicéron et jusqu'à son propre tuteur aux bourreaux de son complice; elle est digne du lâche qui se cachait au fond de la cale de son vaisseau pendant la bataille d'Actium. Nous retrouvons cette terreur pusillanime dans l'infâme Tibère, *cette âme pétrie de sang et de boue,* qui mettait une couronne de laurier sur sa tête pour se préserver de la foudre. Il est consolant pour l'humanité meurtrie et ensanglantée par tant de crimes, de voir trembler dans l'impunité de leur triomphe éphémère, ces monstres couronnés qui ne respectent ni les lois divines ni les lois humaines, et savent prendre tous les masques, même celui de la vertu. Ces terreurs secrètes et involontaires des Octave, des Tibère et des Caligula, ne sont-elles pas les cris vengeurs de la conscience? Tantôt c'est dans les ténèbres la vue d'un poignard, et tantôt au sein des nuages le bruit du tonnerre, qui rappellent à ceux qui ne craignent rien, qu'il y a au-dessus d'eux une justice et une vengeance inévitables.

CHAPITRE X.

DE L'ÉLECTRICITÉ ANIMALE.

——

« Il n'est pas impossible, disent Hallé et Nysten, que l'action électrique ne soit, en quelque mesure, le régulateur de plusieurs opérations de la vie et de l'organisation. » Depuis la seconde moitié du XVIIIe siècle, et surtout depuis les belles découvertes du célèbre professeur de Bologne, un grand nombre de bons observateurs ont cherché à expliquer les fonctions vitales par l'intervention d'un agent électrique ; néanmoins cette grande question, toujours agitée, et pourtant jamais résolue de manière à lever les derniers doutes, partage encore les physiciens et les physiologistes.

L'électricité forme à tous les corps une sorte d'atmosphère et s'insinue dans leurs plus intimes molécules ; elle existe jusque dans les deux atomes de matière qu'a réunis une force inconnue, l'affinité. Nul doute que le corps humain n'en soit pénétré ; en contact avec l'air par toute sa surface, il en subit les influences si variables. D'ailleurs, en raison des liquides qu'il contient, il devient éminemment conducteur du fluide électrique. En 1767, de Saussure et ses compagnons de voyage se trouvaient sur le *Breven*, au sommet des Alpes, enveloppés d'épais nuages ; ils se virent tout à coup électrisés, comme s'ils l'avaient été avec une machine électrique. Lorsqu'ils élevaient les mains, l'extrémité de leurs doigts lançait des étincelles fortes et brillantes, suivies d'une sorte de picotement. Jalabert, dont le chapeau était orné d'un galon d'or, entendit même autour de sa tête un bourdonnement effrayant. Suivant M. Arago, pendant un orage, des voyageurs remarquèrent que leur salive paraissait lumineuse presque au sortir de leur bouche. M. du Rozet rapporte que le 8 mai 1831, après le coucher du soleil, des officiers d'artillerie et du génie se promenaient tête nue, pendant un orage, sur la terrasse du fort Bab-Azoun, à Alger. Tout à coup ils remarquèrent avec étonnement que leurs cheveux étaient hérissés, et qu'il s'en échappait de petites aigrettes lumineuses. Lorsqu'ils levaient les mains, d'autres aigrettes se formaient aussi à l'extrémité de leurs doigts.

Dans ces divers exemples, les phénomènes électriques étaient passagers et dus certainement à l'état de l'atmosphère; les observations que nous allons citer nous montreront ces phénomènes se produisant et persistant en l'absence même de tout orage. Brydone parle d'une femme suisse dont le corps fournissait des étincelles qui lui faisaient éprouver une sensation désagréable. Le journal américain des sciences et des arts du professeur Silliman, rapporte le fait suivant, recueilli par le docteur Hasford : « Dans la soirée du 27 janvier 1837, au moment où se manifestait une aurore boréale remarquable, une dame, âgée de trente ans, fut subitement chargée d'électricité. A l'approche de tout objet, l'extrémité de ses doigts dégageait de

vives étincelles. Cette singulière propriété alla en
augmentant jusqu'à la fin de février ; elle diminua ensuite, et disparut entièrement au milieu du mois de
mai. Jusqu'au 1er avril, on pouvait à tous les instants
obtenir des étincelles électriques ; mais elles n'acqué-
raient tout leur développement que par une température élevée. Depuis deux ans, cette dame avait été
prise de douleurs rhumatismales et névralgiques, qui
avaient successivement envahi tous ses membres. A
dater de ce moment, sa santé s'améliora beaucoup. J'ai
connu moi-même une dame qui, à la suite d'une
couche, ne pouvait toucher un objet, et surtout la
toile, sans ressentir une légère secousse ; sa longue
chevelure noire dégageait de nombreuses étincelles. Il
m'a été rapporté par un homme digne de foi, que, pendant l'hiver de 1844, l'héritier d'un grand empire
sentait une secousse et fournissait, au moyen du contact, une petite étincelle. Le même phénomène fut
remarqué chez un grand nombre de personnes, dans
cet hiver où le thermomètre se maintint longtemps au-
dessous de 37 degrés. On comprend la réserve avec
laquelle ces faits doivent être admis, surtout depuis
que l'Académie des sciences, après avoir accueilli
d'abord avec une certaine faveur l'annonce de phénomènes de cette nature, mais plus extraordinaires encore, ne crut pas plus tard devoir donner suite aux
premières communications qui lui avaient été faites par
son savant secrétaire perpétuel. Cependant il serait
peu sage de déclarer dès à présent impossibles tous
les faits analogues. Un bon esprit doit examiner avec
soin ceux qui offrent un certain degré de vraisem-

blance, et sont présentés avec bonne foi. Rien n'est plus contraire à la logique et à l'avancement des sciences qu'une incrédulité dédaigneuse et systématique.

La réunion dans le corps humain d'une foule de substances hétérogènes en contact, la forme et la disposition de tubes ou de lames qu'affectent plusieurs organes, tels que le cerveau, le cervelet, la moelle et les nerfs ; enfin une certaine analogie entre les fonctions animales et les phénomènes galvaniques, donnèrent lieu de croire que l'électricité est le principe ou l'agent des phénomènes nerveux. Charles Bonnet engageait Spallanzani à voir si l'on ne pourrait pas remplacer le sperme par l'étincelle électrique, pour mettre en mouvement le cœur des têtards ; Haller, Bonnet et Spallanzani croyaient à la préexistence de l'embryon, et donnaient le nom de têtards aux œufs non fécondés des grenouilles. Enfin, « l'entraînement fut tel, dit M. Gavarret (séance de rentrée de la Faculté de médecine, 4 novembre 1848), qu'en peu d'années, une physiologie végétale tout entière fut fondée sur l'intervention supposée de l'électricité atmosphérique. Il suffisait, disait-on, d'électriser les graines, même avant les semailles, pour obtenir une récolte plus hâtive et plus belle. »

DES POISSONS ÉLECTRIQUES.

L'hypothèse de l'identité du fluide nerveux et du fluide électrique acquit un nouveau degré de probabilité, par la découverte des propriétés merveilleuses des poissons électriques, et par la comparaison de ces propriétés avec celles de la bouteille de Leyde dont ils offrent la reproduction journalière et vivante. Ces phénomènes ont été constatés dans cinq espèces de poissons : le tétrodon, le trichiure, un silure, et surtout dans la raie torpille et le gymnote. On trouve le silure dans le Nil et dans d'autres fleuves d'Afrique ; le tétrodon et le trichiure dans certains fleuves d'Asie ; la torpille dans les deux mers qui baignent les côtes d'Europe, dans le golfe Persique, l'océan Pacifique, etc.; le gymnote, enfin, à Surinam, dans l'Amérique méridionale, dans quelques parties de l'Afrique occidentale et dans la Méditerranée. Les trois premières espèces ont été peu étudiées ; toute l'attention des savants s'est portée sur les deux dernières, qui présentent au plus haut degré les phénomènes électriques : car la torpille et le gymnote ont, pour ainsi dire, la propriété de lancer la foudre, et de paralyser par une commotion soudaine le bras qui s'avance pour les saisir. Ils frappent leur proie à distance par des coups réitérés, ou se dérobent au danger en engourdissant l'ennemi qui les attaque. Cependant Geoffroy Saint-Hilaire a fait en Égypte des expériences curieuses sur le silure du Nil, appelé par les Arabes, *raasch*, c'est-à-dire *tonnerre*, en raison de la puissance foudroyante dont il semble doué.

L'anatomie des poissons électriques offre une question de science des plus importantes. Il s'agit de déterminer si l'on trouve chez eux des appareils spéciaux, ou s'ils présentent simplement, mais à un plus haut degré de développement, les organes que l'on rencontre chez l'homme à l'état rudimentaire. Les instruments de la fonction électrique paraissent être de trois sortes : 1° le cerveau , 2° des troncs nerveux, 3° des tubes verticaux.

1° Suivant M. Matteucci, à qui l'on doit des expériences très curieuses sur la torpille, le cerveau de ce poisson présente quatre lobes; les trois premiers peuvent être irrités, blessés et même détruits entièrement sans que les commotions électriques cessent d'avoir lieu. Le dernier lobe, regardé par MM. Matteucci et Carus comme un simple renflement de la moelle allongée, est la seule partie qui détermine, lorsqu'on la touche, de fortes contractions musculaires et de violentes décharges électriques ; ce lobe détruit, toute décharge devient impossible, alors même qu'on laisserait intact le reste du cerveau : aussi M. Matteucci lui a-t-il donné le nom de *lobe électrique*. On prétend enfin qu'il se produit par le contact de fortes décharges, cet organe fût-il depuis un certain temps séparé du cerveau et de la moelle épinière. Si de nouvelles expériences confirmaient cette assertion, tous les doutes seraient levés sur la production et la véritable origine de l'électricité animale.

2° Quatre troncs nerveux paraissent sortir du lobe électrique, formé extérieurement de substance grise. M. Jobert de Lamballe les fait naître d'un sillon oblique, composé d'une substance blanche qu'on trouve au-dessous de ce lobe, à la partie inférieure et latérale du cerveau. Le tronc antérieur se rend à la partie supérieure, le tronc postérieur à la partie inférieure de l'appareil tubulaire. Ils sont revêtus d'un névrilème que l'on peut suivre, dit ce savant, jusqu'à leur entrée dans l'organe. Tout phénomène électrique cesse par la section des nerfs; mais Galvani et Spallanzani avaient reconnu qu'en les coupant d'un seul côté, l'action électrique continue du côté opposé. Enfin, M. Matteucci découvrit que le même résultat se produit lorsqu'on se borne à les lier.

3° Le troisième élément de la fonction électrique est placé, dans la torpille, de chaque côté du crâne et des branchies; dans le gymnote, le long du dos, sur ses parties latérales jusqu'à la queue; et dans le silure, autour du corps. Il consiste en plusieurs centaines de petits tubes creux ou de colonnes prismatiques, subdivisées par des cloisons horizontales en cellules serrées les unes contre les autres, à la façon des rayons d'une ruche. Le tissu propre de l'appareil est blanchâtre, mou, presque pulpeux; suivant M. Jobert de Lamballe, il diffère dans la torpille et le gymnote en ce que dans la première, les granulations présentent une forme arrondie, tandis qu'elles sont aplaties dans le second. On a compté sur une seule raie jusqu'à deux mille quatre cents tubes. Ils renferment une substance gélatineuse albumineuse, et communiquent les uns avec les autres par l'intermédiaire des nerfs qui les traversent. Ceux-ci envoient également des filets aux branchies, au tissu cellulaire et à une masse musculaire qui règne le long du dos. Les tubes sont recouverts par une membrane aponévrotique séro-albuminée, lisse en dehors, onctueuse en dedans, présentant à sa face interne des cellules polygonales qui les fixent à l'appareil. Suivant la plupart des naturalistes, c'est dans ces organes, ces tubes creux, ces petites cellules, que se produit l'électricité, sous l'action de l'influx nerveux excité par la volonté de l'animal. Cependant on ne nie pas que le cerveau ne soit la source première de la faculté inhérente aux poissons électriques. Hunter a montré que dans le gymnote les nerfs de la moelle sont plus larges que dans les poissons d'une grandeur égale, et M. Jobert, que la moelle épinière du gymnote offre un volume considérable relativement au reste du corps. Quoiqu'il soit généralement reconnu que la propriété des poissons électriques est produite en vertu d'une organisation spéciale, il est loin d'être démontré que les rudiments n'en existent pas dans les autres animaux. Ainsi, la seule différence que le savant Étienne Geoffroy Saint-Hilaire trouvait entre les raies ordinaires et la torpille, c'est que dans celle-ci, les tubes sont très courts, verticaux, parallèles, rapprochés, tandis que dans les autres raies ils sont beaucoup plus longs, se courbant autour des principaux muscles des mâchoires, et se séparant en plusieurs paquets formés de rayons divergents. Au reste, disait Lacépède, ne perdons pas de vue que si nous ne voyons pas de mammifère, de cétacé, d'oiseau, de quadrupède ovipare, ni de serpent doués de cette faculté électrique ou engourdissante, c'est qu'il faut, pour lui donner naissance, l'abondance d'un fluide ou d'un principe quelconque que les nerfs paraissent posséder et fournir ; il faut aussi un ou plusieurs instruments organisés de manière à présenter une grande surface.

Bancroft paraît avoir, le premier, soupçonné l'iden-

tité de la vertu engourdissante de la torpille et du
fluide électrique. Un membre de la Société royale de
Londres, Walsh, la démontra par des expériences
répétées dans l'île de Ré et à la Rochelle, en présence
de nombreux savants. Huit personnes isolées, formant
une chaîne, éprouvèrent toutes une commotion lorsque
l'une d'elles toucha le dos d'une torpille avec un fil
métallique. MM. Becquerel et Breschet (*Traité d'électricité*, t. IV) se sont assurés que le dos de l'animal
fournit de l'électricité positive, et le ventre de l'électricité négative. Dans l'espace d'une minute et demie,
une torpille isolée faisait éprouver à des personnes
également isolées jusqu'à cinquante secousses successives (1). Ces secousses étaient arrêtées par les corps
non conducteurs, et l'on pouvait impunément toucher
l'animal avec un bâton de verre ou de cire d'Espagne.
Lorsqu'on prend une torpille, on ressent une commotion assez forte pour engourdir et paralyser le bras
pendant quelques minutes. M. Matteucci en évalue la
puissance au choc d'une pile à colonnes de cent à cent
cinquante couples.

Le gymnote, ou anguille de Surinam, est doué de
propriétés plus énergiques encore. Il parvient à la
longueur de 1 mètre 1 ou 2 décimètres ; sa grosseur
est de 3 à 4 décimètres. La découverte de cette faculté
singulière est due à Van-Berkel ; Richer l'observa
en 1671 ; quatre-vingts ans plus tard, la Condamine
et d'autres physiciens firent apporter des gymnotes en
Europe. L'un de ces animaux, envoyé de Surinam à

(1) Voy. *Journal de physique*, t. IV.

Stockholm, y vécut quatre mois dans un état de santé parfait; en le transportant d'un lieu dans un autre, même au moyen des corps les moins conducteurs, on pouvait difficilement se garantir des commotions qu'il produisait. Lorsqu'il voulait frapper un poisson, il dirigeait le coup avec une justesse admirable, et savait en proportionner l'énergie à la dimension de sa proie. Ce gymnote perdit sa faculté électrique peu de temps avant de mourir. Redi et Réaumur avaient fait la même remarque sur des torpilles. Cependant, en général, lorsqu'on touche le gymnote, les commotions se font sentir pendant quelque temps encore après sa mort.

Le gymnote lance de foudroyantes secousses à d'assez grandes distances; il frappe sa victime qu'un éloignement de 5 à 6 mètres ne garantit pas d'une commotion souvent mortelle. La plupart des phénomènes du courant électrique ont été obtenus sur la torpille, mais plus particulièrement encore sur le gymnote. La secousse produit une étincelle comme le ferait une machine électrique. M. Faraday, ayant fait passer la décharge du gymnote à travers un fil métallique roulé en spirale, des aiguilles d'acier, placées à l'intérieur, se trouvèrent aimantées. Il obtint également une élévation de température dans les fils conjonctifs, ainsi que la décomposition chimique de l'iodure de potassium. Enfin, MM. de Humboldt et Henri Collins Flagg ont rapporté un fait curieux dont, au reste, l'histoire de l'électricité a présenté quelques autres exemples. On trouve des Indiens et des nègres qui ne ressentent pas les commotions du gymnote, et peuvent interrompre une chaîne destinée à transmettre sa vertu électrique ; ils ont vu le même phénomène produit par une femme atteinte de fièvre hectique.

Les gymnotes peuplent les rivières, les mares de certaines parties de l'Amérique méridionale, où ils deviennent un objet de crainte pour les naturels. Lorsque des pêcheurs amènent à la fois dans leurs filets des gymnotes et de jeunes crocodiles, ces derniers sont morts ou paralysés, tandis que les premiers n'ont aucune blessure. Veut-on purger une mare ou tout autre cours d'eau de ces redoutables reptiles, on y fait entrer des chevaux sauvages ; il s'établit alors, contre ces ennemis d'un nouveau genre, une lutte terrible dont M. de Humboldt, qui en avait été le témoin, nous a laissé la description. Quoique souvent reproduite, elle sera lue encore avec l'intérêt qui s'attache à tous les travaux de ce grand naturaliste.

« Nous partîmes le 9 mars, de grand matin, pour le petit village de *Rastro de Abaxo :* de là, les Indiens nous conduisirent à un ruisseau qui, dans le temps des sécheresses, forme un bassin d'eau bourbeuse, entouré de beaux arbres, de clusia, d'amyris et de mimoses à fleurs odoriférantes. La pêche des gymnotes avec des filets est très difficile, à cause de l'extrême agilité de ces poissons, qui s'enfoncent dans la vase comme des serpents. On ne voulut point employer le *barbasco,* c'est-à-dire les racines du *piscidia erythrina,* du *jacquinia armillaris,* et de quelques espèces de *phyllanthus,* qui, jetées dans une mare, enivrent ou engourdissent les animaux : ce moyen aurait affaibli les gymnotes. Les Indiens nous disaient qu'ils allaient *pêcher avec des chevaux.* Nous eûmes de la peine à nous faire une idée de cette pêche extraordinaire ; mais bientôt nous vîmes nos guides revenir de la savane, où ils avaient fait une battue de chevaux et de mulets non domptés ; ils en amenèrent une trentaine qu'on força d'entrer dans la mare.

» Le bruit extraordinaire causé par le piétinement des chevaux fait sortir les poissons de la vase et les excite au combat. Ces anguilles jaunâtres et livides, semblables à de grands serpents aquatiques, nagent à la surface de l'eau, et se pressent sous le ventre des chevaux et des·mulets ; une lutte entre des animaux d'une organisation si différente offre le spectacle le plus pittoresque. Les Indiens, munis de harpons et de roseaux longs et minces, ceignent étroitement la mare ; quelques uns d'entre eux montent sur des arbres dont les branches s'étendent horizontalement sur la surface de l'eau ; par leurs cris sauvages et la longueur de leurs joncs, ils empêchent les chevaux de se sauver en atteignant la rive du bassin. Les anguilles, étourdies du bruit, se défendent par la décharge réitérée de leurs batteries électriques ; pendant longtemps elles ont l'air de remporter la victoire. Plusieurs chevaux succombent à la violence des coups nuisibles qu'ils reçoivent de toutes parts dans les organes les plus essentiels à la vie ; étourdis par la force et la fréquence des commotions, ils disparaissent sous l'eau ; d'autres, haletant, la crinière hérissée, les yeux hagards, et exprimant l'angoisse, se relèvent et cherchent à fuir l'orage qui les surprend. Ils sont repoussés par les Indiens au milieu de l'eau. Cependant un petit

nombre parvient à tromper l'active vigilance des pêcheurs ; on les voit gagner la rive, broncher à chaque
pas, s'étendre dans le sable, excédés de fatigue et les
membres engourdis par les commotions électriques
des gymnotes.

» En moins de cinq minutes, deux chevaux étaient
noyés. L'anguille, ayant cinq pieds de long et se pressant contre le ventre des chevaux, fait une décharge
de toute l'étendue de son organe électrique ; elle attaque
à la fois le cœur, les viscères et le *plexus cœliacus* des
nerfs abdominaux. Il est naturel que l'effet qu'éprouvent les chevaux soit plus puissant que celui que le
même poisson produit sur l'homme, lorsqu'il ne le
touche que par une des extrémités. Les chevaux ne
sont probablement pas tués, mais simplement étourdis.
Ils se noient, étant dans l'impossibilité de se relever
par la lutte prolongée entre les autres chevaux et les
gymnotes.

» Nous ne doutions pas que la pêche ne se terminât
par la mort successive des animaux qu'on y emploie.
Mais peu à peu l'impétuosité de ce combat inégal
diminue. Les gymnotes, fatigués, se dispersent ; ils ont
besoin d'un long repos et d'une nourriture abondante
pour réparer ce qu'ils ont perdu de force galvanique.
Les mulets et les chevaux parurent moins effrayés ; ils
ne hérissaient plus la crinière, leurs yeux exprimaient
moins d'épouvante. Les gymnotes s'approchaient timi-
dement du bord des marais, où on les prit au moyen
de petits harpons attachés à de longues cordes. Lorsque
les cordes sont bien sèches, les Indiens, en soulevant
le poisson en l'air, ne ressentent point de commotion.

En peu de minutes, nous eûmes cinq grandes anguilles, dont la plupart n'étaient que légèrement blessées ; d'autres furent prises vers le soir par le même moyen.

» La température des eaux dans lesquelles vivent habituellement les gymnotes est de 26 à 27 degrés. On assure que leur force électrique diminue dans les eaux plus froides, et il est assez remarquable, comme l'a déjà observé un physicien célèbre, que les animaux doués d'organes électro-moteurs dont les effets deviennent sensibles à l'homme ne se rencontrent pas dans l'air, mais dans un fluide conducteur de l'électricité. Le gymnote est le plus grand des poissons électriques. J'en ai mesuré qui avaient 5 pieds à 5 pieds 3 pouces de long. Les Indiens assuraient qu'ils en avaient vu de plus grands encore. Nous avons trouvé qu'un de ces poissons, qui avait 3 pieds 10 pouces de long, pesait 12 livres. Le diamètre transversal du corps était (sans compter la nageoire anale qui est prolongée en forme de carène) de 3 pouces 5 lignes. Les gymnotes du *cano* de Bera sont d'un beau vert d'olive ; le dessous de la tête est jaune mêlé de rouge ; deux rangées de petites taches jaunes sont placées symétriquement le long du dos, depuis la tête jusqu'au bout de la queue ; chaque tache renferme une ouverture excrétoire : aussi la peau de l'animal est-elle constamment couverte d'une matière muqueuse qui, comme Volta l'a prouvé, conduit l'électricité vingt à trente fois mieux que l'eau pure. Il est assez remarquable qu'en général aucun des poissons électriques découverts jusqu'ici dans les différentes parties du monde ne soit couvert d'écailles. »

Si l'on admet les principes de *l'unité de composition dans tout le règne organique*, soutenus avec une science profonde par Geoffroy Saint-Hilaire, on doit rencontrer chez l'homme les rudiments de l'organisation signalée dans les poissons électriques. Les partisans assez nombreux de ce système trouveront dans les faits qui précèdent de puissants arguments en faveur de l'identité qu'ils reconnaissent entre la force nerveuse et l'électricité. Des savants d'un grand mérite, Aldini, Pfaff, Ritter, de Humboldt, Ure, Wilson, Fowler, Monro, Breschet, Milne Edwards, et surtout Galvani, l'immortel auteur de la découverte de l'électricité animale, ont fait à l'envi des expériences pour éclairer ce point important de philosophie naturelle. Ces faits se trouvent développés dans leur ensemble et discutés avec sagacité dans les traités de physiologie de MM. Longet et Müller, à qui nous les empruntons, sans partager toutefois l'opinion de ces savants sur la non-identité des deux principes.

DE L'ÉLECTRICITÉ PHYSIOLOGIQUE.

De tous les modes de l'électricité, le galvanisme est celui qui a permis de constater de la manière la plus précise l'irritabilité des nerfs. Le contact de deux métaux hétérogènes et même homogènes, dont l'un seulement touchait le nerf, avait suffi à M. de Humboldt pour exciter des convulsions; Müller en détermina également en plaçant une pointe de ciseaux sur l'un de ces organes. Elles surviennent également : 1° lorsqu'on fait communiquer les nerfs et les muscles de la cuisse des grenouilles au moyen d'une plaque de zinc; 2° lorsque, tenant à la main une plaque de zinc en contact avec un nerf, on pose l'autre main sur la cuisse de la grenouille; 3° quand on place entre le nerf et le muscle un lambeau de chair musculaire fixé au bout d'un bâton de cire à cacheter; 4° enfin, si l'on met en communication un nerf tenu d'une main et un muscle qu'on tient de l'autre. Comme Galvani, M. de Humboldt a vu, mais très rarement, des convulsions survenir quand il inclinait un nerf vers le muscle auquel il est uni par des liens organiques. Pfaff et Müller ont produit des convulsions lorsque, prenant avec une baguette isolante un nerf qui pendait hors de la cuisse, ils en touchaient simplement l'épiderme humide. D'après ces expériences on voit que, pour déterminer des convulsions, il faut deux électro-moteurs et un conducteur; peu importe qu'ils soient formés par des matières organiques ou inorganiques, qu'ils appartiennent à l'animal ou qu'ils lui soient étrangers. Pfaff a fait cette remarque importante : les convulsions sont d'autant plus fortes que le bout du nerf qui se rend à un muscle a plus de longueur; elles ont toujours lieu dans la direction des ramifications nerveuses, jamais au-dessus. C'est surtout avant l'accouplement, c'est-à-dire pendant l'hiver, le printemps et l'automne, que les grenouilles sont le plus sensibles à l'action du galvanisme.

Les expériences de Ure, faites à Glascow, le 4 novembre 1818, ne sont pas moins remarquables. Une heure après la mort d'un pendu, l'assassin Clydesdale, on lui découvrit la moelle épinière pour la mettre en contact avec un conducteur métallique, tandis qu'un autre conducteur communiquait avec le nerf sciatique. On réunit les deux conducteurs au moyen d'une pile de 270 paires ; tous les muscles du tronc entrèrent en mouvement, comme chez une personne saisie d'un violent frisson. La chaîne ayant été formée entre le nerf phrénique et le diaphragme, ce dernier muscle se contracta à diverses reprises, et en promenant le conducteur de çà et de là sur le pôle, on obtint une succession de secousses, comme dans le cas de respiration difficile. La contraction du diaphragme et la rémission de ce mouvement amenaient un soulèvement et un abaissement alternatifs du ventre : la vie paraissait alors se ranimer dans le cadavre ; les muscles de la face ayant été compris dans le cercle de la chaîne, ils furent pris d'effroyables mouvements qui ressemblaient à ceux qu'excitent les passions. On rapporte que plusieurs des spectateurs, frappés d'une terreur subite, quittèrent précipitamment la salle des expériences.

Les physiologistes n'ont cependant pas trouvé, dans ces faits curieux, de preuve assez forte pour établir suffisamment l'identité du fluide nerveux et de l'électricité ; ils ont simplement regardé celle-ci comme un excitant énergique de la force musculaire, et les expériences que nous allons citer les ont confirmés dans cette opinion. Wilson Philip a prétendu qu'en coupant la huitième paire sur un mammifère vivant, et en faisant passer un courant galvanique par le bout qui va gagner l'estomac, la digestion s'accomplit comme si le nerf était intact. MM. Breschet et Milne Edwards, ayant répété cette dernière expérience, reconnurent que la digestion devient en effet plus active sous l'influence d'un courant galvanique ; mais une irritation mécanique produisit absolument le même effet. Müller soutient de son côté que l'une et l'autre opinion sont erronées ; il a fait les mêmes expériences sur une série d'animaux, sans que la digestion fût en rien favorisée par l'électricité, après la section du pneumogastrique. D'ailleurs, on a constaté que le fluide électrique ne suit pas le trajet d'un nerf, quand celui-ci n'est pas le chemin le plus court d'un pôle à l'autre ; il se répand alors du nerf aux parties voisines. Ainsi une ligature arrête la force nerveuse, sans empêcher le courant électrique. Ce dernier, disent les physiologistes, agit donc comme simple excitant de la force motrice ; on obtient le même résultat en pinçant, en brûlant, ou en cautérisant un nerf. Après des excitations prolongées, l'influence nerveuse s'épuise, et dès lors aussi le galvanisme n'a plus le pouvoir de provoquer de mouvements convulsifs.

D'autres expérimentateurs ont prétendu que des aiguilles implantées dans les nerfs d'un animal vivant deviennent magnétiques, et que ce phénomène ne se reproduit plus après la section de la moelle et la ligature des nerfs. Selon David, des fils conducteurs introduits dans un muscle mis à découvert agissent sur le galvanomètre au moment où l'animal se meut. M. Longet a répété avec le plus grand soin les expériences de MM. Béraud et Prévost, à l'effet d'obtenir l'aimantation des aiguilles ; mais il n'a jamais trouvé la moindre polarité à celles dont il a fait usage. Aussi

Müller regarde-t-il les résultats annoncés comme de pures illusions; il combat la théorie ingénieuse de MM. Prévost et Dumas sur le mouvement musculaire produit par l'électricité, et fait remarquer, avec M. Person, qu'on n'a jamais pu découvrir un courant électrique dans les nerfs, en mettant les conducteurs du galvanomètre le plus sensible en rapport avec la partie antérieure et postérieure de la moelle. MM. Prévost et Dumas eux-mêmes n'ont reconnu aucune trace d'électricité dans le plexus sciatique d'un animal atteint de tétanos. Une aiguille suspendue à un fil de cocon de ver à soie, et placée au voisinage d'un nerf et d'un muscle en action, n'a présenté aucun vestige de déclinaison. Toutefois, M. Matteucci a obtenu de tout autres résultats. Après avoir mis à nu et incisé le muscle d'un animal vivant ou récemment tué, cet habile physicien appliqua les deux extrémités du fil d'un galvanomètre, l'une à la partie incisée et profonde, l'autre à la partie intacte et superficielle du muscle, et il remarqua constamment une déviation de l'aiguille; ce qui lui paraît démontrer positivement l'existence d'un courant électrique. Dans ses nouvelles recherches sur l'électro-physiologie (*Académie des sciences*, 30 avril 1849), le même savant établit qu'il existe une analogie parfaite entre la décharge des poissons électriques et la contraction musculaire. Il n'y a pas, ajoute-t-il, une seule circonstance qui modifie l'un de ces phénomènes sans agir également sur l'autre. M. Strauss-Durckhein attribue aussi la contraction musculaire à des électro-aimants; la forme des fibres dans les animaux articulés lui paraît démon-

trer l'identité du fluide nerveux et du fluide galvanique. (*Académie des sciences*, 1823 et 1849.)

Malgré les objections des physiologistes, il nous
paraissait difficile de nier la grande découverte de
Galvani : l'*existence d'un courant propre pendant la
contraction musculaire*, lorsque de nouvelles expériences d'un physicien de Berlin vinrent lever tous
les doutes sur la réalité de cet important phénomène. Au mois d'avril 1850, M. de Humboldt, que
l'on trouve toujours à la tête de tout progrès scientifique, écrivait à l'Académie des sciences : « Il vient
de paraître ici des recherches sur l'électricité animale, par M. Emile du Bois-Reymond. M. du Bois
est l'habile expérimentateur qui, le premier et le
seul, a réussi à faire dévier une aiguille astatique (1)
par la volonté de l'homme, c'est-à-dire par le courant
électrique que produit l'effort musculaire, la tension
de nos membres. Cette déviation s'opère à de grandes
distances, et cesse dès qu'à volonté on ne tend plus
les muscles. Voici comment M. du Bois-Reymond rend
compte lui-même de l'expérience : « Je prends un galvanomètre très sensible. Je fixe à ses deux bouts deux
lames de platine parfaitement homogènes ; je plonge
ces lames dans deux vases remplis d'eau salée, et je
finis par introduire dans les mêmes vases deux doigts
correspondants des deux mains. Voici alors ce qui se
passe : A la première immersion des doigts, il se produit presque toujours une déviation de l'aiguille plus
ou moins prononcée dont la direction ne reconnaît

(1) On donne le nom d'*astatiques* aux aiguilles aimentées, disposées
de manière à n'être point influencées par l'action de la terre.

aucune loi, et qui est due probablement, du moins en partie, à une hétérogénéité quelconque de l'enveloppe cutanée des doigts. Quand il y a une blessure à l'un des doigts, la déviation est plus forte, et toujours dirigée de manière que le doigt blessé se comporte comme le zinc d'un arc zinc-cuivre, qu'on supposerait établi entre les deux vases, à la place d'un corps humain. Il va sans dire que ce n'est pas de cette espèce d'action qu'il s'agit ; au contraire, pour observer l'effet annoncé, il faut attendre, ou bien que l'aiguille soit revenue à zéro, ou bien qu'elle ait pris une position stable, sous l'empire d'un reste de courant qui refuse de s'effacer. Ce moment venu, je roidis tous les muscles de l'un des bras, de manière à établir l'équilibre entre les flexeurs et les extenseurs de toutes les articulations du membre. A l'instant, l'aiguille se met en mouvement, et le sens de la déviation est toujours tel, qu'il indique dans le bras tétanisé ou roidi un courant inverse, d'après la notation de Nobili, c'est-à-dire, un courant dirigé de la main à l'épaule. Le bras roidi se comporte donc comme le ferait le cuivre de l'arc zinc-cuivre mentionné plus haut.

» Avec mon galvanomètre, et quand c'est moi qui fais l'expérience, la déviation va jusqu'à 30 degrés. J'obtiens toutefois des mouvements de l'aiguille beaucoup plus étendus, en contractant alternativement les muscles de l'un et de l'autre bras, en concordance avec les oscillations de l'aiguille. Au reste, la grandeur de la déviation, toutes choses égales d'ailleurs, dépend évidemment du degré de développement et de l'exercice des muscles. »

L'annonce des expériences de M. du Bois-Reymond fut accueillie en France avec une extrême défiance, et quelques journalistes ne firent pas grâce à l'enthousiasme juvénile de l'illustre Humboldt. M. Becquerel annonça à l'Institut, qu'en se mettant à l'abri de toute cause d'erreur, en écartant avec soin toutes les sources étrangères de courants électriques accidentels, il n'avait observé aucun des effets signalés par M. du Bois-Reymond. M. Despretz fut moins affirmatif; il avait tantôt réussi et tantôt échoué dans ses essais. Pour réduire l'expérience à son plus grand degré de simplicité, il remplaça le galvanomètre par une grenouille convenablement préparée. Plusieurs personnes isolées ou non isolées, ayant fortement contracté l'un des deux bras, cherchèrent vainement à exciter des convulsions en réunissant les deux bras mis en contact avec le petit animal. Et cependant, à l'aide d'un fil de cuivre très ténu qui touchait à peine une lame de zinc, sans le concours d'aucun liquide, on déterminait chez la grenouille des convulsions très marquées.

Sur l'annonce de ces faits contradictoires, M. du Bois-Reymond arrive à Paris, et répète ses expériences devant une commission de l'Institut, composée de médecins et de physiciens. Dans le rapport lumineux présenté à l'Académie des sciences le 15 juillet, M. Pouillet rendit pleine justice aux découvertes électro-physiologiques de M. du Bois-Reymond. Dans une série d'expériences entreprises avec autant de précision que d'habileté, le physicien de Berlin était parvenu à démontrer le fait suivant : Les nerfs, après leur section et tant que dure leur vitalité, c'est-à-dire pendant tout le temps qu'ils sont aptes à exciter des contractions musculaires ou à transmettre des impressions, donnent naissance à un courant sensible au galvanomètre, et qui hors du nerf est dirigé de la surface ou de la section longitudinale à la section transversale. Les muscles de tous les animaux manifestent un courant analogue à celui des nerfs, et soumis aux mêmes lois. Mais la question importante était celle-ci : Dans l'homme vivant, se développe-t-il un courant électrique dans les muscles à l'instant de la contraction, et par conséquent sous l'influence de la volonté? La commission scientifique reconnut que la production d'un courant n'était plus contestable, et que le galvanomètre le démontrait avec évidence; mais ce point fondamental établi, il restait à savoir si ce courant était le résultat nécessaire de la contraction musculaire, et développé dans les muscles eux-mêmes. C'est ainsi qu'on se trouve forcément ramené au débat primitif, survenu entre Galvani et Volta. Le corps organisé possède-t-il le pouvoir de faire naître des courants propres? Doit-il cette propriété soit à sa nature, soit à sa structure, soit enfin à la réaction chimique de ses éléments constitutifs? La commission, n'étant pas unanime, ne crut pas devoir conclure définitivement; elle se borna seulement à dire que, d'après l'ensemble des phénomènes, très probablement les courants organiques ne sont pas l'effet d'une action chimique extérieure. Malgré la variété prodigieuse des phénomènes chimiques qui s'accomplissent dans un être organisé à chaque instant de son existence, la commission ne regarda pas comme démontré, que les courants résultent d'une action chimique intérieure. Cependant, la conclusion à tirer du rapport de M. Pouillet ne nous semble point douteuse, et si la réserve commandée aux corps savants l'a empêché de la formuler en termes précis, il est impossible de ne point la deviner : la commission encourage, comme une pensée d'avenir, l'espérance conçue par M. du Bois-Reymond, de voir ses recherches devenir le fondement d'une théorie positive de l'agent nerveux et de la puissance motrice des muscles.

L'électricité détermine sur les sens des phénomènes en rapport avec leurs fonctions spéciales ; mais ces expériences délicates exigent de grandes précautions : on a vu la cécité produite par un courant galvanique dirigé sur les nerfs de la face. Volta observa le premier qu'on entrevoit des rayons lumineux, lorsque le courant électrique vient à traverser la rétine. Suivant Purkinje, si l'on emploie une petite pile dont les pôles correspondent aux deux conjonctives, on aperçoit une sorte d'éclair quand on ouvre ou qu'on ferme le circuit ; parfois une lueur jaunâtre apparaît au pôle positif, et une teinte de violet clair au pôle négatif.

En dirigeant sur l'oreille l'action électrique, Volta entendit un sifflement et comme une matière visqueuse en ébullition. Ritter, répétant la même expérience, perçut un son comparable à celui du *sol* dièse. Le même savant rapporte que, sous l'influence d'un courant électrique dirigé dans les fosses nasales, outre le chatouillement et l'envie d'éternuer, il se développa une odeur ammoniacale au pôle négatif et une odeur acide au pôle positif; d'autres observateurs ont perçu des sensations olfactives variées, et notamment une odeur phosphorée; mais un grand nombre d'expérimentateurs, et particulièrement MM. Wagner et Longet, n'ont pu les produire sur eux-mêmes.

Avant la découverte de Galvani, Sulzer avait déjà observé qu'en posant une plaque de zinc sur la langue, et une plaque d'argent au-dessous, au moment de la rencontre des plaques, il se produit une sensation aigrelette; elle est âcre ou alcaline si l'on renverse les métaux. Ces expériences sont peu nombreuses et peu concluantes assurément; toutefois nous ne doutons pas que des observateurs sans prévention n'y trouvent quelques raisons de croire à l'identité de la force nerveuse et de l'électricité. L'examen attentif du jeu des organes dans les fonctions importantes de l'économie nous fournira encore de nouvelles preuves.

M. Bachoué de Vialer, faisant l'application d'un principe découvert par M. Becquerel, chercha à expliquer les phénomènes de la vie par une action électrique. D'après lui, le cerveau et un organe des sens, par exemple, sont mis en communication à l'aide d'un conducteur, *le nerf*, et agissent également sur un fluide qui va de l'un à l'autre, *le sang*. Une excitation est-elle portée sur le sens, un courant s'établit de cet organe au cerveau, et il y a perception. L'acte de la volonté détermine un courant du cerveau au muscle, et le mouvement est produit. La même théorie s'appliquerait à toutes les fonctions. Quelque ingénieuses que soient ces hypothèses, elles sont loin de satisfaire les esprtis sévères, et d'ailleurs elles sont dépourvues des preuves qui pourraient seules leur donner de la valeur.

Quoique, dans l'économie animale, la chaleur soit évidemment entretenue par les phénomènes chimiques de la respiration, il n'en est pas moins constant que l'influx nerveux de la huitième paire est indispensable pour l'accomplissement de l'acte respiratoire. Il est certain encore que la ligature d'un nerf, comme celle d'une artère, produit instantanément une sensation de froid, et le refroidissement réel du membre où le nerf se distribue. Une vive frayeur, un grand chagrin, toutes les passions tristes, glacent la peau, et quelquefois même provoquent une sueur froide. En général, les mélancoliques et les hypochondriaques ont les extrémités glacées, et parviennent difficilement à se réchauffer.

Tout, dans le travail de la vie, s'opère par des sécrétions dont il n'a pas encore été donné à la science de découvrir le mécanisme mystérieux. Les théories imaginées pour les expliquer n'ont joui quelque temps d'une certaine faveur que pour tomber ensuite dans l'oubli. Nous rappellerons toutefois celle de Keil, qui dotait le sang de forces attractives et répulsives. Suivant Wollaston, le système nerveux remplirait l'office d'un appareil électrique, pour déterminer la séparation des matériaux chimiques dans les sécrétions. On ne saurait contester l'influence des nerfs sur le travail sécrétoire des glandes, dont une partie, et même les plus importantes, reçoivent des ramifications du grand sympathique ; quelques unes sont aussi pénétrées par des filets du pneumo-gastrique. L'action du cerveau est surtout évidente pour les glandes lacrymales et salivaires : les passions vives font jaillir les larmes ; la salive est sécrétée avec abondance sous l'influence de causes morales diverses ; mais en réalité quelle est la part des nerfs sur le travail intime des organes sécréteurs? Chaque glande serait-elle, ainsi que Wollaston l'avance, dans un état permanent d'électricité positive ou négative, de telle manière que les organes destinés à séparer du sang les liquides excrémentitiels tels que l'urine et la sueur, ordinairement acides, seraient électrisés positivement, tandis que les glandes sécrétant un fluide alcalin destiné à rentrer en partie dans la masse du sang, comme la bile, la salive, le suc pancréatique, le sperme, demeureraient à l'état d'électricité négative? On peut rapporter à l'appui l'expérience suivante de M. Fodéra : Après avoir rempli la vessie d'un lapin d'une solution de prussiate de potasse, il la fit communiquer par un fil de cuivre avec le pôle négatif de la pile ; puis, à l'extérieur de la vessie, il appliqua un linge imbibé de sulfate de fer, se rattachant par un fil de fer au pôle positif de la pile. Au moyen de ce procédé, le phénomène de la transsudation, qui met souvent une heure à se produire, eut lieu instantanément, et le linge extérieur fut aussitôt coloré en bleu. On objecte vainement que l'électricité, force identique agissant sur un fluide identique, *le sang*, devrait toujours donner lieu à la formation de produits identiques. Les glandes, essentiellement composées dans leur parenchyme de tissu cellulaire, ne sont-elles pas douées de fonctions différentes en raison de leur forme, de l'arrangement de leurs fibres et de la distribution des nerfs et des vaisseaux? Les nerfs ne sont-ils pas le principe de sens divers, quoiqu'on ne puisse établir dans leur structure et leur composition aucune différence caractéristique? Enfin, l'électricité, dans les transformations de la lumière, de la chaleur, de l'aimant, ne se présente-t-elle point à l'observation des physiciens avec les caractères d'un agent presque universel?

La découverte des phénomènes de l'endosmose par Dutrochet avait fait concevoir l'espérance d'expliquer, à l'aide d'une loi physique, plusieurs actes de physiologie animale et végétale. Sans entrer dans l'exposition de tous les faits qui se rattachent à cette découverte, nous dirons en quoi elle consiste. Si l'on prend un tube de verre dont l'une des extrémités soit fermée par une membrane organique; puis, après avoir versé dans l'intérieur du tube une solution de gomme ou de sucre par exemple, si l'on plonge l'extrémité fermée dans un vase d'eau pure, il s'établit un double courant : l'eau pure s'introduit à travers la membrane, malgré la pression de la colonne d'eau chargée de gomme ou de sucre, et soulève cette colonne d'une manière indéfinie; puis, l'eau gommée ou sucrée traverse aussi la membrane pour se mêler à l'eau pure. Dutrochet donna le nom d'*endosmose* au mouvement de dehors en dedans, et celui d'*exosmose* au mouvement de dedans en dehors. Aussitôt que la membrane commence à se putréfier, les phénomènes d'endosmose et d'exosmose cessent immédiatement. Ils sont produits aussi, mais à un faible degré, lorsqu'on emploie des lames d'ardoise et surtout d'argile cuite; mais les composés de silice et de chaux les empêchent de se manifester.

Dans l'expérience précédente, le phénomène d'endosmose est bien plus prononcé que celui d'exosmose. L'excès du courant se trouve proportionné à la différence de densité qui existe entre le liquide intérieur et l'eau. Mais en plaçant à l'extérieur le liquide le plus dense, Dutrochet reconnut que le mouvement le plus actif s'opère toujours du liquide le moins dense vers le plus dense; toutefois, la nature des substances influe sur le phénomène. Ainsi l'alcool placé dans l'intérieur du tube produit l'endosmose sur l'eau extérieure; il y a aussi constamment endosmose d'un acide vers un alcali; mais il suffit de la plus petite quantité d'acide sulfurique, et surtout d'acide sulfhydrique, pour empêcher le phénomène de se produire.

Dutrochet a fait une application ingénieuse de sa découverte à l'irritabilité végétale et à quelques autres phénomènes des plantes, ainsi qu'à l'absorption des liquides dans les cavités closes chez les animaux. Les expériences de Lebkuchner et de Fodéra ont montré que des substances toxiques placées à l'extérieur des vaisseaux se trouvaient absorbées, et produisaient même l'empoisonnement quand le vaisseau était lié à ses deux extrémités; elles ont prouvé également que des sels placés dans des cavités différentes, par exemple, l'un dans la vessie et l'autre dans la poitrine, ou bien encore l'un dans le péritoine et l'autre dans la plèvre, ne tardent pas à se combiner.

Quelque curieux que soit le phénomène découvert par M. Dutrochet, il est difficile, dans l'état actuel de la science, de faire la part réelle de l'action qu'il peut exercer dans les actes vitaux. Il reste même à déterminer quelle en est la véritable cause. Dès l'origine, M. Dutrochet, et avec lui la plupart des physiciens, supposa que l'état électrique des deux liquides produisait très probablement l'endosmose. On sait, en effet, qu'un courant galvanique détermine un mouvement rapide du liquide dans le tube, bien qu'on se serve du même liquide à l'extérieur et à l'intérieur. Mais il abandonna ensuite cette explication, et dans son dernier mémoire à l'Institut, il attribua les phénomènes d'endosmose à la seule force de la capillarité.

Le contact de deux métaux, de deux substances inégalement chauffées, développe de l'électricité ; elle se dégage également dans toute opération où se produit une combinaison, dans la simple séparation d'un corps par une action mécanique, et dans l'imbibition de l'eau à travers un corps poreux. L'économie animale se compose d'un grand nombre de substances hétérogènes en contact, qui se combinent ou se séparent ; elle offre la réunion de solides, de liquides, de fluides aériformes dans un mouvement continuel. Ainsi, chaque organe, chaque fonction, chaque molécule, chaque atome devient un foyer d'opérations électriques incessantes, si tous même ne puisent pas dans cet agent le principe de mouvement et de vie qui les anime.

Toutefois, indépendamment de cette électricité générale, nous reconnaissons encore avec Galvani une électricité propre, inhérente à l'animal, dont l'origine et le point de départ se trouvent dans le système nerveux. « Elle est non seulement l'excitant le plus énergique de ce système, mais encore l'agent même des propriétés qui le distinguent, et peut-être le dernier anneau qui unit la matière brute au principe de vie; car, sous son influence, nous pouvons produire à volonté tous les phénomènes de sensibilité générale et de sensibilité spéciale, nous pouvons aussi isoler et étudier à part la force motrice des nerfs musculaires. » (Gavarret.) Enfin la rapidité des impressions et des volitions ne peut être comparée qu'à celle des fluides impondérables; comme la lumière et l'électricité, elles paraissent instantanées. Les calculs imaginés pour mesurer la vitesse de propagation de la force nerveuse (1) ne reposent sur aucune base solide, et jusqu'ici on n'a pu découvrir s'il y a un intervalle *appréciable* entre le moment où la volonté commande et celui où le membre obéit, entre l'impression sur le sens et la perception dans le cerveau.

La structure apparente du système nerveux, sa distribution, son rôle, dans l'économie animale, établissent une certaine analogie entre ce système et les instruments imaginés par l'art pour produire et propager l'électricité. La puissance électrique est en raison de l'étendue des surfaces; l'énergie de la force nerveuse n'est-elle pas également proportionnée à l'étendue de la surface des organes nerveux? Pendant longtemps le scalpel de l'anatomiste ne montrait dans la structure du cerveau qu'un jeu de la nature, et sa

____

(1) Voy. Haller, *Élém. de physiol.*, t. VI.

conformation singulière était muette pour le physiologiste : mais les anfractuosités, les circonvolutions
qui sillonnent ce viscère, agrandissent singulièrement
la surface encéphalique; la découverte du déplisse-
ment du cerveau par Gall et Spurzheim ajoute un
degré de plus à l'évidence de sa destination. Rolando,
et plusieurs anatomistes après lui, ont cru reconnaître
dans les lamelles du cervelet tous les éléments de la
pile, dont les nerfs seraient les conducteurs. A l'aide
du microscope, Fontana découvrit dans le cerveau des
tubes remplis d'un liquide gélatineux, qu'Ehrenberg
observa avec plus de précision. C'est encore Fontana
qui distingua dans les fibres des nerfs un tube extérieur, ridé, inégal, tuberculeux, et un contenu con-
sistant lui-même en un autre tube membraneux et
transparent rempli d'un liquide presque gélatineux.
Tout, en un mot, dans l'organisation nerveuse, semble
combiné pour produire et propager des effets électriques.

On a prétendu, il est vrai, qu'un certain nombre
d'animaux désignés par de Blainville sous le nom
d'amorphozoaires n'avaient pas de système nerveux;
mais Ehrenberg a trouvé que les animaux microscopiques eux-mêmes n'en étaient pas dépourvus, et
Tiedemann, Spix et R. Grant disent avoir vu des filets
nerveux chez les holoturies, de la famille des zoophytes.
Nitzsch, professeur à Halle, a constaté l'existence de
trois yeux dans la tribu des cercaires, qui comprend
les animalcules spermatiques. Enfin Carus, M. Brachet,
et avec eux plusieurs anatomistes, admettent l'opinion
de Oken : celui-ci croit que la substance animale a

commencé par la masse nerveuse, d'où se sont séparés
tous les systèmes organiques; la gelée des polypes et
des méduses est cette matière à son état primordial le
plus grossier, et, pour tout dire en un mot, l'animal
n'est que nerf.

Nous ne pouvons donc admettre les conclusions de
la plupart des physiologistes, sur la non-intervention
de l'électricité dans la dynamique animale. L'identité
de ce principe et de la force nerveuse nous semble au
contraire extrêmement probable; elle est démontrée
par les phénomènes singuliers des poissons électriques,
par le courant électrique qui parcourt les nerfs et les
muscles sous l'influence de la volonté, par la structure
et la configuration de l'appareil sensitif et moteur, et
enfin par les phénomènes que le fluide électrique a le
pouvoir de déterminer sur nos organes. Prétendre que
la force motrice d'un muscle se trouve excitée aussi
par la cautérisation, par la brûlure, par le pincement
d'un nerf, ce n'est pas prouver que l'action réelle
n'est point électrique, lorsque nous voyons le contact
de deux corps inégalement chauffés, ainsi que tout
changement d'état des corps, développer de l'électricité.
Comment, dit Richerand, un fluide toujours le même
pourrait-il être le véhicule d'effets si différents? Un
nerf conduit la lumière, l'autre le son, celui-ci la
volonté, celui-là la sensibilité; par cet autre nous
digérons : un même fluide pourrait-il suffire à des
actions si différentes? Sans aucun doute. Ne voyons-
nous pas l'électricité (Becquerel) devenir tour à tour
chaleur, lumière, force physique, force d'agrégation,
et se présenter avec les caractères de fluide universel?

La diversité des fonctions, les modifications d'organes sont-elles plus variées, plus étonnantes ? Nous admettons bien avec M. Person que la faculté conductrice des nerfs est peu prononcée, que le courant électrique s'échappe du nerf et se dissémine dans les parties voisines ; mais peut-on comparer les admirables et mystérieux ressorts de l'organisme avec la grossièreté des instruments physiques, quelque perfectionnés qu'on les suppose ? Et d'ailleurs une découverte imprévue peut changer rapidement l'état de la science. En opérant sur des gymnotes dont les batteries foudroyantes pouvaient donner la mort à des crocodiles et des chevaux, M. de Humboldt ne découvrit d'abord aucune action directe sur les électromètres les plus sensibles ; il ne vit aucun phénomène de lumière électrique. Aujourd'hui on a reconnu que le courant électrique des gymnotes et des torpilles est capable de fournir une étincelle, de décomposer certains sels et d'aimanter même les aiguilles. Peu importe que les instruments ne constatent point la présence de l'électricité dans l'exercice des fonctions vitales. La pupille est jusqu'à présent le seul organe sensible à la lumière de la lune. L'arome d'une fleur frappe vivement l'odorat et produit un ébranlement dans tout l'organisme. Que dis-je ? une pensée, un souvenir, un rêve surexcite tous les sens, enflamme l'imagination, bouleverse le cerveau, fait courir le sang à flots tumultueux. Qui a pesé la lumière de la lune, qui a analysé cet esprit vaporeux de la fleur répandu dans l'air ? qui a mesuré, vu, saisi une pensée, un souvenir, un rêve ? Reconnaissons que des agents infiniment subtils, inappréciables jusqu'ici pour le chimiste et le physicien, affectent cependant nos organes. Mais prétendre que ces agents, dont l'infinie ténuité nous échappe, ne sont point une modification, une émanation du fluide électrique, serait une témérité injustifiable, et tout en respectant les doutes que certains esprits sages conservent encore, nous sommes fermement persuadé que l'intervention de l'électricité dans les opérations vitales ne tardera pas à devenir une théorie mieux appréciée et universellement reconnue.

DE L'ÉLECTRICITÉ
CONSIDÉRÉE COMME AGENT THÉRAPEUTIQUE.

En considérant la puissance du fluide électrique et son analogie avec le principe animateur de nos organes, il était naturel de croire à son efficacité comme agent thérapeutique. En 1740, Jalabert, de Genève, publia le premier des *expériences sur l'électricité avec quelques conjectures sur la nature de ses effets*. La guérison d'un paralytique lui avait fait croire, comme à beaucoup de savants, que la médecine avait trouvé dans ce nouveau principe un puissant moyen de soulagement. La publication de cet ouvrage fut suivie de ceux de Louis, Sauvages, Deshais, Bianchini, Lindhalf, Dehaën, Brydone, Gardane, Sans, Cavallo, Mazars de Cazelles, Nicolas, Bonnefoy, Mauduyt, Foller, lord Stanhope, Falconer, Sigaud de la Fond, Bischoff, Thillaye fils, Augustin, Van Mons, Walther, Kunze, P. Süe, etc. Mais, préconisée d'abord comme un remède presque universel, l'électricité ne tarda pas à tomber dans un discrédit complet. Depuis, malgré les progrès de la science, malgré les efforts de quelques savants et une application plus intelligente et plus rationnelle de cet agent, il n'a pu encore prendre rang dans la thérapeutique, et de nos jours il n'est employé qu'à titre de méthode exceptionnelle.

Avant de pouvoir déterminer les cas où il serait convenable de l'appliquer, il aurait fallu préciser son mode d'action. Il nous semble que toutes les expériences tendent à le ranger dans la classe des excitants. C'est aussi dans cette direction que furent entrepris les premiers essais ; ceux de Mauduyt sont les plus propres à faire juger ce qu'on peut attendre de l'électricité ; c'était assurément l'un des médecins les plus éclairés et les plus probes de son époque. On trouve cinquante et un paralytiques sur quatre-vingt-deux malades soumis par lui au traitement. Neuf d'entre eux le cessèrent après un petit nombre de séances ; quatre en avaient obtenu un succès marqué ; vingt-huit ne le suivirent pas aussi longtemps que Mauduyt l'aurait désiré : le plus court fut d'un mois, le plus long de cinq ; moyenne, trois mois. Vingt et un furent soulagés ; cinq n'obtinrent aucun résultat. Quatorze malades se soumirent à toutes les conditions de durée imposées par Mauduyt : sur ce nombre, quatre n'éprouvèrent aucune amélioration ; dix retirèrent des avantages marqués de l'électricité. Son efficacité parut douteuse dans quelques cas de rhumatisme et de rhumatisme goutteux ; il n'en fut pas de même pour la surdité, et sept malades, sur dix qui avaient l'ouïe dure, obtinrent une amélioration très prononcée. L'une de ces malades portait au sein une glande de la grosseur d'une noisette, elle se dissipa entièrement. Ce dernier fait surtout mérite une attention particulière; il n'est pas douteux qu'employée avec persévérance, l'électricité ne pût résoudre un grand nombre de glandes lymphatiques qui ont résisté à tout autre traitement. *Il Filiatre sebezio* contient quatre exemples de guérisons dues à MM. Rocco, Manigrassi et Pizutti. Dans le premier, il s'agit d'un médecin qui portait depuis longtemps un noyau squirrheux adhérent et très douloureux, dans le voisinage de la dernière fausse côte gauche; dans le second, d'un engorgement glandulaire douloureux, de nature scrofuleuse, adhérent à l'une des branches de la mâchoire inférieure; le troisième est relatif à un médecin de quarante-cinq ans, affecté d'hypertrophie du foie et de la rate et d'une obstruction ancienne des glandes mésentériques; le quatrième enfin se rapporte à un homme de cinquante ans, affligé de douleurs arthritiques aux membres inférieurs et d'une hyperostose, du diamètre d'un pouce, au tiers supérieur du bras gauche. Dans ces divers cas, le galvanisme fut le seul agent thérapeutique mis en usage, et il eut un plein succès. Burman, ayant à traiter une fracture non consolidée du tibia et du péroné qui datait de trois mois et demi, imagina de faire passer un courant électro-magnétique à travers la fracture, au moyen d'aiguilles correspondant aux deux pôles d'un appareil. Renouvelé tous les jours pendant une demi-heure, ce traitement, commencé le 9 octobre, avait déjà produit le 30 une amélioration assez forte pour permettre au malade de vaquer à ses occupations habituelles. (*The medical Times,* 1848.)

M. Schuster guérit une hydrocèle par l'électro-puncture. En communiquant cette observation à l'Académie des sciences (23 octobre 1843), ce praticien conseille le même moyen dans l'ascite, les kystes, les épanchements sanguins et purulents, les dilatations vasculaires, les dermatoses, la phlébite, les indurations glandulaires, tuberculeuses, cancéreuses, etc. On lit dans la *Gazette médicale* (4 décembre 1841) que le docteur Krussel de Helsingfors a dissous dans l'espace de cinq minutes, à l'aide du pôle positif de la pile, une cataracte grise que M. Zerche (de Pétersbourg) avait déclaré n'être point opérable. M. Krussel prétend en outre avoir produit sur des lapins, à l'aide du pôle négatif, des cataractes qu'il a dissoutes ensuite avec le pôle positif. Nous avons lieu d'être étonné qu'une expérience aussi simple n'ait pas été répétée par les chirurgiens, pour en recueillir les effets pratiques, si le succès se confirme, ou pour la réduire à sa juste valeur, si le fait annoncé ne se vérifie pas.

L'application de la galvano-puncture au traitement des tumeurs anévrismales a réalisé un progrès chirurgical remarquable. L'idée première appartient sans doute à Pravaz ; mais, après deux essais infructueux, ce mode opératoire avait été complétement abandonné. C'est donc à M. Pétrequin que revient l'honneur d'avoir proposé la galvano-puncture pour le traitement des anévrismes, comme d'avoir encouragé par ses succès les chirurgiens à le mettre en pratique. Le premier malade guéri avait été apporté à l'Hôtel-Dieu de Lyon après une chute d'un deuxième étage, qui avait déterminé un anévrisme de l'artère temporale. L'opération, faite le 10 septembre 1845, dura environ douze minutes. A la fin de la séance, les battements avaient cessé; l'anévrisme à pulsations isochrones était remplacé par une tumeur solide. Il ne survint aucun accident, et la guérison fut définitive. Encouragé par ce résultat, le docteur Ciniselli (de Crémone) guérit par la galvano-puncture un anévrisme volumineux de l'artère poplitée, chez un vieillard de soixante-dix ans. MM. de Lisio, Semmola et Derchia traitèrent avec le même succès un vitrier âgé de trente ans, entré à l'hôpital des Incurables de Naples pour un anévrisme de l'artère poplitée. Plusieurs cas d'anévrismes, soit de l'artère brachiale, soit de la poplitée, soumises à la galvano-puncture par M. Pétrequin, cédèrent au traitement après une séance de quinze à vingt minutes. Ce chirurgien habile a donné des indications judicieuses pour transmettre l'électricité jusqu'au sac anévrismal, et opérer la coagulation du sang, en évitant de cautériser la peau et d'irriter les nerfs ; le point essentiel est d'enduire presque entièrement l'aiguille d'une couche de gomme laque ou de toute autre matière isolante.

Il règne, encore de nos jours, une telle confusion et une si grande obscurité dans l'étude des affections si diverses comprises sous le nom de maladies nerveuses, qu'on a proposé pour toutes à peu près le traitement électrique, qui convient seulement à un certain nombre. Un praticien distingué, un chirurgien des plus habiles, MM. Rostan et Jobert de Lamballe le prescrivent avec une confiance justifiée sans doute par de nombreux succès. On l'a préconisé particulièrement pour les névralgies ; M. Harris (1) dit avoir obtenu cinq guérisons sur huit cas de névralgies cérébrales soumises au galvanisme. Nous doutons néanmoins que l'expérience confirme ces résultats favorables, et plus loin nous dirons pourquoi. L'électricité nous semble devoir également être proscrite dans l'épilepsie, ainsi que dans le tétanos, dont elle a presque constamment exaspéré les accès. M. Nobili ayant vu qu'en interrompant et en rétablissant coup sur coup le courant galvanique, on déterminait dans la grenouille une sorte de tétanos artificiel, qui disparaissait par l'action d'un courant contraire, pensa que le galvanisme pourrait être employé comme moyen préservatif et même curatif de cette maladie. M. Matteucci avait émis théoriquement une opinion semblable. Malheureusement le seul exemple cité à l'appui de cette méthode est suivi de l'autopsie du malade sur qui elle fut tentée (2). L'application de l'électricité au traitement de l'aménorrhée et de quelques désordres choréiques semble plus rationnelle, et plusieurs cas de guérison en justifient l'emploi. M. Achard (de Berlin) l'a proposée également pour combattre la constipation opiniâtre ; M. Leroy d'Étiolles, pour le traitement de l'asphyxie par submersion. Déjà le docteur américain Strong, James Curry, et avant eux Hallé et Nysten, avaient parlé des avantages qu'on peut retirer de l'électricité dans les asphyxies, ainsi que dans l'état de mort apparente produite par les commotions de la foudre.

(1) *Archives de médecine*, t. VI, 2ᵉ série, 1834.
(2) Voy. *Académie des sciences*, 14 mai 1838.

L'une des applications les plus importantes de l'électricité est celle qui a été proposée par M. Jobert de Lamballe, pour les accidents formidables produits quelquefois par le chloroforme. Les expériences du savant chirurgien n'ont été faites jusqu'ici que sur des animaux, mais leur résultat les recommande vivement à la sollicitude des médecins. M. Jobert a étudié les effets de l'électricité à toutes les époques de la chloroformisation, depuis la période irritative jusqu'à celle où les battements du cœur ont cessé d'être perceptibles; dans ce dernier état, il est inutile de chercher à rappeler une vie qui n'est plus. Mais pour peu que cet organe conserve quelques contractions, l'agent électrique en rétablit promptement la régularité; le désordre des autres fonctions se dissipe également, l'organisme et la vie se raniment sous l'influence du fluide régénérateur. Dans ces diverses expériences, M. Jobert de Lamballe s'est servi tantôt de l'appareil de M. Duchenne, dont les deux pôles étaient appliqués à l'origine des muqueuses anale et buccale, et tantôt il a fait usage de la galvano-puncture qui lui a paru avoir une activité plus prompte et plus énergique encore (1).

Dans un ouvrage intitulé : *Recherches médico-physiologiques sur l'électricité animale* (Paris, 1827), M. le docteur Coudret considère le fluide électrique comme identique avec le fluide nerveux ; il pense que ces agents peuvent se suppléer mutuellement, du moins dans de certaines limites. Suivant ce médecin, toute

______

(1) Voy. *Mémoire présenté à l'Académie des sciences*, 29 août 1853.

partie enflammée ou douloureuse dégage une quantité notable d'électricité; les moyens propres à soustraire cet excès de fluide produisent alors un effet antiphlogistique et sédatif. M. Coudret attribue l'influence fâcheuse exercée quelquefois par l'électricité sur l'économie à son accumulation anormale; pour porter remède aux maux qui en dérivent, il s'agit d'enlever l'excès d'électricité qui détermine la phlogose ou l'inflammation. Dans les divers établissements où ces moyens sont mis en usage, tous les appareils ont pour but d'ajouter plus ou moins d'électricité à celle que possède l'économie, et par conséquent d'exciter plus ou moins d'effervescence et d'irritation dans les organes; c'est donc à enlever l'électricité surabondante que M. Coudret s'est particulièrement attaché. Sa méthode consiste à appliquer sur les parties malades un appareil à pointes métalliques, armé d'un manche isolant, et offrant à son centre un cordon conducteur propre à mettre une aiguille en communication avec le sol. Il cite quatre-vingt-seize observations qui ont rapport pour la plupart à des phlegmasies superficielles telles qu'érysipèles, ophthalmies, ou à des affections nerveuses, migraines, palpitations de cœur, dans lesquelles l'application de son appareil électro-moteur paraît avoir réussi. Du reste, cette manière de voir n'est pas nouvelle. En 1779, l'Académie de Lyon avait proposé pour sujet de prix une question ainsi posée : *Quelles sont les maladies qui dépendent de la plus ou moins grande quantité de fluide électrique dans le corps humain, et quels sont les moyens de remédier aux unes et aux autres?* Dans l'ouvrage couronné de l'abbé

Bertholon, les maladies correspondent à la classification des anciens méthodistes ; toutes sont électriques ou non électriques ; les unes dépendent d'une trop grande quantité de fluide, les autres sont occasionnées par une trop faible proportion. De là, toute une doctrine thérapeutique fondée, elle aussi, sur l'électricité. Il est inutile de relever les erreurs de cette classification ; on les retrouve plus ou moins dans les systèmes de la plupart des novateurs. Cependant elle renferme des vues qui, négligées entièrement par les modernes, les ont conduits à de fausses applications d'un agent thérapeutique dont le véritable pouvoir est presque entièrement méconnu, et que l'on a injustement délaissé.

Toutes les observations, avons-nous dit, tendent à prouver que l'électricité doit être rangée dans la classe des excitants ; par conséquent, son emploi comme force régénératrice n'est indiqué que dans les affections caractérisées par la débilité, le défaut de ton, la perte ou la langueur des fonctions, l'atrophie des organes. Ce point établi, le procédé pour faire pénétrer l'électricité comme agent thérapeutique est d'une haute importance. On n'a pas encore suffisamment étudié les différences produites par les divers modes d'électrisation, tels que la bouteille de Leyde, le bain électrique, l'électro-puncture, la galvano-puncture, etc. L'Académie des sciences et l'Académie de médecine ont désigné M. Duchenne comme l'un des praticiens qui ont su faire de l'électricité l'application la plus intelligente et la plus profitable. Son appareil à double courant lui permet d'en graduer et d'en mesurer l'intensité sur une très grande échelle. Il a supprimé les aiguilles qui avaient le grave inconvénient d'effrayer les malades, d'exciter la douleur et de produire parfois des escarres plus ou moins étendues. Suivant M. Duchenne, les appareils d'induction à double courant sont les seuls qui fournissent une électricité vraiment médicale, et permettent soit de la limiter à la périphérie du corps, soit de la diriger sur un nerf, un muscle déterminés, soit enfin de la faire pénétrer sans danger à l'intérieur des organes. Indépendamment de l'application thérapeutique souvent heureuse qu'il en a faite dans les lésions de la sensibilité et de la contractilité, contractures permanentes, paralysies partielles, atrophies des membres, M. Duchenne est parvenu à découvrir les fonctions jusqu'ici problématiques, souvent méconnues, de certains muscles, et, suivant l'heureuse expression de M. le professeur Bérard, l'électrisation localisée a permis de créer une sorte de *myologie animée*.

CHAPITRE XI.

DE L'INFLUENCE DE L'ÉLECTRICITÉ ATMOSPHÉRIQUE SUR L'HOMME.

Dans le traité *De la nature de l'homme*, Hippocrate a résumé en quelques lignes toute sa doctrine étiologique. Suivant cet homme célèbre, les maladies proviennent les unes du régime, les autres de l'air atmosphérique. Ce qui caractérise ces dernières, c'est lorsqu'un grand nombre d'individus se trouvent attaqués en même temps et de la même manière. Il est évident que le régime particulier de chacun ne saurait être le principe d'une maladie qui frappe les personnes de tout âge, de tout sexe et de toute condition. La cause en est donc liée à quelque chose dont nous usons tous, dit Hippocrate, et ce quelque chose, c'est l'air que nous respirons.

Pour tout observateur attentif, il est bien démontré que les maladies générales épidémiques proviennent des influences extérieures atmosphériques, telles que la température, l'état hygrométrique, les saisons, les vents, etc. La connaissance des phénomènes électriques de l'air est l'une des conquêtes de la science moderne. Personne ne peut douter maintenant de la puissance de ce grand modificateur sur l'économie animale; mais parmi tant de causes agissantes, nous ignorons quelle est l'action spéciale de l'électricité, et l'influence qu'elle exerce sur la production des maladies.

Nous avons rapporté à la page 142 la table des observations du docteur Turley, recueillies pendant quatre années consécutives, de 1845 à 1848. Durant cette période, la moyenne de l'intensité de l'électricité atmosphérique, mesurée par des chiffres, a été de 47 degrés pour le mois de juin et 605 degrés pour celui de janvier. Le docteur Turley explique, par ces chiffres, l'atonie qui s'empare de nous en juin et juillet, et l'énergie de nos fonctions pendant la saison d'hiver; on est également tenté d'attribuer à une semblable différence l'indolence des hommes du Midi et la vigueur de l'homme du Nord. « Sur les bords de la mer Rouge, dit M. Aubert-Roche, avec un ciel pur, sans nuage et sans vent, il arrive que l'organisme éprouve un affaissement tel que toute espèce d'action musculaire et d'acte cérébral deviennent pénibles, absolument comme on l'observe en Europe, chez certains individus à l'approche d'un orage. Dans ce cas, sur la mer Rouge, le baromètre ne varie pas; on ne peut donc attribuer cet effet à la pesanteur de l'air. Au contraire, lorsqu'en Europe un semblable effet est produit par un orage, le baromètre varie, ce qui indique qu'on peut en appeler autant alors à l'état de l'atmosphère qu'à l'électricité (1). »

A l'exemple de M. Turley, quelques médecins font consister dans le plus ou moins d'électricité le degré de vitalité des végétaux et des animaux. Ils n'hésitent

(1) Voy. *Ann. d'hyg.*, 1844, n° 61.

pas à attribuer à une diminution de l'électricité terrestre la maladie des pommes de terre, et probablement celle dont le froment, la vigne et la betterave sont atteints depuis quelques années. Déjà, en 1845, M. Raspail avait émis l'opinion que la première de ces maladies est due à une influence météorologique; d'après ce savant, elle date de la trombe de Monville et de Malaunay. Cette maladie se déclara à Doullens, immédiatement après le double orage du 29 juillet 1850. Celui-ci était tellement chargé d'électricité, qu'il semblait n'être qu'un éclair continu. Dans les environs de Doullens, il tomba des grêlons de la grosseur d'un œuf de poule, et 36 millimètres d'eau dans l'espace d'une heure vingt minutes.

Mais tandis que les uns attribuent la plupart des épidémies à la diminution de l'électricité atmosphérique, suivant d'autres, le plus grand nombre des maladies, et surtout les névroses, sont occasionnées par une accumulation considérable de l'électricité générale, dont les nuages orageux et les contrées marécageuses sont les sources les plus abondantes. D'après M. Pallas, médecin principal en Algérie, les marais, par leur constitution géographique et leurs effets sur l'économie animale, présentent la plus grande analogie avec la pile galvanique. Leur action nuisible devient d'autant plus redoutable, que l'eau dont ils sont formés tient en dissolution une plus grande quantité de matières organiques ou salines. L'isolement au moyen de lits et de canapés soutenus par des pieds de verre ou de résine, lui paraît le moyen le plus convenable pour combattre cette influence morbide.

Le reproche que nous adressons aux théories précédentes, c'est de manquer de preuves ; d'ailleurs, ainsi que nous l'avons fait remarquer, les observateurs ne sont pas même d'accord jusqu'à présent sur le rôle de l'électricité dans la production des maladies. Doit-on les attribuer à la prédominance ou à la diminution de l'intensité électrique de l'air ? Depuis quelques années cette dernière opinion réunit un assez grand nombre de partisans. Elle s'est produite avec insistance pendant la dernière apparition du choléra épidémique en Europe. Voici sur quelles observations un médecin français établi en Russie fonde son opinion : A Moscou, en 1847, éclata un orage accompagné d'éclairs et de tonnerre, ce qui annonce chaque année la fin de l'hiver et le retour du printemps ; aussi en 1847, n'y eut-il point de choléra à Moscou. En 1848, l'hiver se prolonge, aucun orage ne se déclare, et le choléra apparaît : il envahit Saint-Pétersbourg le 7 juin de la même année ; pendant tout ce mois pas un orage, pas un éclair, pas un coup de tonnerre ; aussi période croissante de l'épidémie. Dans la nuit du 5 au 6 juillet, un violent orage survient à la suite d'une journée de chaleur étouffante, les éclairs et le tonnerre se succèdent sans intervalle. Ce fut le signal de la décroissance de la maladie. L'observation précédente ne prouve nullement que le choléra provienne d'un manque d'électricité dans l'air. Les faits que nous allons rapporter paraissent-ils plus favorables à cette hypothèse ?

« On lit dans une lettre de Saint-Pétersbourg : Pendant tout le temps où le choléra a sévi avec intensité dans cette ville, temps où il n'y avait pas moins de mille malades et de cinq cents décès par jour, l'aiguille aimantée a été continuellement agitée et vacillante. Cette anomalie n'a cessé que pendant un seul jour où un brouillard épais régnait sur la ville. On a remarqué, dans les mêmes circonstances, que les appareils électriques et magnétiques perdaient beaucoup de leur puissance. Un aimant qui habituellement portait quatre-vingts livres n'en soutenait plus que treize au fort de l'épidémie. Depuis que le choléra est dans sa période décroissante, la puissance de l'aimant augmente peu à peu, et de treize livres, elle est maintenant remontée à soixante. Pendant un certain temps même, le télégraphe électrique ne pouvait plus fonctionner. » Tout en donnant communication de cette lettre à l'Académie des sciences (28 août 1848), M. Arago fit toutes réserves, tant sur la réalité que sur l'explication du phénomène. Il rappela que rien de semblable n'avait été observé en France lors de l'épidémie de 1832; ajoutons aujourd'hui que rien de pareil ne s'y est produit en 1849 pendant la seconde invasion.

On a également prétendu, mais sans apporter de preuves à l'appui, que, pendant le règne du choléra à Cayenne, l'aiguille de la boussole avait présenté de grandes perturbations, et que les appareils électro-magnétiques avaient perdu une partie de leur puissance. Les observations faites à Berlin, à Hambourg, à Londres, à Paris, n'ont signalé aucune anomalie de cette nature; toutefois il n'en a pas été ainsi à Bruxelles : pendant la plus grande partie de 1849, l'électricité atmosphérique a eu un moindre degré d'intensité que pendant les années précédentes. De 1845 à 1848, l'électromètre a indiqué pour le mois de janvier une moyenne de 53 degrés; en 1849, cette moyenne n'a été que de 39 degrés. La même disproportion s'est maintenue jusqu'au mois d'août; ensuite tout semble être rentré dans l'ordre, et la période annuelle a suivi son cours accoutumé. Comme dans les années ordinaires, le maximum d'intensité s'est présenté en janvier, et le minimum en juin. En publiant le résultat de ces expériences faites avec l'électromètre de Peltier, M. Quetelet s'est abstenu d'en tirer une conséquence quelconque relativement à l'étiologie du choléra (1).

Parmi les médecins français, M. Fourcault s'est montré l'un des partisans les plus convaincus de l'opinion qui fait intervenir les causes météorologiques dans la production des épidémies meurtrières. D'après ce savant, le choléra est dû à la non-équilibration de l'électricité atmosphérique et du magnétisme terrestre. Par suite de ce défaut d'équilibre, les corps vivants perdent une partie de leur électricité, et se trouvent soumis aux accidents graves que les causes secondaires peuvent déterminer dans les fonctions importantes. Aussi voit-on l'épidémie apparaître dans les régions du globe, dans le cours des saisons et pendant la période diurne, où l'on observe le plus grand affaiblissement de l'électricité, c'est-à-dire sous les tropiques, en été et la nuit, tandis qu'elle s'affaiblit,

(1) Voy. *Ann. de la médecine belge*, janvier 1850.

suspend sa marche ou s'arrête dans les régions septentrionales, en hiver et pendant le jour, par suite de
l'accroissement de la puissance électrique de l'atmosphère.

M. Fourcault attribue également à la non-équilibration de l'électro-magnétisme, la peste, la fièvre jaune,
et les fièvres intermittentes pernicieuses ; ces redoutables maladies exercent principalement leurs ravages
chez les peuples qui couchent sur le sol. Dans ces
circonstances, ce n'est point par l'intermédiaire de
prétendues émanations délétères que la terre communique un germe morbide à une foule d'individus, qui
restent au bivouac la nuit, mais bien en leur enlevant
les deux agents essentiels de la vie, le calorique et
l'électricité. M. Fourcault conseille d'isoler les lits
des cholériques au moyen de substances non conductrices de l'électricité. Il est persuadé qu'on obtiendrait
des résultats plus favorables encore, en mettant à la
disposition des populations exposées à l'influence épidémique des hamacs ainsi que des lits soutenus par
des pieds de résine ou de verre.

Quoiqu'on n'ait pas prouvé d'une manière évidente
que les épidémies soient dues à l'affaiblissement de
l'intensité électro-magnétique de l'air atmosphérique,
cependant les observations précédentes suffisent pour
éveiller l'attention des savants sur ce sujet. Les trois
grands fléaux qui déciment les nations modernes, la
peste, le choléra et la fièvre jaune, ont pris naissance
sous les climats brûlants de l'Afrique, de l'Asie et de
l'Amérique. C'est dans la saison la plus chaude qu'ils
exercent les plus grands ravages ; mais si, dans ces

contrées et à ces époques de l'année, l'état électrique de l'air se trouve à son minimum d'intensité, ne doit-on pas tenir compte aussi des hautes températures et des exhalaisons qui s'élèvent d'un sol desséché? D'ailleurs il n'est pas même démontré que la force électrique habituelle ait diminué dans les années et aux époques signalées par de grandes épidémies.

Les variations journalières des différentes qualités de l'air sont renfermées dans d'étroites limites, et lorsque les observations s'étendent à une année, à une saison ou même à un seul mois, on trouve des moyennes presque identiques. Toutefois, à l'instant où ils se produisent, les changements ont une influence manifeste sur l'organisation. Nous sommes porté à croire que la circonstance la plus favorable pour le libre jeu des fonctions est celle où les fluides vitrés et résineux, combinés et neutralisés l'un par l'autre, constituent l'*état naturel* des corps. Mais si l'air est humide, il s'opère une assez grande perte d'électricité par tous les corps conducteurs. Cette perte est l'une des causes de la fatigue que l'on éprouve à mesure que l'hygromètre indique une plus grande humidité. Des nuages orageux viennent-ils à se former, ils agissent sur l'électricité naturelle du corps humain et la décomposent. Cet état, comme celui de la terre, peut être porté jusqu'au point de tension qui cause les coups foudroyants. La nature semble troublée dans ses lois : on voit certaines sources bouillonner et des flammes jaillir du sein des eaux. On éprouve alors des douleurs vraiment *fulgurantes* dans les tumeurs érectiles, les cancers, les anciennes cicatrices, les cors aux pieds, etc. A l'approche des orages, les individus d'un tempérament nerveux sont pris quelquefois de dyspnée, de battements de cœur; toutes les maladies caractérisées par l'élément *douleur*, névralgies habituelles, gastralgies, céphalalgies, migraines, rhumatismes chroniques, se réveillent ou s'exaspèrent. J'ai vu, dans ces moments, se déclarer des crises d'une violence excessive; mais à peine les premières gouttes de pluie viennent-elles à tomber, entraînant dans le réservoir commun cette masse de feux électriques libres qui sillonnent l'atmosphère, que les douleurs se calment, et parfois se dissipent comme par enchantement.

Après avoir montré quel degré de surexcitation une atmosphère chargée de fluides électriques en liberté occasionne souvent sur les maladies nerveuses, il est aisé de se figurer ce qu'un temps orageux doit produire sur le moral de l'homme. L'impatience, la disposition colérique, les passions violentes, peuvent être vivement excitées par l'excès d'électricité, et le calme de l'âme semble renaître avec la sérénité du ciel. De telles impressions longtemps continuées et souvent renouvelées agissent donc fortement sur l'organisation cérébrale. De là, chez les nations intertropicales, à côté de la nonchalance rêveuse, une irritabilité physique et morale qui dégénère parfois en passions violentes. De là peut-être la mobilité d'idées, l'impétuosité des penchants qui ne permettent pas toujours à la raison d'exercer un souverain empire dans ces événements supérieurs, irrésistibles, qui décident de la destinée de l'homme.

Les orages, qui bouleversent l'atmosphère, exercent-ils une action appréciable sur les qualités mêmes
de l'air et sur la production des maladies? On a répété longtemps que, sur tous les points du globe et
dans toutes les saisons, l'air atmosphérique présentait les mêmes éléments et des proportions identiques.
Toutefois les dernières analyses des chimistes ont
prouvé que l'air contient un certain nombre de principes dont anciennement on ne soupçonnait pas même
l'existence. On peut citer les trois principaux : l'ammoniaque, l'acide azotique et l'ozone, qui sont évidemment le produit des actions électriques.

Des analyses faites pendant quatre mois dans le
voisinage de Caen par M. Pierre, professeur à la Faculté des sciences, lui ont offert 4 milligrammes
et demi d'ammoniaque pour chaque mètre cube d'air.
Les expériences faites par M. Boussingault prouvent
que la pluie tombée dans les champs renferme notablement moins d'ammoniaque que la pluie recueillie
au sein des villes. La première ne contient pas, à
beaucoup près, 1 milligramme d'ammoniaque par
litre, tandis que la quantité de ce principe s'élève à
une moyenne de $3^{\text{millig.}},45$ pour les eaux mesurées à
l'Observatoire de Paris. Ces résultats ne surprendront
personne ; l'atmosphère des grandes cités se trouvant
continuellement viciée par les émanations d'un grand
nombre de produits animalisés. Quoi qu'il en soit,
l'air dans toute son étendue présente donc de l'ammoniaque en plus ou moins grande quantité. Suivant
M. Barral, l'eau de pluie qui tombe annuellement à
Paris sur un hectare de terrain contient la proportion

énorme de 31 kilogrammes d'azote, dont 9 proviennent de l'ammoniaque, et 22 de l'acide azotique. Déjà Cavendish avait découvert que l'étincelle électrique de nos appareils détermine dans l'air une formation d'acide azotique ; MM. Bergman, Liebig et Henri Ben-Jones avaient trouvé des traces sensibles de cette substance dans l'eau de pluie ; mais ces appréciations vagues étaient loin de présenter l'exactitude des mesures employées par M. Barral : nous en reparlerons dans une autre partie de cet ouvrage.

La découverte de l'ozone, due à M. Schönbein, le célèbre chimiste de Munich, est appelée, suivant M. Faraday, à un grand avenir. D'après ces savants, lorsqu'il y a décharge électrique dans l'air, il se produit presque toujours de l'ozone ; il s'en forme également dans l'eau traversée par un courant électrique. C'est un corps gazeux analogue au peroxyde d'hydrogène de M. Thenard, ou peut-être n'est-il que de l'oxygène à un état particulier et doué de propriétés spéciales. Il produit le plus haut degré d'oxydation dont les substances métalliques soient susceptibles, détruit les couleurs bleues végétales, et blanchit l'indigo et le curcuma.

Suivant M. Schönbein, l'odeur de l'ozone est celle qui s'exhale des machines électriques, et celle du chlore à son état de concentration. L'air chargé de ce principe rend la respiration difficile, enflamme les membranes muqueuses, produit des affections catarrhales ainsi que des sensations désagréables. Il ne doute point qu'à l'état pur il ne soit un poison mortel.

Lorsque les observations manquent, nous ne voulons hasarder aucune conjecture. Toutefois personne ne révoque en doute le caractère épidémique, contagieux même suivant quelques uns, de l'ophthalmie, du coryza, du catarrhe pulmonaire, de la grippe, de l'embarras gastrique, de la fièvre typhoïde, du rhumatisme, de la dyssenterie. La plupart des pathologistes attribuent un certain nombre de ces affections aux variations atmosphériques, et particulièrement au passage subit d'une température chaude à une température froide. Contrairement à des assertions toutes gratuites, nous avons remarqué que la plupart des épidémies, dues à une cause atmosphérique, surviennent plutôt à l'époque des changements opposés, et par le passage du froid au chaud. Nous avons connu un assez grand nombre de personnes constamment atteintes de coryzas opiniâtres pendant le règne des chaleurs intenses. Dans la production des maladies que nous venons de citer, l'intervention de l'électricité ne nous semble pas douteuse. Des expériences ultérieures peuvent seules nous apprendre si, dans ces circonstances, elle agit par elle-même ou par l'intermédiaire des corps gazeux dont elle provoque la formation dans l'air, soit l'ammoniaque, soit l'acide azotique, soit enfin l'ozone. Suivant M. Schönbein, ce dernier principe affecte principalement les membranes muqueuses et produit les épidémies catarrhales. Il dit aussi avoir vu de petits animaux, tels que les souris, tués par une atmosphère chargée d'ozone. Tout le monde a pu remarquer qu'un grand nombre de vers à soie et d'autres insectes périssent à la suite d'un orage. Celui qui éclata sur Paris, à onze heures du soir, vers la fin de juillet 1848, empira sensiblement l'état des blessés de juin, et, dans les hôpitaux et les ambulances, la mortalité fut de beaucoup plus considérable cette nuit-là que les précédentes.

Malgré le petit nombre d'observations que la science possède, l'influence de l'électricité atmosphérique dans l'étiologie des maladies nous paraît incontestable. Nous sommes persuadé qu'on ne peut acquérir des notions certaines qu'en précisant le mode d'influence exercée par l'électricité ; on y parviendra, nous n'en doutons pas, en étudiant cette action sous le triple rapport de son intensité, de sa décomposition dans les corps conducteurs, et enfin des produits qu'elle développe dans l'atmosphère, soit lentement, soit dans la violente explosion des orages.

CHAPITRE XII.

DU MAGNÉTISME TERRESTRE (1).

Le magnétisme minéral est, comme l'électricité, l'un des phénomènes les plus curieux de la physique ; on ignore complétement encore ce qui le produit, et la découverte de cet agent, si intéressante d'ailleurs, n'a répandu jusqu'ici aucune lumière sur la météorologie. L'aimant naturel se trouve en plus ou moins grande proportion dans les mines de fer. Ses propriétés étaient très anciennement connues : Thalès et Pythagore les découvrirent à leurs disciples ; les peuples occidentaux savaient parfaitement que le fer peut recevoir et conserver longtemps les propriétés de la pierre d'aimant.

Il y a des aimants d'une force telle qu'ils peuvent tenir suspendues des masses considérables. Pline rapporte que Dinocarès proposa à Ptolémée Philadelphe de bâtir un temple dont la voûte, garnie de pierre d'aimant, soutiendrait sans aucun appui une statue de fer de la reine Arsinoé. Saint Augustin parle aussi d'une statue suspendue de son temps à Alexandrie, au

(1) Euripide donne à la pierre d'aimant le nom de *pierre magnétique* ; on l'appelait plus ordinairement *héracléenne*. Ces deux noms provenaient de Magnésie et d'Héraclée, villes de Lydie, où l'on avait découvert l'aimant.

milieu du temple de Sérapis. A l'exposition universelle de Londres, en 1851, un fabricant anglais, M. Henley, a exposé des aimants artificiels qui portent 1,000 kilogrammes : ce sont des faisceaux composés de trente à quarante lames.

« L'aimant attire le fer, dit Kouopho, philosophe chinois du ive siècle, de même que l'ambre attire les plus petites graines de sénevé ; c'est comme si un souffle mystérieux parcourait les deux matières, et se communiquait de l'une à l'autre avec la rapidité de la flèche. » Dans sa description de la Chine, Duhalde prétend que, mille ans avant J.-C., on se servait de la boussole dans les voyages de terre, à travers les immenses steppes de la Tartarie : « Onze cent dix ans avant l'ère chrétienne, dit M. de Humboldt (*Asie centrale*, introduction), des ambassadeurs du Tong-King et de la Cochinchine, craignant de ne pas retrouver le chemin de la patrie, l'empereur Tch'ing-Wang leur fit cadeau de cinq chars magnétiques indiquant le sud au moyen du bras mobile d'une petite figure humaine. Dès le iiie siècle, les jonques chinoises naviguaient sur l'océan Indien d'après les indications magnétiques. » Suivant M. de Humboldt, cette connaissance de l'orientation par la boussole donna une grande supériorité à leurs descriptions orographiques et hydrauliques. Déjà ils avaient exploré le cours des grandes eaux, déterminé la position des chaînes de montagnes, alors que les géographes grecs et romains ignoraient encore la vraie direction des Apennins et des Pyrénées. C'est de la Chine, dit-on, que la boussole fut rapportée par le célèbre Marco Paolo, en 1295. Dans un poëme satirique manuscrit de Guyot de Provins, composé vers 1200 (1), il est fait mention de cet instrument sous le nom de *Marinière*. Cependant, l'opinion la plus commune en attribue la découverte au napolitain Flavio Gioja, vers l'an 1300. Ce fut longtemps après cette époque (en 1492), que Christophe Colomb partit pour la découverte d'un monde, et que Vasco de Gama (1497) doubla le cap de Bonne-Espérance.

De tous les phénomènes magnétiques, si importants et si curieux du reste au point de vue de la science, la boussole est encore le seul qui présente un intérêt réellement pratique. Tout le monde sait que lorsqu'un aimant est suspendu par un fil, ou placé sur un pivot mobile, après quelques oscillations, l'une de ses extrémités se dirige spontanément vers le pôle boréal et l'autre vers le pôle austral. A cette découverte se rattache celle de ces continents et de ces îles qui ont ouvert une nouvelle voie aux relations des peuples, et reculé l'horizon de nos connaissances. Il est vrai que, cinq siècles avant l'ère chrétienne, le Carthaginois Hannon reçut l'ordre de faire le tour de l'Afrique : il pénétra dans l'Océan par le détroit de Gibraltar; mais le manque de vivres l'empêcha de pousser ses explorations au delà du cap Bojador. Cependant il est difficile de nier que le cap de Bonne-Espérance n'ait été doublé avant la découverte de la boussole. Pour

____

(1) Guyot de Provins visita en troubadour les principales villes d'Europe, et fit le voyage de Jérusalem. A son retour, il entra dans le couvent de Cluny et composa son poëme, intitulé : *Bible*, où il fronde les vices des hommes de toutes les professions.

s'en convaincre, il suffit de lire le passage suivant d'Hérodote : « Sous le règne et par l'ordre de Nécos, roi d'Égypte, des Phéniciens, s'étant embarqués sur la mer Erythrée, naviguèrent dans la mer australe. Quand l'automne était venu, ils abordaient à l'endroit de la Libye où ils se trouvaient, y semaient du blé, attendaient la moisson, puis se remettaient en route. Ils naviguèrent ainsi pendant deux années, et la troisième ils doublèrent les colonnes d'Hercule et revinrent en Égypte. A leur retour, ils racontèrent qu'en faisant voile autour de la Libye, *ils avaient eu le soleil à leur droite.* Ce fait, ajoute l'historien, ne me paraît nullement croyable (1). » La réflexion même d'Hérodote est une preuve nouvelle du fait qu'il rapporte. Mais il sert à montrer aussi que, si l'audace de quelques hardis aventuriers les a portés à tenter une navigation téméraire, loin des côtes et sur des mers inconnues, leur exemple a trouvé peu d'imitateurs. C'est donc la découverte seule de la boussole qui a rendu les mers lointaines tributaires de l'homme; elle a contribué aussi à faire de la navigation une science presque mathématique.

En 1600, un homme d'un grand génie, William Gilbert, devinant en quelque sorte les découvertes de plusieurs siècles, avait avancé dans un important ouvrage intitulé : *Physiologia nova de magnete,* que le magnétisme et l'électricité étaient les manifestations diverses d'une même force, inhérente à la matière, dont elle est cependant distincte; car elle peut s'affaiblir, disparaître et se reproduire sans modifier en

____

(1) Hérodote, liv. IV, chap. XLII.

rien l'apparence et le poids des corps. Gilbert regardait la terre comme un immense aimant, et ne tenait compte que de la quantité des particules matérielles.

Dans un travail communiqué à l'Académie des sciences, le 23 décembre 1833, M. Duperrey présenta des vues nouvelles et importantes sur le magnétisme terrestre. En évaluant la surface des deux hémisphères magnétiques, ce savant trouve que le nord est au sud dans le rapport de 1,000 à 1,0154, d'où il conclut une inégalité analogue de température. Suivant M. Duperrey, l'hémisphère sud est plus froid que l'hémisphère nord d'un peu moins de 1 degré.

Le savant fondateur d'une théorie générale du magnétisme, Frédéric Gauss, attribue à la terre la force magnétique d'un barreau aimanté d'une livre par chaque huitième de mètre cubique. Suivant Gilbert, c'est à l'influence terrestre qu'est dû l'état magnétique des croix de fer placées sur les vieilles tours des églises. Les premières observations de ce genre furent faites en 1590, sur la tour de l'église Saint-Augustin, à Padoue, par un chirurgien de Rimini, nommé Jules César. Quarante ans plus tard, Gassendi fit la même remarque sur la croix du clocher de Saint-Jean d'Aix, qui avait été renversée par la foudre. On a reconnu depuis, avec plus de précision, qu'on aimante un barreau d'acier en le laissant pendant un certain temps dans la direction où se trouve l'aiguille de la boussole. Les mines de fer (1) et les instruments de

(1) Il existe en Norvége, en Suède, à Siam en Chine, aux îles Philippines, à Saint-Domingue, des mines de fer considérables présentant à un très haut degré la propriété magnétique.

fer ou d'acier sont tous plus ou moins aimantés. Aussi les masses de ce métal employées dans la construction des vaisseaux, les ancres, les canons et les différents outils exercent-ils sur la boussole et la marche des chronomètres une action perturbatrice, signalée pour la première fois par Wales, astronome de l'expédition de Cook. Les déviations de l'aiguille peuvent s'élever jusqu'à 15 et 20 degrés. Le professeur Barlow, de Wolwich, a imaginé, pour remédier à ce grave inconvénient, un appareil ingénieux adopté par les physiciens, et connu sous le nom de *compensateur magnétique.*

La propriété caractéristique de l'aimant est celle d'attirer le fer et d'être attiré par lui avec la même énergie. Cette force s'exerce dans le vide, dans l'air ; elle traverse tous les corps à l'exception du fer, mais diminue toutefois en raison de la distance. Tout aimant a deux pôles et une ligne neutre, où cesse de s'opérer l'attraction ; singulier phénomène qui se reproduit entier, avec sa ligne neutre et ses deux pôles attractifs, dans chaque fraction d'un aimant brisé.

Un courant électrique, quelques décharges de la bouteille de Leyde, suffisent pour aimanter un fil de métal recouvert de soie et roulé en hélice. En Angleterre, on a prétendu avoir aimanté des aiguilles en les exposant aux rayons lumineux ; mais Reiss et Moser ont répété ces expériences sans obtenir de résultat. Si l'on prend un tube de verre entouré d'un fil métallique roulé en hélice ; si l'on fait revenir en ligne droite, par l'intérieur du tube, l'une des extrémités du fil en suspendant transversalement l'appareil par son centre de gravité, à l'aide de pointes qui établissent un courant galvanique, la colonne se dirigera spontanément vers les pôles de la terre, comme l'aiguille aimantée. M. Arago a montré qu'en plaçant une tige de fer dans l'intérieur du cylindre, elle s'aimante rapidement. OErstedt a reconnu qu'une aiguille aimantée, placée dans le voisinage d'un courant électrique, se dérange de sa direction naturelle, et ne se tourne plus vers les pôles.

On a vu la foudre, tombant sur un vaisseau, changer subitement les pôles de la boussole, tantôt en détruire le magnétisme et tantôt le communiquer à des instruments métalliques qui auparavant n'en offraient aucune trace. En 1675, deux bâtiments se rendaient de Londres à la Barbade ; à la hauteur des Bermudes, la foudre brisa le mât et déchira les voiles de l'un, tandis que l'autre ne reçut aucun dommage. Le capitaine du deuxième navire, ayant remarqué que le premier virait de bord et paraissait vouloir retourner en Angleterre, demanda la cause de cette détermination subite, et n'apprit pas sans étonnement que son compagnon ne croyait pas avoir changé de route. L'examen des boussoles du bâtiment foudroyé montra que les fleurs de lis de la rose des vents, dirigées auparavant vers le nord, marquaient maintenant le sud, en sorte que les pôles avaient été totalement renversés par la foudre. Cette anomalie persista durant tout le voyage.

Boyle rapporte qu'au mois de juillet 1681, le tonnerre tomba sur le navire l'*Albemarle*, à une centaine de lieues du cap Cod. Indépendamment d'assez grands dégâts, on reconnut, d'après l'inspection des étoiles, que, des trois boussoles du bâtiment, deux, au lieu de marquer le nord comme précédemment, indiquaient le sud, tandis que l'ancien point nord de la troisième était dirigé à l'ouest.

La foudre tombée sur le navire anglais le *Dover*, le 9 janvier 1748, renversa les pôles des aiguilles des quatre boussoles. Pendant le voyage du brick *Méduse*, de la Guayra à Liverpool, elle détruisit le magnétisme des quatre boussoles du bâtiment. Le même phénomène fut observé sur le *New-York*, en 1827. « Les altérations que la foudre fait éprouver aux aiguilles aimantées des boussoles nautiques, dit M. Arago, ont eu souvent de très graves conséquences..... A la suite d'un coup de foudre, des marins, trompés par les fausses indications de leurs instruments, se sont jetés sur les écueils dont ils croyaient s'éloigner à toutes voiles. » Ce savant rapporte qu'en 1809 un bâtiment génois vint se briser sur la côte, à quelque distance d'Alger, au moment où, induit en erreur par la position anormale qu'un coup de tonnerre avait donnée aux boussoles, le capitaine croyait faire route vers le nord.

On cite un grand nombre de circonstances où la foudre a communiqué le principe magnétique à des objets qui en étaient privés auparavant. En juin 1731, un marchand de Wakefield avait placé dans l'angle de sa chambre une caisse d'ustensiles de fer et d'acier qui devaient être envoyés aux colonies. Le tonnerre, ayant pénétré dans sa maison, brisa la caisse et dispersa tout ce qu'elle contenait ; on reconnut que les fourchettes, les couteaux, etc., étaient tous devenus fortement magnétiques (1). M. Arago fait remarquer combien de déviations locales l'aimantation instantanée des masses de fer répandues sur un navire peut exercer sur la boussole ; elles deviennent d'autant plus nuisibles, qu'en pleine mer le navigateur a peu de moyens d'en constater l'existence et d'en déterminer la valeur. Le danger que la foudre peut faire courir en altérant la marche des chronomètres ne mérite pas moins d'être signalé. Quand un coup de foudre aimante les diverses pièces d'acier qui entrent dans leur composition, et particulièrement le balancier, une nouvelle force, le magnétisme terrestre, s'ajoute à celle des ressorts qui réglaient la marche de ces admirables mais très délicates machines. Cette nouvelle force donne lieu quelquefois à des accélérations ou à des retards sensibles. Aussi, après un certain nombre de jours de navigation, en résulte-t-il sur la longitude géographique des erreurs très dangereuses. Les chronomètres du paquebot le *New-York*, à leur arrivée à Liverpool, étaient de 33 minutes 58 secondes en avance de ce qu'ils auraient marqué si la foudre n'eût point frappé le bâtiment (2).

Les exemples que nous avons rapportés, aussi bien

(1) La foudre étant tombée dans la boutique d'un pauvre cordonnier de Souabe, tous ses outils furent tellement aimantés, qu'il ne pouvait plus s'en servir. Il était sans cesse occupé à débarrasser son marteau, ses tenailles et son tranchet, des clous, des aiguilles et des alènes dont ils s'emparaient sur l'établi.

(2) Voy. *Ann. du bureau des longitudes*, année 1838, p. 348.

que les découvertes des physiciens modernes, tendent
à confirmer l'opinion de William Gilbert sur l'identité
de l'électricité et du magnétisme. Il n'est pas démontré
avec moins d'évidence que toutes les parties de la terre
sont aimantées. En 1802 , Coulomb communiqua à
l'Académie des sciences une série d'expériences ayant
pour but de prouver que tous les corps possèdent à
divers degrés la propriété magnétique. Cette doctrine
trouva des contradicteurs, et les effets signalés par le
savant physicien furent attribués à une cause étrangère. Mais MM. Arago, Becquerel, Faraday et Pouillet
prouvèrent depuis que ces phénomènes étaient réellement dus au magnétisme. Il résulte des recherches de
M. Arago, que l'eau, la glace, le verre, le charbon, le
mercure, exercent une action sur les oscillations d'une
aiguille aimantée. Toutes les substances capables de
servir de conducteurs peuvent acquérir passagèrement
des propriétés magnétiques ; mais le fer, le nickel et
le cobalt seuls les retiennent d'une manière durable.

CHAPITRE XIII.

DES PROPRIÉTÉS DE L'AIMANT.

Depuis le commencement de ce siècle, l'étude des propriétés de l'aimant a pris la plus grande extension ; aujourd'hui la terre est couverte d'observatoires magnétiques. Ce résultat est dû principalement à l'insistance de M. de Humboldt, et les recherches de ce grand naturaliste, continuées pendant trente-deux ans sur les points les plus distants du globe, en Amérique, en Europe, en Asie, embrassent un espace de 188 degrés de longitude, des frontières de la Chine à la mer du Sud.

Pour faciliter la description, on suppose que le principe du magnétisme est composé de deux fluides, l'un austral et l'autre boréal, qui s'attirent ou se repoussent suivant qu'ils sont de noms différents ou semblables. Ce fluide répandu en diverses proportions sur toute la surface de la terre est-il le même dans les profondeurs du sol et dans les hautes régions de l'atmosphère ? Il est permis d'en douter ; on sait seulement qu'il ne subit aucun changement au fond des puits des mines. Toutefois les corps à la température de fusion perdent la propriété magnétique ; elle doit en conséquence cesser dans les couches du sol progressivement échauffées où la matière est incandescente; nous verrons aussi qu'elle se modifie avec la hauteur.

Le caractère le plus manifeste des corps qui possèdent la vertu magnétique, c'est d'attirer le fer. Les aimants présentent dans leur action un phénomène remarquable. Si l'on place un pendule dans leur voisinage, on reconnaît que certains points lui impriment une grande déviation, tandis que d'autres n'en produisent qu'une très faible, et même presque nulle; les extrémités de l'aimant agissent avec une grande force, le milieu n'exerce aucune action attractive. Les deux points extrêmes ont reçu le nom de pôles de l'aimant.

Le fer et l'acier trempé deviennent magnétiques, soit par un contact prolongé, soit par des frictions répétées avec un aimant naturel; ils jouissent alors des mêmes propriétés et les conservent toujours.

Une aiguille aimantée, suspendue par son centre de gravité sur un pivot qui lui permet de se mouvoir, après une série d'oscillations rapides, tourne ses extrémités vers les pôles de la terre. Le pôle austral de l'aiguille se dirige vers le nord, le pôle boréal vers le sud. C'est avec ce simple instrument que sont étudiés la plupart des phénomènes magnétiques, à la surface du globe et dans les régions polaires des deux hémisphères. Cette étude comprend trois classes essentielles de phénomènes : la *déclinaison*, l'*inclinaison* et l'*intensité*. On appelle *isogoniques*, les lignes d'égale déclinaison ; *isocliniques*, les lignes d'égale inclinaison ; *isodynamiques* les lignes d'égale intensité.

DE LA DÉCLINAISON MAGNÉTIQUE.

On donne le nom de *méridien magnétique*, au plan idéal qui passe par le centre de la terre, et par la direction d'une aiguille aimantée horizontale. Il forme avec le plan astronomique un angle plus ou moins ouvert, dont la mesure fournit le degré de déclinaison de l'aiguille aimantée. Cette déclinaison offre de notables différences à de très petites distances ; elle a varié, par exemple, sans causes connues, de deux degrés entre Londres et Paris. Faut-il attribuer ces différences à la forme des continents, aux masses ferrugineuses, à la nature des terrains, toutes circonstances dont on doit tenir compte dans les observations ? La déclinaison est dite orientale ou occidentale, selon que le pôle de l'aiguille passe à l'est ou à l'ouest de la méridienne.

Les lignes de déclinaison changent continuellement de place : à Paris, elles ont varié de plus de 30 degrés en trois siècles. En 1580, elle était de 11° 30′ E., et de 0 degré en 1663. Elle passa à l'ouest en 1678, atteignit 22 degrés en 1785. Les années suivantes, elle n'a varié que de quelques minutes. Enfin, depuis quelques années, les oscillations qu'elle éprouve font présumer qu'elle tend à revenir vers l'est. Le dimanche 16 novembre 1851, à une heure deux minutes après midi, la déclinaison de l'aiguille aimantée, mesurée dans le pavillon situé à l'extrémité sud de la terrasse de l'Observatoire avec une boussole de Gambey, était de 20° 25′ 0″. Voici du reste le tableau des déclinaisons observées à Paris jusqu'en 1852.

Table des déclinaisons observées à Paris.

Années.	Déclinaisons.	Années.	Déclinaisons.
1580.	11° 30′ E.	1817.	22° 19′ O.
1618.	8	1818.	22 22
1663.	0	1823 et 1824.	22 23
1678.	1 30 O.	1824.	22 22
1700.	8 10	1827.	22 20
1767.	19 16	1828.	22 05
1780.	19 55	1829.	22 12
1785.	22 00	1830.	22 09
1800.	22 12	1832.	22 03
1805.	22 15	1835.	22 04
1810.	22 27	1837.	21 48 46″
1813.	22 28	1838.	21 46 01
1814.	22 34	1848.	20 41 53
1815.	22 30	1850.	20 34 18
1816.	22 25	1851.	20 25 00

Ainsi, depuis 1580, la déclinaison a varié de plus de 30 degrés; la marche était progressive vers l'ouest jusqu'en 1814; depuis cette époque, elle éprouve un léger mouvement rétrograde vers l'orient.

Il n'est pas douteux que la boussole ne soit soumise aux mêmes variations sur tous les points du globe. En comparant ses observations avec celles de Billings, l'amiral Wrangell constata, en 1821, que dans l'espace de trente-cinq ans, la déclinaison avait diminué de 5 degrés sur les bords de la mer Glaciale, entre les deux caps Baranoff (2ᵉ vol., p. 165). On comprend combien la connaissance de ce phénomène est importante dans l'art de la navigation. Christophe Colomb avait déjà remarqué que la déclinaison magnétique peut servir à déterminer la longitude du lieu où se trouve un vaisseau, et dans son second voyage il parvint à s'orienter d'après cette indication.

Indépendamment des variations annuelles, on en observe de diurnes dans les lignes de déclinaison. Ainsi, dans notre hémisphère, la pointe de l'aiguille aimantée, tournée vers le nord, marche de l'est à l'ouest depuis huit heures un quart du matin jusqu'à une heure un quart après midi, et de l'ouest à l'est depuis une heure un quart jusqu'au lendemain matin; toutefois elle reste presque stationnaire pendant la nuit. A Paris, le maximum de ce mouvement est au mois de juin, il s'élève à 14' 25"; le minimum arrive en décembre, il est de 9' 5". On s'accorde assez généralement à attribuer ces variations à la température, ou plutôt à l'influence solaire. Cassini a fait cette remarque importante que, dans les caves de l'Observatoire, à 30 mètres au-dessous du sol, et par conséquent à l'abri des influences de la lumière et de la chaleur solaires, l'amplitude des variations diurnes est exactement la même qu'à la surface.

Dans le Nord, les variations diurnes sont plus grandes et moins régulières, et l'aiguille ne demeure point immobile pendant la nuit. L'amplitude des variations diminue à mesure qu'on s'avance des hautes vers les basses latitudes; il existe même une ligne où, sauf de très légères oscillations, la déclinaison est à peu près nulle: cette ligne pourrait être nommée, dit M. de Humboldt, *ligne sans variation horaire de la déclinaison*.

DE L'INCLINAISON MAGNÉTIQUE.

L'inclinaison est l'angle que fait avec l'horizon l'aiguille aimantée dans le plan vertical de son méridien ; elle augmente successivement de l'équateur aux pôles ; les variations horaires, s'il en existe, n'ont pu être appréciées. A Paris, depuis environ deux siècles, l'angle d'inclinaison a diminué lentement, et presque d'année en année, sans subir d'oscillation notable, ainsi qu'on peut le voir dans la table suivante.

Table des inclinaisons observées à Paris.

Années.	Inclinaisons.	Années.	Inclinaisons.
1671	75° 00′	1820	68° 20′
1754	72 45	1821	68 14
1776	72 25	1822	68 11
1780	71 48	1823	68 08
1791	70 52	1824	68 07
1798	69 51	1825, 1826	68 00
1806	69 12	1829	67 41
1810	68 50	1831	67 40
1814	68 36	1835	67 24
1816	68 40	1838	67 14
1818	68 35	1841	67 09
1819	68 25	1851	66 35

Ainsi, depuis 1671, l'inclinaison a diminué presque constamment d'année en année à Paris. Depuis 1835, cette diminution a été d'environ 3′ chaque année les quinze dernières. Le jeudi 20 novembre 1851, à deux heures trente minutes après midi, dans le pavillon de l'Observatoire, l'inclinaison de l'aiguille, observée avec une boussole et deux aiguilles de Gambey, a été trouvée, par une moyenne de plusieurs déterminations, de 66° 35′. Robert Norman inventa la boussole d'inclinaison en 1576. Aussitôt Gilbert se vanta de pouvoir, au moyen de cet instrument, déterminer même au milieu de la nuit la plus ténébreuse, le lieu où se trouve un vaisseau. M. de Humboldt, s'appuyant sur des observations personnelles, montra que, sur les côtes du Pérou, dans la saison des brouillards, on peut à l'aide de l'inclinaison déterminer la latitude avec une exactitude suffisante pour les besoins de la navigation (1).

L'inclinaison, comme nous l'avons vu, diminue à mesure qu'on avance des hautes vers les basses latitudes. La ligne sur laquelle l'inclinaison est nulle a reçu le nom d'*équateur magnétique*. Celui-ci ne coïncide pas avec l'équateur terrestre, et forme autour du globe, sans sortir cependant de la zone équatoriale, une ligne irrégulière qui a subi des changements séculaires. De 1822 à 1825, M. Duperrey a traversé à six reprises différentes l'équateur magnétique, et déterminé les deux points où celui-ci coupe l'équateur terrestre ; ces deux points sont appelés les *nœuds magnétiques*. En 1825, l'un de ces points était près de l'île Saint-Thomas, dans le golfe de Guinée, à 188 degrés et demi de longitude du second nœud, situé lui-même près des îles Gilbert, dans la mer du Sud. Mais les observations du capitaine Sabine, faites de 1825 à 1837, montrent que le nœud magnétique de l'île Saint-

(1) *Cosmos*, t. II, p. 341.

Thomas s'est déplacé de 4 degrés, en avançant de l'orient vers l'occident; il est à peu près certain que le second nœud s'est avancé vers l'ouest d'un même nombre de degrés.

DES PÔLES MAGNÉTIQUES.

On a donné le nom de *pôles magnétiques* à certains points du globe où l'aiguille d'inclinaison, cessant d'être horizontale, atteint 90 degrés. On sait depuis longtemps que ces points ne correspondent pas aux pôles terrestres. M. Duperrey avait indiqué, dans les régions polaires, deux espaces bornés par des lignes de très forte intensité, où ces pôles devaient se rencontrer; ces points seraient l'intersection commune de tous les méridiens : l'un se trouverait au nord de l'Amérique septentrionale, par 70° 5' lat. N. et 99° 7' long. O.; l'autre, au sud de la Nouvelle-Hollande, par 75° 20' lat. S. et 130° 10' long. E.

Dans une carte de l'Amérique, publiée à Rome, en 1508, le pôle boréal est figuré par une île volcanique située au nord du Groënland; on s'imaginait que si l'on était assez heureux pour toucher au pôle magnétique lui-même, il fallait s'attendre à éprouver quelque effet prodigieux. En 1832, le célèbre capitaine James Clark Ross découvrit le pôle magnétique boréal, sur la terre de Bootia-Félix, par le 70° 5' 7" de latitude nord, et 96° 46' 45" de longitude ouest du méridien de Greenwick (à 140 lieues du pôle terrestre). «On pourrait croire, dit ce navigateur célèbre, que le pôle magnétique ressemble à la montagne fabuleuse de *Sinbad*, que c'est au moins une montagne de feu ou d'aimant, aussi haute que le Mont-Blanc : il n'en est rien. La nature n'a élevé aucun monument à cette place qu'elle a choisie comme le centre d'un de ses plus mystérieux pouvoirs. Nous n'eûmes qu'un regret, ce fut de n'avoir pas les moyens de réparer l'oubli de la nature, et d'élever sur cette côte basse et désolée une pyramide de pierre assez solide pour résister aux ravages du temps et des Esquimaux. »

Le pôle magnétique austral n'avait pu être fixé d'une manière aussi précise; l'infortuné Dumont d'Urville le plaçait par approximation au 71ᵉ degré lat. S., 130 degrés long. L'honneur de le découvrir était encore réservé au capitaine Ross. On ne peut lire sans admiration son voyage aventureux dans l'océan Antarctique en 1840-41. Après avoir visité avec l'*Erebus* et le *Terror* les îles Auckland et l'île Campbell, il dépassa le cercle antarctique le 1ᵉʳ janvier 1841, se dirigeant au sud-ouest vers le pôle magnétique. Enfin il découvrit la *terre australe* à 71° 56' lat. S. et 171° 7' long. E., et prenant terre, il se mit en possession de l'île qu'il appela *Victoria*, du nom de la reine d'Angleterre. En avançant vers le sud, il vit un volcan en pleine activité, auquel il donna le nom d'*Erebus*, puis à côté un cratère éteint qu'il appela mont *Terror*. Il suivit cette terre jusqu'à 78° 4' lat. S.; ce qui est la plus haute latitude atteinte par la navigation européenne. Puis sortant du canal, de peur d'être enfermé par les masses de glace qui augmentaient sans cesse (le froid était de —20 degrés), il prit la direction de l'est, et se trouva une seconde fois à 160 milles du pôle. La *terre aus-*

trale lui parut une île de formation volcanique, s'élevant au-dessus de la mer en montagnes à pic de 9,000 à 12,000 pieds, couvertes de neiges éternelles et de glaciers qui descendaient jusqu'à la mer, où ils formaient une muraille perpendiculaire hérissée de pointes. Le capitaine Ross trouva le pôle magnétique austral sur la terre *Victoria*, à 75 degrés de latitude, à l'ouest du volcan *Erebus*.

En parlant des phénomènes si curieux du magnétisme terrestre, nous avons eu l'occasion d'en constater l'extrême mobilité. L'aiguille de déclinaison a varié de 30 degrés en moins de deux siècles ; à Paris, l'inclinaison même a diminué de plusieurs degrés ; elle aura sans doute augmenté proportionnellement sur d'autres points du globe. Ainsi que nous l'avons vu, le nœud magnétique, fixé par M. Duperrey à l'île Saint-Thomas, s'est déplacé de 4 degrés en très peu d'années. On peut avancer en quelque sorte avec certitude que les pôles magnétiques participent de cette mobilité, de ces changements presque continuels ; mais leur éloignement et leur position dans des contrées où l'on ne peut aborder sans péril permettront difficilement de vérifier ces conjectures.

DE L'INTENSITÉ MAGNÉTIQUE.

Les observations sur l'intensité de la force magnétique ne datent en réalité que des voyages d'Entrecasteaux et de Humboldt. Toutefois, d'après M. Pouillet, « Graham paraît être le premier qui se soit occupé de cette question vers la fin de 1722 ; Musschenbroek fit quelques efforts pour la résoudre en 1729 ; Lemonnier, en 1776, se contenta d'en montrer l'importance ; de Saussure voulut comparer la force magnétique de la terre à Genève et au sommet du Mont-Blanc ; enfin, Borda, reprenant la question dans toute sa généralité, indiqua les moyens de la résoudre avec une grande approximation. » On sait positivement qu'en juillet 1787, Condorcet, secrétaire de l'Académie des sciences, avait entre les mains le récit d'observations faites par Lamanon pendant l'expédition de la Pérouse ; il y est affirmé que la force attractive de l'aimant est moindre sous les tropiques que vers les pôles, et que l'intensité magnétique, déduite du nombre des oscillations de la boussole d'inclinaison, change et augmente avec la latitude. Selon la remarque de M. de Humboldt, Lamanon a le premier reconnu cette loi de l'intensité du magnétisme ; mais elle avait été négligée et mise en oubli, et sa véritable existence scientifique date du moment où M. de Humboldt publia ses observations. Ce savant a toujours considéré la découverte de la loi du décroissement des forces magnétiques, du pôle à l'équateur, comme le résultat le plus important de son voyage en Amérique ; il en fit le sujet d'un mémoire, lu à l'Institut le 26 frimaire an XIII. Ce fut après cette époque, que de Rossel communiqua à M. Biot six observations faites de 92 à 94 ; elles établissent la loi de décroissement de l'intensité magnétique dans l'archipel Indien ; mais il est à présumer qu'avant la lecture de M. de Humboldt, de Rossel n'avait pas reconnu la régularité avec laquelle l'intensité décroît du pôle à l'équateur.

Les voyages aérostatiques de MM. Biot et Gay-Lussac étaient destinés, en grande partie, à examiner si la force magnétique, qui à la surface de la terre dirige l'aiguille aimantée vers le nord, a la même intensité à quelque hauteur qu'on s'élève. Leurs observations, ainsi que celles de de Saussure et de Humboldt, dans les pays de montagnes, tendent à montrer qu'aux plus grandes hauteurs qu'il soit donné à l'homme d'atteindre, on ne remarque aucun décroissement appréciable dans la force magnétique. Cependant d'autres observations faites par Kupffer en 1829, au sommet de l'Elbrouz, dans le Caucase, semblent indiquer un résultat opposé. D'après M. Arago, cette dernière conclusion pourrait même être tirée des observations de MM. Biot et Gay-Lussac dans leur voyage aérien. Il est vrai qu'ils ont trouvé à l'aiguille aimantée la même intensité à la hauteur de 7,000 mètres qu'à la surface du sol. Mais, en réalité, elle aurait dû être plus grande à cette élévation, puisque l'aiguille oscille d'autant plus vite que la température est moindre. Du reste, suivant Klaproth, la diminution de la force directrice de l'aiguille aimantée, sous l'influence de la chaleur, a été enseignée longtemps avant Gilbert et Hooke, dans l'ouvrage chinois *Ou-thsa-tsou*.

C'est aux recherches infatigables de Sabine, recherches poursuivies dans les régions les plus éloignées, du Groënland aux côtes de Guinée, que nous devons la connaissance de la distribution géographique de l'intensité magnétique. Ces lignes, ainsi que M. de Humboldt le fait remarquer, ne sont pas parallèles à celles d'égale inclinaison ; la force magnétique est loin d'atteindre son minimum d'intensité à l'équateur, comme on le crut d'abord ; elle n'est même uniforme sur aucun point de la ligne. Ce minimum d'intensité, mesuré par Erman à 0,706, se trouve par 19° 59' de latitude sud, et 37° 24' de longitude ouest ; le maximum d'intensité s'élève à 2,071. Ainsi, le rapport exact est de 1 à 2,933, et le rapport approximatif celui de 1 à 3. Aux îles Melville, près du pôle, Sabine a reconnu que l'intensité magnétique n'était que de 1,624, tandis qu'elle est de 1,803 à New-York. Du reste, elle diffère sensiblement dans des lieux assez rapprochés, ainsi que le prouvent les exemples suivants : elle se trouve de 1,371 à Londres, de 1,348 à Paris, de 1,318 à Lyon, de 1,303 à Turin, et 1,284 à Marseille. Les causes de ces différences sont entièrement ignorées ; on n'a pu encore décider si l'intensité totale reste constante, ou si elle est sujette à des variations analogues à celles qu'éprouvent la déclinaison et l'inclinaison.

CHAPITRE XIV.

DES AURORES BORÉALES.

On a rattaché à l'histoire du magnétisme terrestre l'apparition des aurores boréales, dont la beauté et la magnificence animent la solitude et les longues nuits des régions polaires. Au retour des voyages qu'il entreprit, de 1698 à 1702, sur un vaisseau mis à sa disposition par le gouvernement anglais, le célèbre Halley exprima la pensée que l'aurore boréale était un phénomène magnétique. Le nom seul dénote une certaine analogie avec la lumière douce et brillantée qui, dans nos contrées, précède le lever du soleil. A l'horizon (voy. de Wrangell, t. II, p. 371) apparaît un segment formant un angle visuel de 20 à 80 degrés d'étendue, dont la clarté est plus douce que celle de la pleine lune. De la partie orientale du segment s'élèvent plus tard des colonnes lumineuses et des faisceaux de rayons de couleur ardente qui se courbent dans la direction du vent. Ces colonnes disparaissent et se renouvellent à des intervalles de deux ou trois minutes; les unes ne s'élèvent pas au-dessus du segment, les autres atteignent une grande hauteur. Elles se meuvent avec une rapidité incroyable, présentant toutes les couleurs de l'aurore, depuis le jaune et le violet jusqu'au vert et au rouge pourpre. Après que ce tableau mouvant, dont aucune description ne peut rendre les effets capricieux et magiques, a duré plus ou moins longtemps, quelquefois même plusieurs heures, les jets lumineux se renouvellent moins souvent, puis ils s'affaiblissent et s'éteignent. L'arc lui-même s'obscurcit ou se décompose en lignes lumineuses qui sillonnent par intervalles l'obscurité de la nuit. Une fois, l'amiral Wrangell vit les colonnes de umière s'élever à une grande hauteur et se ranger en cercle autour de la lune, qui répandait elle-même une vive clarté au moment où l'aurore boréale était dans tout son éclat. Il crut entendre, dans la direction des lueurs, un léger frôlement pareil au murmure du vent. Cependant la plupart des observateurs s'accordent à dire qu'aucun bruit n'accompagne l'apparition de ces phénomènes.

On n'a pu déterminer jusqu'ici la hauteur réelle des aurores boréales; on croit cependant qu'elles se forment dans les limites de l'atmosphère, et même dans la région des nuages. De Wrangell avait observé que le vent hâtait la marche des colonnes lumineuses, dont la direction constante est vers les pôles magnétiques. On les distingue quelquefois en plein jour; et lors même qu'elles ne sont pas visibles, leur présence est encore signalée par l'agitation de l'aiguille aimantée.

Pendant leur séjour à Bosekop, sur la côte de Laponie, MM. Lottin, Bravais et Siljerstroem virent cent soixante aurores boréales en deux cent dix nuits. Les aurores australes sont tout aussi fréquentes. Celle que le capitaine Cook observa et décrivit dans son second voyage aux mers du Sud était des plus bril-

lantes : d'un point de l'horizon, dit ce grand navigateur, elle se répandit sur presque tout le firmament ;
tantôt elle cachait les étoiles, tantôt celles-ci traversaient sa vapeur purpurine. Elle différait des aurores
boréales en ce qu'elle était d'une couleur toujours
bleuâtre.

Nous rapprocherons de ces descriptions les particularités que présenta l'aurore boréale du 17 novembre
1848 ; elles furent communiquées à l'Académie des
sciences par M. Arago, dans la séance du 4 décembre,
d'après les observations recueillies à Grenoble, à Montpellier, à Bordeaux, au Havre, à Madrid, à Pise, à
Florence et à Venise. Voici l'aspect que présentait le
ciel à Montpellier, vendredi soir à neuf heures, moment
où le phénomène allait atteindre son plus vif éclat :
Au nord, à l'horizon, une bande lumineuse occupait
environ 50 degrés, déclinant un peu vers le couchant
et ressemblant à la première aube du matin. Au-dessous, quelques nuages tranchaient par leur teinte
sombre avec la clarté du ciel ; au-dessus des nuages,
une lumière rouge fort vive par moments s'élevait à
50 degrés environ sur une étendue de 90 degrés.
L'éclat de la bande lumineuse augmenta jusqu'à neuf
heures trente minutes ; elle effaçait alors la grande
Ourse ; entre la Polaire, la Lyre et le Cocher, aucune
étoile n'était visible. Le nuage rouge, au milieu duquel
brillait l'étoile Wéga éclatante de blancheur, paraissait
se déplacer et subir des changements d'intensité.
Mais ce qu'il y eut de plus remarquable dans le phénomène, ce furent les rayons ou jets de lumière qui
s'élevaient à certains moments dans une direction à

peu près verticale, s'évanouissaient quelques minutes après pour reparaître sur d'autres points, et qui conservaient pendant leur apparition une certaine immobilité. Ces rayons, sensiblement parallèles au méridien magnétique, atteignaient jusqu'au zénith. Les uns étaient d'un rouge vif, et contrastaient avec la teinte blanche des autres. A dix heures, les jets de lumière se succédaient toujours à de courts intervalles, mais au lieu de s'élever parallèlement, ils paraissaient diverger d'un point placé au-dessous de l'horizon. La clarté blanche avait diminué d'intensité; les nuages rouges s'étaient étendus vers le couchant, et embrassaient alors un intervalle de 150 degrés, savoir : 50 degrés à l'est et 100 degrés à l'ouest. L'étoile de l'Aigle brillait à travers la lueur rouge qui, au levant, atteignait presque la constellation du Cocher.

Pendant ce temps, l'aiguille aimantée a été observée avec soin, et l'on constata un écart vers l'est de plus de 1 degré. L'aiguille ne présentait pas des secousses brusques, mais des variations lentes et irrégulières. L'aurore boréale persista jusqu'au crépuscule du matin, qui en fit disparaître les dernières traces.

Les faits observés à Pise ont une grande importance, ainsi qu'on peut en juger d'après les détails communiqués par M. Matteucci dans une lettre adressée au secrétaire perpétuel de l'Académie des sciences. Depuis quelques jours, la température était plus froide qu'elle ne l'est ordinairement à Pise dans cette saison. M. Matteucci, se rendant au bureau du télégraphe électrique, avait vu trois étoiles filantes très brillantes traverser le ciel dans différentes directions. Vers neuf

heures trente minutes, les machines du télégraphe,
qui avaient très bien fonctionné toute la journée,
furent soudainement arrêtées dans leur marche. On
essaya de les faire aller, soit en augmentant la force
du courant, soit en agissant sur elles; tout fut inutile.
De temps en temps, l'aiguille avançait par saccades;
puis elle s'arrêtait brusquement, l'ancre restant attachée aux électro-aimants. A neuf heures cinquante-cinq
minutes, M. Matteucci, sortant du bureau pour observer
le ciel, fut étonné de voir une lumière rougeâtre au
nord, au-dessus des nuages; il apprit que le phénomène avait commencé depuis environ quinze minutes.
La lumière augmenta toujours d'intensité et d'étendue
jusqu'à dix heures trente minutes; à cette heure, elle
était d'une couleur rouge sang très intense. Au lieu
de la disposition en arc, on voyait de grands nuages
d'un rouge plus ou moins vif, tantôt séparés, tantôt
réunis, qui s'élevaient par intervalles jusqu'au zénith.
Deux fois un long jet de lumière traversa le nuage
rouge dans la direction du méridien magnétique. Peu
à peu, la lumière rouge alla en diminuant d'intensité
en se répandant vers l'est, et à dix heures cinquante
minutes elle avait complétement disparu.

Pendant le phénomène, la pression barométrique
était 766^{mm},35; le thermomètre marquait 4°,80;
l'hygromètre 89 degrés. Après minuit, les machines
électro-magnétiques recommencèrent à fonctionner
comme à l'ordinaire, sans qu'il eût été fait le moindre
changement ni dans les piles, ni dans les machines
mêmes.

On remarqua en Angleterre les mêmes perturbations électro-magnétiques. Suivant M. Highton, dans la nuit du 17 novembre, le télégraphe passant à travers le *Watford tunnel*, resta hors de service pendant trois heures. « Dans ces circonstances, ajoute ce savant, il n'est pas rare de voir les aiguilles jetées contre les pièces d'arrêt, aussi fortement qu'elles peuvent l'être par les batteries galvaniques en usage. »

Les nuages blanchâtres qu'on voit souvent à la suite des aurores polaires ont fait penser à M. de Humboldt et à Thieneman que le magnétisme terrestre agit sur l'atmosphère, en condensant les vapeurs qui s'y trouvent dissoutes ; car le lendemain d'une aurore boréale, on peut voir dès le matin, dans la direction des méridiens magnétiques, des traînées de nuage qui étaient peut-être autant de rayons lumineux.

« L'apparition de l'aurore boréale, dit M. de Humboldt (1), est l'acte qui met fin à un *orage magnétique*, de même que dans les orages électriques, un phénomène de lumière, l'éclair, annonce que l'équilibre momentanément troublé vient de se rétablir enfin dans la distribution de l'électricité. » Ainsi que nous l'avons dit plus haut, Halley avait soupçonné que les aurores boréales pouvaient bien être de simples phénomènes magnétiques ; la découverte de Faraday, qui produisit la lumière par les seules forces de ce fluide, ne laissa plus de doute sur cette supposition. Dans un mémoire présenté à l'Académie des sciences, M. Morlet attribue la matière lumineuse de l'aurore boréale au fluide électrique contenu dans l'atmos-

____

(1) *Cosmos,* t. I, p. 215.

phère. Il présume qu'à de grandes hauteurs l'air raréfié devient lumineux comme sous le récipient de la machine pneumatique et dans le vide barométrique. Les orages électriques et les orages magnétiques diffèrent principalement, en ce que les premiers sont limités à des points peu étendus de l'atmosphère, tandis que les seconds semblent embrasser le globe tout entier. Aussi, le jour qui précède une aurore boréale, voit-on l'intensité, la déclinaison et l'inclinaison de l'aiguille aimantée fortement troublées par toute la terre, à ce point qu'à l'inspection seule d'une boussole, on peut, suivant la remarque judicieuse d'Arago, savoir à Paris ce qui se passe aux pôles.

CHAPITRE XV.

DE L'INFLUENCE DE L'AIMANT SUR L'HOMME.

La science de l'homme est presque infinie comme la nature ; aspect extérieur du monde, composition intime des corps, propriétés de la matière, elle comprend tout, elle s'étend à tout. Combien la connaissance même de l'homme physique et moral n'offre-t-elle pas de grandeur et d'intérêt ! Quoi de plus parfait que son organisation, de plus admirable que son génie, de plus surprenant que sa destination ! Aussi Aristote a-t-il pu dire avec raison que l'homme est un *microcosme,* ou petit monde ; et Protagoras, qu'il est *la commune mesure de toutes choses,* et en quelque sorte le nœud de l'harmonie universelle. Toutefois, certaines questions de cette science sont encore enveloppées d'épaisses ténèbres, et l'esprit ose à peine les aborder, n'y découvrant aucune lueur qui puisse guider sa marche incertaine. Ces réflexions nous sont inspirées par l'étude des propriétés de l'aimant, et l'application qu'on a voulu faire de ses lois à celles de l'organisation et de la vie.

Nous avons mentionné dans l'un des chapitres précédents les maladies qui réclament l'intervention de l'électricité ; aujourd'hui on emploie presque exclusivement les appareils électro-magnétiques, dont l'action semble en effet très appropriée à l'organisme.

L'application de l'aimant seul, et isolé de l'électricité, devient de plus en plus rare, si elle n'est pas totalement abandonnée. L'action réelle du principe magnétique soit sur nos fonctions, soit sur nos humeurs, soit enfin sur nos maladies, est obscure et problématique, quoique souvent préconisée par un assez grand nombre de bons observateurs.

On voit dans Pline que, chez les anciens, toutes les variétés de l'aimant servaient, chacune dans certaines proportions, comme remèdes ophthalmiques, et avaient surtout la réputation de guérir les fluxions des yeux. Un savant médecin du ve siècle, Aétius d'Amida, le préconisa dans la goutte, l'hystérie, la céphalalgie, et en général dans toutes les affections spasmodiques. Avicenne suivit cet exemple; de son temps le fer était regardé comme un poison, et pour en neutraliser la funeste influence, il recommanda de prendre dans un liquide approprié un gros de pierre d'aimant pulvérisée. Paracelse, à qui la thérapeutique doit l'emploi des sels mercuriels dans les maladies, ne pouvait manquer de prescrire un agent qui, outre ses propriétés évidentes, lui paraissait se rattacher à son système astrologique; il le conseillait pour toute espèce de flux, et particulièrement pour les hémorrhagies.

Le professeur Kircher avait imaginé de traiter les hernies au moyen d'un emplâtre dans lequel entraient l'aimant pulvérisé et la pulpe de grande consoude, tandis qu'il faisait prendre la limaille de fer à l'intérieur. D'autres prescrivaient la limaille de fer sur la hernie, et la pierre magnétique intérieurement.

Suivant Ambroise Paré, plusieurs malades furent guéris par cette méthode ; mais ce grand chirurgien n'avait rien vu par lui-même, et ne faisait que citer le témoignage d'autrui. On retrouve un traitement institué d'après les mêmes principes, dans les deux observations suivantes rapportées par Andry et Thouret. Un paysan des environs de Prague eut le malheur de laisser tomber dans son estomac un couteau qu'il avait, par manière de jeu, introduit dans l'œsophage. Après une attente de dix-sept jours, la gastrotomie ayant été jugée nécessaire, on eut recours à des emplâtres magnétiques sur la région de l'estomac pour attirer le couteau vers les téguments, et servir ainsi à déterminer le lieu précis de l'opération. Elle fut pratiquée facilement et avec un plein succès. Un fait entièrement pareil, dont Becher a conservé les détails, et pour lequel on eut également recours à des emplâtres magnétiques, arriva en Prusse dans le mois de mai 1635. Nous ferons observer que si jamais on croyait devoir mettre en usage un semblable moyen pour des opérations de cette nature, les plaques ou les barreaux aimantés seraient de beaucoup préférables, le fer pulvérisé perdant une grande partie de ses propriétés magnétiques.

Morgagni (1) eut recours à un procédé très ingénieux et très rationnel pour diagnostiquer d'abord, et puis extraire une parcelle de fer engagée dans la cornée : ce fut d'approcher de l'organe affecté un aimant d'une certaine force. Il s'aperçut aussitôt que

____

(1) Treizième lettre, *Anatomo pathologique*, IIe vol., p. 283, trad. de Désormeaux et Destouet.

la partie noirâtre s'élevait au-dessus de la tache ; mais
à chaque approche de l'aimant, le malade sentant l'œil
entraîné vers ce corps, avec aggravation des douleurs,
Morgagni jugea à propos de cesser pour le moment
toute nouvelle tentative ; il prescrivit la saignée, des
purgatifs et fit appliquer sur l'œil des topiques. Peu
de temps après, le fragment de fer tomba au milieu
d'une abondante sécrétion de larmes, et tous les accidents se dissipèrent. A la suite des réflexions que ce
fait lui suggéra, Morgagni s'étant livré à d'actives
recherches, découvrit enfin deux observations pareilles
à la sienne, l'une dans Kerckring, et l'autre dans
Fabrice de Hilden.

Il s'agit, dans ces observations, de fragments de fer
engagés dans la cornée, et extraits au moyen de l'aimant, quand tous les autres remèdes avaient échoué.
En pareille circonstance, Morgagni recommande vivement le même procédé : « Il est inutile, ajoute cet
homme célèbre, pour certains médecins qui, vous
voyant considérer avec attention les phénomènes de
la nature, vous demandent aussitôt avec malignité
quel profit vous pouvez en retirer pour l'exercice de
notre art. Les faits précédents prouvent au contraire
l'utilité réelle qui peut en résulter quelquefois pour
reconnaître la cause des maladies, et parfois même
pour les guérir. »

Au nombre des partisans les plus zélés du traitement des maladies par l'emploi de l'aimant, on peut
citer particulièrement : Ludwig et Weber, qui le recom-
mandent, l'un dans les paralysies, et l'autre dans les
ophthalmies ; le P. Hell, professeur d'astronomie à

Vienne ; et enfin le savant abbé Lenoble, professeur de physique à Paris. Ce fut avec des aimants préparés par ce dernier que Mauduyt, Andry et Thouret entreprirent leurs célèbres expériences au nom de la Société royale de médecine. Le mémoire qu'ils publièrent ensuite (1) est regardé comme un modèle d'érudition et de logique ; il peut tenir lieu de tout ce qui a été écrit sur les propriétés médicales de l'aimant. Pour les divers traitements, le mode d'emploi consista tantôt dans la présentation plus ou moins prolongée d'un barreau aimanté vis-à-vis des parties malades, et tantôt dans l'application permanente de pièces magnétiques de formes variées. Quelques malades ne purent supporter le traitement, la simple approche des pièces aimantées leur faisant éprouver des défaillances. On voit, dans le rapport des savants commissaires, que l'aimant guérit tantôt passagèrement, et tantôt d'une manière permanente, certains cas de rhumatismes, de dyspnées, de névralgies faciales, de palpitations de cœur. Plusieurs odontalgies, quelques symptômes spasmodiques et convulsifs disparurent même subitement. Aussi Andry et Thouret n'hésitent-ils pas à conclure que l'aimant a une action réelle et parfois curative sur le système nerveux et les maladies qui s'y rattachent.

Dans les divers essais que j'ai tentés dans le cours d'une longue pratique, certains malades ont éprouvé, comme ceux dont il est question dans le travail

(1) *Observations et recherches sur l'usage de l'aimant en médecine;* dans les *Mémoires de la Société royale de médecine*, 1779, t. III, p. 531.

d'Andry et Thouret, un sentiment subit de défaillance à chaque approche du barreau aimanté. Le fait le plus caractéristique que j'aie observé, est le soulagement d'une gastralgie très rebelle, par l'application aux jambes de larges plaques fortement magnétiques, laissées à demeure pendant plusieurs jours ; elles déterminèrent chaque fois une éruption confluente de vésicules acuminées chez un malade dont la peau semblait du reste frappée d'inertie. Mais ces observations sont très peu nombreuses ; ainsi que nous l'avons déjà fait remarquer, aujourd'hui l'emploi de l'aimant est presque tombé en désuétude, et les plaques dont on se sert quelquefois, avec ou sans l'avis du médecin, sont plutôt des amulettes pour contenter l'esprit et frapper l'imagination qu'une pratique sérieuse ou raisonnée.

Bien avant l'époque où la Société royale de médecine nomma une commission pour lui faire un rapport sur l'aimant, les propriétés de cet agent, en quelque sorte mystérieux, avaient préoccupé tous les esprits : c'était dans ces siècles illustrés par les Képler, les Galilée et les Descartes, où les rêveries de l'alchimie et de l'astrologie préparaient l'avénement de la physique, de la chimie, de la philosophie, en un mot, la grande restauration des sciences. Dans ces siècles de confusion, de recherches et d'aspirations, un grand nombre de guérisons extraordinaires, merveilleuses même, furent attribuées à l'aimant ; et la connaissance de ses propriétés singulières devint l'origine d'une philosophie et d'une médecine nouvelles. On avait remarqué sans doute que l'aiguille de la boussole ressentait des influences éloignées, et que ses effluves, comme un

esprit intelligent, traversaient l'espace sans être arrêtés ni même diminués par la distance et l'interposition des corps ; on imagina dès lors qu'on pouvait, à
l'aide de l'aimant et par des liens sympathiques,
guérir à distance les maux de ses semblables, leur
transmettre ses pensées, leur communiquer ses affections, vivre de leur vie et mourir de leur mort. On
remit en vogue les opinions des platoniciens d'Alexandrie et des disciples de Plotin, précurseurs des pan-
théistes modernes : ces philosophes supposent qu'il
existe dans l'univers un esprit universel dont tous les
corps tirent leur vie, où retournent toutes les âmes.
Wirdig, Maxwel, Cardan et Paracelse prétendent que
tous les êtres sont unis par une communication de
l'esprit vital, par un échange d'émanations qui établissent entre tous l'amour ou la haine, les sympathies ou
les antipathies. Suivant ces doctrines, le corps est
soumis, comme l'Océan, à un flux et à un reflux;
l'homme, comme tout aimant, possède deux pôles;
chaque maladie dépend d'une influence sidérale;
chaque métal, chaque sel, chaque plante se trouve en
communication avec un astre, et tire de lui le pouvoir
de guérir.

Dans le cours du xvi⁰ et du xvii⁰ siècle, on vit les
hommes les plus remarquables par l'étendue de leurs
connaissances se laisser entraîner par le mysticisme et
les rêveries philosophiques de leurs contemporains.
Platon avait eu le tort de faire intervenir les dieux
subalternes, les démons, dans le gouvernement des
corps célestes et dans la direction de nos destinées.
Les théosophes modernes poussèrent la théorie plato-

nicienne jusqu'aux dernières conséquences. Wirdig, professeur de physique et de médecine à Dorpat, regarda les fièvres comme autant d'affections des esprits. Robert Fludd, l'un des hommes les plus savants de son siècle, et qui eut de vifs démêlés avec Képler et Gassendi, peupla l'univers entier d'esprits, de génies, d'intelligences chargés de produire et de diriger tous les phénomènes du monde physique et moral ; il s'efforça même de concilier les mystères de la cabale judaïque et l'illuminisme moderne, la philosophie chrétienne et la météorologie cosmique. Du reste, il admettait deux principes de toutes choses : la vertu boréale, ou condensation produite par le froid, et la vertu australe, ou raréfaction qui dépend de la chaleur. Enfin Van Helmont, à qui l'attachement aux erreurs superstitieuses de son siècle ne peut faire perdre, dit Sprengell, la place élevée qu'il occupe à juste titre dans l'histoire de la science, publia un traité sur la guérison magnétique des plaies, et fit dépendre toutes les fonctions du corps humain d'archées particulières, soumises elles-mêmes aux ordres d'une archée générale, qui siégeait comme sur un trône à l'orifice cardiaque de l'estomac.

Nous ne discuterons pas des théories, aujourd'hui heureusement tombées dans l'oubli, et que repoussent à la fois l'observation et le raisonnement ; toutefois les hommes supérieurs qui se trompent laissent presque toujours tomber sur la route quelque brillante vérité qui devient l'héritage de l'avenir. On peut, sans se laisser égarer par les errements de l'astrologie, reconnaître que le corps humain est tributaire de la plupart des agents physiques au milieu desquels il vit ; et quant aux influences sidérales admises par Frédéric Hoffmann, Mead, Sauvages, etc., celle du soleil ne saurait être mise en doute : par la chaleur qu'il répand et l'attraction qu'il exerce, cet astre est le roi du monde planétaire, et en quelque sorte le principe des mouvements vitaux. Du reste, nous examinerons plus particulièrement cette question dans la troisième partie de cet ouvrage. Aucun homme sensé n'admet aujourd'hui la doctrine de l'esprit universel de Plotin et de Robert Fludd ; et cependant nous avons indiqué, et nous répéterons dans le chapitre suivant, qu'un principe universel, dans lequel s'opèrent tous les phénomènes de lumière, d'électricité et de magnétisme, remplit le vaste intervalle des cieux et pénètre les plus intimes molécules de la matière. Un grand nombre de médecins, Arétée, Willis, Reil et même Boerhaave, reconnaissent dans les nerfs l'existence d'esprits subtils, pouvant même former une sorte d'atmosphère à notre corps. Personne ne révoque en doute la puissance nerveuse, et chaque jour voit grandir l'opinion qui l'attribue à un fluide impondérable, à l'une des modalités du principe universel, en un mot, à l'électro-magnétisme.

L'archée de Van-Helmont est une chimère sans doute ; mais le rôle que lui attribuait ce médecin célèbre se trouve rempli, en grande partie du moins, par le système nerveux cérébro-spinal, ainsi que le prouvent les sympathies organiques ou fonctionnelles, dont l'histoire, si intéressante pour les physiologistes, est plus importante encore pour les pathologistes.

Robert Whytt avait reconnu que cette solidarité entre les diverses parties du corps, ce consensus de sensations et de mouvements qui souvent ont leur point de départ dans des régions éloignées, ne pouvaient s'expliquer entièrement par les connexions des nerfs. Les sensualistes attribuaient les sympathies à l'instinct; les spiritualistes les subordonnaient à l'âme; Barthez les considérait comme une communication des forces du principe vital entre les divers organes. Aujourd'hui la plupart des physiologistes regardent les sympathies comme des phénomènes réflexes de l'axe cérébro-spinal. Mais explique-t-on ainsi comment la présence de vers dans les intestins dilate la pupille, comment certaines femmes, ainsi que Morgagni en cite des exemples, perdent l'ouïe pendant tout le temps de la grossesse et la recouvrent après l'accouchement, comment le chatouillement de la plante des pieds occasionne des convulsions et même la mort, etc.?

Il nous semble plus difficile encore d'expliquer les antipathies que certains objets nous font éprouver. On lit dans les *Éphémérides des curieux de la nature*, qu'un soldat perdait connaissance par l'odeur de la pivoine; l'une des parentes de Scaliger tombait en défaillance à la vue d'un lis; Amatus Lusitanus cite l'exemple d'un moine qui éprouvait le même effet en voyant des roses, et qui ne sortait jamais de sa cellule dans le temps de leur floraison. L'odeur du musc, celle du castoréum, de l'ambre gris, de la cannelle, de la tanaisie, ont souvent produit la syncope (Kaaw-Boerhaave). La présence d'un chat, ou même les seules émanations de cet animal ont suffi pour occasionner des faiblesses, des anxiétés et des sueurs.

L'anatomiste Gavard ne pouvait manger des pommes sans être pris de convulsions qui ne cessaient qu'après le vomissement. Combien de personnes éprouvent une aversion insurmontable pour les huîtres, les crevettes, le homard, le vin, le lait! Amatus Lusitanus parle d'un malade pour qui le miel était un poison; j'ai connu une jeune fille qui a pris le sucre en horreur depuis une fièvre typhoïde très longue et très grave. Boerhaave a vu le raisin et les cerises produire des éruptions; le simple arome des fraises occcasionnait à madame de D... des vomissements opiniâtres. La fille de Frédéric roi de Naples, Julie de Tarragone, avait une telle aversion pour la viande, qu'elle ne pouvait la porter à sa bouche, alors même qu'on avait pris soin de la déguiser avec art, sans tomber en syncope et avoir des convulsions.

Suivant Robert Boyle, le bruit d'un couteau qu'on aiguisait occasionna une hémorrhagie des gencives. Le cri aigu d'une lime ou d'une scie, le grincement d'un verre ou du liége, le simple froissement de la soie, font éprouver à bien des gens une sensation très désagréable. Certaines voix nous blessent, certains instruments de musique nous sont pénibles à entendre. Si à diverses époques, en effet, la musique a enfanté des prodiges, rappelé à la raison de pauvres insensés, et à l'existence plus d'un malade voisin de la tombe, elle a rencontré aussi des cœurs froids et insensibles. Suivant Hippocrate, Nicanor éprouvait un grand malaise, un trouble indéfinissable lorsqu'il entendait le son d'une flûte, surtout la nuit. Lessing avait de l'antipathie pour toute musique ; la race des Midas n'est point éteinte, et plus d'une personne pourrait s'écrier comme Marmontel : *Sonate, que me veux-tu ?*

On ne saurait nier que les corps, nous dirons même les âmes, ne soient unis par certaines influences secrètes, et ne soient affectés par des agents invisibles. Plusieurs maladies se transmettent par des miasmes, ou, en d'autres termes, par des causes occultes. Comment opèrent certains remèdes ? Leur mode d'action demeure parfois ignoré. Suivant Galien, un anneau de jaspe suspendu à l'épigastre est un excellent stomachique ; j'ai vu l'application d'une racine fraîche de pivoine sur le cœur guérir une angine de poitrine fort ancienne. Le docteur D... fut délivré d'une gastralgie très pénible, en portant une noix muscade sur la région épigastrique ; il ne pouvait la quitter sans être aussitôt repris des mêmes douleurs. Devons-nous mettre tous ces faits et les faits analogues sur le compte de l'imagination, ou faut-il croire avec le savant Robert Boyle que les amulettes même guérissent par des émanations ?

Les antipathies entre certains animaux sont profondes et invincibles. Nous trouvons parmi les hommes des répugnances et des attractions non moins fortes, non moins involontaires, et que souvent la raison condamne, impuissante toutefois à les surmonter. Les contagions morales proviennent-elles également de quelques émanations ? Ces effets sont-ils dus à une atmosphère de sensibilité (Reil), ou à l'âme diffuse par tout le corps et transportant ses impressions au dehors, comme le voulait Ernest Platner? Est-ce l'imitation, l'espérance du bonheur, est-ce enfin une analogie d'organisation, de volontés, de penchants qui nous portent les uns vers les autres? Mais nous ignorons si c'est la similitude ou l'opposition des goûts et des caractères qui rapproche les cœurs et cimente les amitiés. Il faut donc admettre quelque chose d'inconnu et de *divin* dans les sympathies et les antipathies morales, qui ont une si grande place dans nos destinées.

En présence de ces mystères, on conçoit les tentatives et les erreurs de ceux qui, se laissant emporter par leur imagination, veulent tout comprendre, tout expliquer et tout lier. On voit en effet dans la nature entière une harmonie admirable, des rapports secrets, des influences mutuelles, des attractions et des répulsions, des sympathies et des antipathies. Dans l'antiquité, les épicuriens expliquaient ces phénomènes par les qualités diverses des atomes, par la manière dont ils se trouvaient superposés et ajustés les uns aux autres : lorsque deux corpuscules se rencontrent, disaient-ils, et que les éminences de l'un répondent aux cavités de l'autre, ils contractent une intime union, et se lient pour ainsi dire par de nombreux anneaux et par des crochets repliés comme des espèces d'hameçons. Aujourd'hui même, quand nous voyons se former des affections rapides, et subsister, en dépit de tout, des amitiés fortes et invincibles, dans l'impuissance de les expliquer, nous avons coutume de dire qu'il y a entre les cœurs des atomes crochus.

Ce serait un bonheur pour le philosophe de pouvoir expliquer les problèmes les plus obscurs de la science de l'homme par des théories physiques. L'électricité et l'aimant présentent au plus haut degré ces phénomènes d'attraction et de répulsion que nous avons remarqués entre certains corps, et même entre les qualités et les impulsions de certaines personnes ; mais, dans l'état actuel de la science, rien n'autorise à les faire dépendre les uns des autres et à leur attribuer, à l'exemple de quelques médecins du xvie et du xviie siècle, une origine commune.

Chez les anciens, l'aimant excitait un grand enthousiasme ; pour expliquer sa force attractive, ils l'avaient distingué, comme le feu et l'air, en mâle et en femelle. Platon compare l'aimant à la poésie, la force divine du poëte à la pierre magnétique ; et de même que cette pierre, dit-il, attire les barreaux de fer et leur communique la vertu d'en attirer d'autres, ainsi la muse inspire le poëte, celui-ci communique à d'autres le feu qui l'anime, et il se forme ainsi une chaîne inspirée. Pline place l'aimant à la tête des pierres les plus remarquables : « Quelle autre est faite pour étonner davantage, dit ce naturaliste ? Où éclate avec plus de puissance la malignité de la nature ? Elle avait donné une voix aux pierres (les échos) ; elle donne à l'aimant le sentiment et la préhension ; le fer dompte tout dans l'univers, s'élance vers je ne sais quelle matière invisible, et dès qu'il l'a atteinte, il s'y attache et l'embrasse étroitement (1). »

Nous ne possédons aucune observation sur l'influence qui pourrait être attribuée au magnétisme ter-

____

(1) *Histoire naturelle*, liv. XXXVI, chap. xxv.

restre, répandu dans l'air, sur l'organisme soit sain, soit malade. Ce fluide lui-même n'est qu'une émanation, une modalité de l'éther dont nous apercevons et nous étudions quelques unes des propriétés dans les phénomènes de la lumière, de la chaleur et de l'électricité. Nous savons que tous les corps de la nature, soit à la surface de la terre, soit dans les profondeurs du globe, soit enfin dans les hauteurs de l'atmosphère, sont traversés et par conséquent affectés par les effluves magnétiques. N'exercent-ils aucune influence sur le corps humain dont les organes sont des foyers d'électricité, dont le sang, les nerfs et la chair musculaire contiennent du fer, et par conséquent de l'aimant? Lorsqu'on regarde sur son pivot mobile l'aiguille aimantée; quand on la voit, après plusieurs oscillations, trouver sa route dans l'espace, et, au milieu des mers et de l'obscurité la plus profonde, diriger sa pointe vers l'étoile polaire et montrer au matelot la direction qu'il doit suivre; lorsqu'aux approches et pendant le règne d'une aurore boréale, invisible à tous les yeux et cachée dans la profondeur des régions polaires, la boussole devient inquiète, agitée, et, pour nous servir des expressions des physiciens, devient *affolée*, nous nous demandons qui a donné à l'aiguille cette science certaine, cet instinct infaillible? Nous serions tenté de faire la même question en pensant aux migrations des animaux. Qu'est-ce qui révèle à la cigogne, au roitelet, à l'hirondelle, au rossignol, au vautour, l'époque où ils doivent partir, le pays où ils doivent aller? Qu'est-ce qui leur fait retrouver plus tard la contrée qu'ils abandonnent mainténant ? Suffit-il de dire avec Reimar, que *l'oiseau de passage a une perception intérieure du temps où il doit changer de pays, et qu'il sent un attrait vers certaine région.* Comment l'oiseau voyageur possède-t-il cet instinct supérieur à la science ? Comment s'oriente-t-il avec plus de précision que l'homme aidé de tous les instruments nautiques ? Se guide-t-il dans l'espace comme la boussole ? Pourquoi l'homme ne ressentirait-il pas les mêmes influences, les mêmes inspirations, les mêmes affections ? Le système nerveux n'est-il pas le plus délicat des appareils ? La substance nerveuse est-elle donc moins sensible, moins impressionnable que l'aiguille aimantée ? L'expérience ne nous apprend rien sur ces questions délicates ; il serait téméraire et vain, non pas de prétendre les résoudre, mais presque de les examiner en l'absence de toute observation et de toute preuve.

On ne saurait donc exprimer trop de doutes sur les qualités occultes attribuées à l'aimant dans les siècles qui nous ont précédés, ou plutôt on doit rejeter des théories qui sont en contradiction avec les lois physiques, et ne s'appuient que sur des faits mal observés ou faussement interprétés. Mais détruire des erreurs qui ont séduit beaucoup d'esprits, ce n'est point fermer la porte aux découvertes, ni prétendre que la science de l'électro-magnétisme ne nous réserve dans l'avenir aucune surprise. On ne doit au contraire désespérer d'aucun progrès, lorsque nous avons vu de nos jours la vapeur supprimer presque la distance, et le télégraphe électrique porter la pensée d'un continent à l'autre avec la rapidité de la foudre,

CHAPITRE XVI.

CONCLUSIONS DE LA PREMIÈRE PARTIE.

En présentant quelques considérations sur les fluides impondérables, regardés comme les causes les plus ordinaires des phénomènes météorologiques, nous n'avons pas prétendu approfondir et déterminer leur nature. Loin d'envisager ces fluides comme les seules forces capables de pénétrer les corps, et d'agir sur leur masse ou sur leurs molécules en particulier, nous dirions plutôt avec Bacon : « Il y a tout lieu d'espérer que la nature renferme encore dans son sein une infinité de secrets qui n'ont aucune analogie avec les propriétés déjà connues, mais qui sont tout à fait hors des voies de l'imagination.» (*Nov. org.* aphor., 109.) La simple énumération de quelques unes des lois, ou plutôt des propriétés générales de la matière, suffira pour justifier l'opinion du célèbre Bacon.

La physique s'occupe principalement des rapports de quantité des corps, de leurs propriétés et des actions qu'ils exercent à de certaines distances : « Elle a pour objet, dit M. Pouillet, l'étude des phénomènes naturels et des causes qui les produisent. » Un corps est une réunion de molécules de matière composées elles-mêmes d'atomes. Sans adopter le système de Leucippe et d'Epicure, la science moderne admet pourtant, avec ces philosophes, que l'atome est la dernière atténuation de la matière. Ainsi, on reconnaît que la divisibilité, la porosité, la compressibilité, l'élasticité, la dilatabilité, sont les propriétés générales des corps et non des atomes. L'atome est un mythe de raison, qui peut se concevoir et ne saurait se prouver. Il est superflu de décrire ces propriétés dont l'étude appartient à la physique; tout le monde connaît la divisibilité prodigieuse, mais réelle, de certains corps odorants et de quelques métaux; les animaux microscopiques en fournissent des exemples plus merveilleux encore, s'il est vrai, comme Ehrenberg l'annonce, qu'un pouce cubique de tripoli de Bilin contienne quarante millions de carapaces siliceuses de galionelles, composées elles-mêmes d'organes et de parties distinctes. La porosité des corps n'est pas démontrée avec moins d'évidence; car les plus denses mêmes sont traversés par les fluides impondérables. Chose remarquable! les liquides, qui semblent tenir le milieu entre les corps solides et les fluides aériformes, sont cependant moins compressibles que les solides : ainsi, lorsque l'on comprime de l'eau dans un tube résistant, un canon par exemple, le métal éclate avant que le liquide soit réduit aux $\frac{19}{20}$ de son volume. Les corps les plus denses sont élastiques : si on laisse tomber une bille d'ivoire sur un plan uni, légèrement huilé, elle rebondit sans se déformer, jusqu'à la hauteur du point de départ. Des expériences décisives démontrent la dilatabilité des corps par le calorique, aussi bien que leur resserrement par la soustraction ou la perte de ce fluide.

Telles sont les propriétés générales dont les lois ont été étudiées avec soin par les physiciens. De son côté, la chimie a pour objet la composition des corps, l'analyse de leurs éléments, la connaissance des forces qui les réunissent ou les séparent; elle s'occupe des rapports de qualité. Les atomes des corps éprouvent entre eux une sympathie ou une antipathie, une attraction ou une répulsion. Suivant les chimistes, l'affinité est le principe qui réunit les molécules des corps homogènes ; la cohésion celui qui rapproche les molécules des corps dissemblables, pour en former des composés nouveaux diversifiés à l'infini. On ignore toutefois comment ces molécules, se trouvant en présence, se réunissent et peuvent exercer l'une sur l'autre une action plus grande que celle de la terre sur chacune d'elles.

Nous avons dit que tous les corps de la nature, simples ou composés, sont un assemblage de molécules ou d'atomes réunis par une cause inconnue. Les atomes sont-ils juxtaposés ou séparés l'un de l'autre par un espace, par un fluide, par une force (1)?

(1) Pline rapporte, sur la foi de Papirius Fabianus, très habile naturaliste, que les marbres croissent dans les carrières ; les travailleurs eux-mêmes affirment que les brèches qu'ils font aux montagnes se remplissent d'elles-mêmes. (PLIN., l. XXXVI, ch. XXIV.) Cardan et Savonarole émirent aussi l'idée développée depuis par Patrin, que les métaux croissent dans le sein de la terre, et que ce sont de véritables plantes souterraines. Cette opinion a été également soutenue par Avicenne, Cadet de Gassicourt, Mathiole et Vivès ; suivant ce dernier, il y a des diamants qui conçoivent et fructifient. Mais elle reçut son principal appui du célèbre Tournefort, qui la formula en quelque sorte scientifiquement, assimila les minéraux aux corps organisés, leur attribua des sexes et des fonctions, et accumula les arguments en faveur de son système de l'engendrement et de l'accroissement des pierres. Du reste, cette théorie erronée remonte à Démocrite, à Théophraste et à Mucien, qui prétendaient aussi que les pierres engendrent.

Qu'est-ce qui détermine leur structure, leurs formes variées, et ces cristaux magnifiques où l'on croirait presque apercevoir un rudiment de l'organisation? Pour expliquer ces obscurs phénomènes, on invoque une cause abstraite, l'action moléculaire. Cette cause, cette action mystérieuses, dériveraient-elles de l'électro-magnétisme et des divers états du calorique?

Le savant Berzelius a comparé les atomes à de petites piles, analogues aux tourmalines, qui deviennent électriques par la chaleur, en supposant que les deux pôles n'aient pas la même intensité. Il a fait dépendre ainsi les combinaisons des atomes hétérogènes, de l'action attractive des pôles de nom contraire, dont la puissance électrique est exaltée par la chaleur. A l'instant où les combinaisons s'effectuent, il y a dégagement de chaleur, résultant de la recomposition des deux électricités, et alors tous les signes d'électricité disparaissent. Suivant cette manière de voir, dit M. Becquerel, l'état électrique des atomes n'étant que temporaire, on ne voit pas comment les atomes, dans leurs combinaisons, resteraient unis les uns aux autres. Ampère a pensé résoudre cette difficulté, en admettant que les atomes avaient une électricité propre d'une espèce particulière à leur nature, et qu'ils ne pouvaient perdre sans cesser d'exister. D'après ce savant, cette électricité serait dissimulée par une atmosphère d'électricité contraire, quand ces atomes ne font point partie d'une combinaison; l'hydrogène, les alcalis et les oxydes seraient électro-positifs, l'oxygène et les acides électro-négatifs. Toutefois M. Becquerel fait observer qu'on ne peut admettre cet état électrique des atomes, et encore moins leur polarité préexistante à l'action chimique. Aucune des expériences de Berzelius ne lui paraît propre à modifier les lois qui régissent le dégagement de l'électricité dans les actions chimiques. Ces lois ont été formulées ainsi qu'il suit :

1° Dans la combinaison d'un acide avec un alcali, ou de corps se comportant comme tels, le premier rend libre de l'électricité positive, le second de l'électricité négative.

2° Dans les décompositions, les effets électriques sont inverses.

3° Dans les doubles décompositions, l'équilibre des forces électriques n'est point troublé. M. Becquerel regarde comme hypothétique l'identité des forces électriques et de l'affinité. D'après ce savant, si l'on veut s'en tenir à l'expérience, on doit se borner à dire, qu'au moment où les affinités exercent leur action, il y a dégagement d'électricité. Ce dégagement semble indiquer que les atomes simples ou composés, à l'instant où ils entrent en combinaison, constituent deux états électriques différents ; ceux-ci persistent tant que dure la combinaison, et disparaissent quand elle cesse d'exister. (Voy. Becquerel, *Consid. gén. sur la théorie électro-chimique.*)

Une loi plus générale encore que celles dont nous avons parlé jusqu'ici, une loi qui embrasse toutes les parties de la matière et tous les corps célestes, c'est la pesanteur, ou la force qui fait tomber les corps, suivant une règle fixe ; tous lui sont soumis, à l'exception peut-être des fluides impondérables dont la nature propre nous est connue. La flamme, la fumée, certaines vapeurs, paraissent également s'y soustraire; toutefois on peut conjecturer avec vraisemblance qu'elles se comporteraient autrement dans le vide. En effet, quand la pesanteur n'est combattue par aucune résistance, les corps tombent avec une vitesse égale, la plume légère comme la balle de plomb, une feuille d'arbre comme le lourd rocher; ils tombent perpendiculairement à la surface et vers le centre de la terre. S'il en était autrement, le plus faible changement dans le niveau des mers produirait d'épouvantables inondations. A l'aide du plan incliné de Galilée et de la machine d'Atwood, on prouve que la pesanteur est une force accélératrice constante. Huygens découvrit qu'un corps abandonné à lui-même du haut d'une tour parcourt dans la première seconde un espace de quinze pieds; la progression des espaces parcourus est ensuite comme les nombres 1, 3, 5, 7.

On attribue la pesanteur à l'attraction, c'est-à-dire à la propriété dont les corps jouissent de s'attirer mutuellement. Bouguer, Carlini et Maskeline, ont démontré, par des expériences précises, qu'au pied des montagnes le fil à plomb est dévié de sa direction verticale. Cavendish reconnut, au moyen de l'appareil imaginé par Michell, que l'attraction varie en raison directe des masses et en raison inverse du carré de la distance. Ce fait étant constaté, il suffit de connaître la forme sphéroïdale du globe pour en déduire les lois de l'attraction terrestre à sa surface. Quoique la pesanteur imprime à tous les corps la même vitesse dans leur chute, l'intensité de cette force n'est pas la même partout; elle augmente en allant de l'équateur aux pôles : toutefois cet accroissement est trop faible pour pouvoir être apprécié par la chute directe des corps ; le pendule seul fournit le moyen de le constater. Le pendule étant un corps grave, il tend à tomber vers le centre de la terre ; le nombre de ses oscillations se trouve donc plus considérable là où la pesanteur est plus grande. Par conséquent, dans les régions polaires les horloges avancent chaque jour de quelques secondes sur la durée du jour sidéral.

Ce qui s'opère sur notre globe, entre tous les atomes de la matière et la masse de la terre, s'accomplit d'après la même loi et par la même force entre le soleil et la terre, entre les étoiles et notre système solaire, dont, par rapport à l'ensemble de l'univers, les planètes ne sont que des particules infiniment petites. Les planètes se trouvent attirées vers le soleil, centre de l'orbite qu'elles décrivent ; elles tomberaient rapidement dans cet astre, sans le mouvement propre, la force centrifuge, qui leur a été communiqué. De l'action de ces deux forces opposées résulte le mouvement mixte qui leur fait décrire une ellipse autour du soleil. Cette propriété par laquelle les corps célestes s'attirent réciproquement est l'attraction universelle, la gravitation. Newton en fit la base de son système du monde, en s'appuyant sur les trois grandes lois de Képler, auxquelles sont soumis les mouvements de tous les corps célestes. Voici ces lois : 1° *Les planètes se meuvent dans des courbes planes, et leurs rayons vecteurs décrivent des espaces proportionnels aux temps. 2° Les orbites des planètes sont des ellipses dont le soleil occupe un des foyers. 3° Les carrés des temps des révolutions sont proportionnels aux cubes de leurs grands axes.*

La gravitation est la grande loi de l'univers ; elle embrasse tous les corps sur la terre et dans les profondeurs de l'espace ; elle s'occupe de la quantité seule de la matière, dont elle néglige l'état et la composition chimique. On en voit des exemples dans les expériences du pendule sur notre globe, et dans l'action qu'exercent les uns sur les autres les corps célestes. Ainsi nous ignorons les propriétés et la composition de ces corps innombrables qui roulent dans les plaines de l'immensité ; jusqu'ici leurs masses et leurs vitesses ont seules été soumises au calcul.

De tous les états de la matière il n'en est pas de plus digne d'attention que le mouvement. Descartes croyait que la même quantité de mouvement subsiste toujours dans l'univers ; suivant Leibnitz et Newton, il s'en perd et s'en détruit sans cesse, mais pour se réparer continuellement. On se représente souvent la matière comme inerte et en repos ; on attribue tous les changements, tous les déplacements qu'elle subit à des forces permanentes ou à des actions extérieures subites. Cependant si, relativement, quelques corps paraissent complétement immobiles, en réalité il n'existe pas de repos absolu. « La matière qui nous semble la plus inerte, dit M. Pouillet, a une activité perpétuelle dans toute l'étendue de sa masse, parce que toutes les molécules, soit au dehors, soit au dedans, sont soumises à des causes qui agissent sans cesse, et qui peuvent

sans cesse éprouver des changements d'intensité. »
(*Traité de physique*, t. I, p. 35.)

En effet, la terre tourne sur son axe avec vitesse,
emportant son atmosphère et tous les corps à sa surface. En une seconde nous parcourons plus d'espace
que le boulet qui sort du canon. Un second mouvement rapide autour du soleil emporte la terre aux
extrémités de l'espace planétaire, et tous les six mois
elle se trouve à une distance de 70 millions de lieues.
Comme elle, les corps planétaires sont animés de
vitesses plus ou moins rapides. Le soleil lui-même, regardé depuis Copernic comme un centre fixe au milieu
des planètes et des comètes, tourne sur son axe et
accomplit son mouvement de rotation en vingt-cinq
jours et demi. D'après les dernières découvertes des
astronomes, il paraît que le soleil avec tout son système
est transporté dans l'espace vers la constellation
d'Hercule, avec une vitesse que Bessel croit être de
742,000 myriamètres par jour : c'est une vitesse double
de celle de la terre autour du soleil. Ainsi, dans l'apparente immobilité des cieux, « les étoiles sans nombre,
dit M. de Humboldt, sont emportées comme des tourbillons de poussière, dans des directions opposées. »
Quel est le centre de ce mouvement universel qui
agite tous les corps célestes dans les profondeurs de
l'espace ? En 1846, Maedler a donné un nouveau degré
de probabilité aux conjectures de quelques astronomes sur l'existence d'un soleil central autour duquel
des mondes sans nombre opéreraient leurs révolutions.
Ces recherches « présentent un caractère si extraordinaire et si gigantesque, qu'elles rejettent dans

l'ombre une foule de découvertes jusque-là très appréciées. » (Marquis de Northampton, président de la Soc. roy. de Londres, 30 nov. 1846.)

Indépendamment de l'impulsion communiquée à toute la masse, la plus grande partie de la matière terrestre est dans un travail continuel. A chaque minute du temps, alors même qu'aucun souffle de vent ne se fait sentir, l'air atmosphérique monte, s'abaisse et se déplace, ainsi que la colonne du baromètre l'atteste. La vaste étendue des mers est agitée par son flux et reflux ; l'eau évaporée à sa surface s'élève dans l'air, s'attache en neiges et en glaciers à la cime des montagnes, aux flancs des rochers, se résout en pluies fécondantes, en rosées salutaires, et, formant des fleuves et des rivières, retourne se perdre dans le bassin des mers. Un travail de mouvement et de vie se manifeste sans cesse à la surface de la terre : des myriades de graines, d'œufs, sont produits et fécondés ; des milliers de plantes, d'arbres et d'animaux naissent, croissent, multiplient, meurent. Sous la croûte en apparence immobile du globe, des sources circulent, la matière subit des transformations perpétuelles ; un peu au-dessous encore, tout est en fusion ; des feux souterrains grondent sans cesse ; les pics des montagnes, les cratères des volcans, immenses tuyaux des locomotives intérieures, vomissent des flots de fumée et de cendres, des masses de rochers liquéfiées, et par intervalles les tempêtes souterraines éclatent en explosions épouvantables qui font trembler les hommes et renversent les cités populeuses.

La lumière, le plus précieux don du Créateur,

nous initie à toutes les merveilles de l'univers et anime sans cesse l'espace de douces vibrations ; le fluide igné parcourt les corps qu'elle ne peut pénétrer ; les masses où le calorique paraît s'arrêter se laissent traverser par l'électricité ; enfin, les régions glacées où l'on n'entend jamais gronder la foudre sont parcourues par les effluves de l'aimant : le fluide magnétique se condense aux pôles en nuages phosphorescents, en lueurs qui resplendissent de toutes les clartés de l'aurore.

Ainsi dans l'univers entier rien n'est immobile, ni l'atome imperceptible, ni la masse la plus gigantesque. On parle, il est vrai, de l'inertie de la matière comme de l'une de ses propriétés ; mais la science désigne par cette abstraction l'état passif des corps, qui par eux-mêmes ne peuvent sortir du repos ni perdre l'impulsion une fois communiquée. Suivant M. Seguin, il doit exister entre le calorique et le mouvement une identité de nature, en sorte que ces deux phénomènes ne seraient que la manifestation sous une forme différente des effets d'une seule et même cause. Dans ses *Éléments de chimie* (t. I, p. 95), Davy fait remarquer que la cause immédiate des phénomènes de la chaleur c'est le mouvement, et que tous deux se communiquent d'après les mêmes lois. M. Joule a calculé que la quantité de calorique capable d'augmenter 1 gramme d'eau de 1 degré centigrade est égale à une force mécanique capable d'élever 459 grammes d'eau à la hauteur de 1 mètre.

MM. Mosotti et Seguin (voyez leurs communications à l'Académie des sciences) se sont efforcés d'expliquer par le mouvement la plupart des phénomènes du monde physique, la force qui unit deux atomes aussi bien que l'attraction universelle. « Si les molécules de la matière environnées de leurs atmosphères, dit le premier, s'attirent à une plus grande distance et se repoussent quand elles sont plus rapprochées, il doit y avoir un point intermédiaire dans lequel une molécule ne serait ni attirée, ni repoussée, mais resterait dans un équilibre stable, et il se pourrait bien que ce fût à cette distance qu'elle se trouve dans la composition des corps. » M. Seguin voit dans le mouvement des molécules de l'éther la raison de l'écartement des molécules d'un corps; le calorique, dit-il, tend à les maintenir à distance, en remplissant vis-à-vis d'elles le rôle que joue la force centrifuge dans l'ensemble des mouvements des corps célestes, et quelque denses que soient les corps, leurs derniers atomes se trouvent, relativement à leur grandeur, aussi éloignés l'un de l'autre que le sont les corps célestes dans l'espace.

En remontant à la cause ou même simplement à l'explication des phénomènes du monde physique, la plupart des savants modernes admettent l'existence d'un fluide universel, dans lequel tous les fluides impondérables semblent se confondre en se modifiant. Newton lui-même, tout en faisant de la gravitation la clef mystérieuse de la marche des corps célestes, en parla comme d'un fait démontré par l'observation, et la présenta comme une explication et non comme une force réelle. Loin de les en détourner, il engagea plutôt les esprits sérieux à rechercher les causes de l'attraction, de cette force qui, d'après Laplace, se transmet entre les corps célestes d'une manière instantanée, une vitesse, du moins, qui surpasse de plusieurs millions de fois celle de la lumière. Quel est l'agent de cette transmission? Dans les principes mathématiques de la physique, ainsi que dans les questions placées à la fin de son *Optique*, Newton parle d'un fluide universel d'une grande subtilité, qui pénétrerait tous les corps et pourrait en expliquer les diverses propriétés, entourées jusqu'ici d'une mystérieuse obscurité.

L'observation attentive de certains phénomènes astronomiques a fait admettre comme très probable l'existence d'une matière cosmique extrêmement ténue à laquelle on donne le nom d'*éther*. Non seulement elle remplirait sans interruption l'espace immense des cieux, mais elle s'insinuerait dans les interstices de tous les corps de la nature. D'après les astronomes, l'existence de cette matière paraît prouvée surtout par la résistance qu'elle oppose au mouvement des comètes. Encke trouva que cette résistance produisait sur la comète à courte période qui porte son nom une différence de deux jours dans la durée de sa révolution. On lui attribue également l'inclinaison de la queue des comètes vers la région que l'astre vient de quitter. L'existence de l'éther est nécessaire aussi pour expliquer la théorie des ondulations; elle conduit également à reconnaître un seul fluide comme agent des phénomènes de lumière, de chaleur, de magnétisme et d'électricité.

Aujourd'hui le système des ondulations de la lumière est presque universellement adopté. Le P. Grimaldi, Descartes, Huygens, Young, Fresnel, Malus, MM. Arago, Cauchy, etc., ont établi sur de fortes preuves que les phénomènes lumineux sont le produit de vibrations transversales au sein de l'éther. Toutefois il manquait aux esprits sévères une dernière preuve ; il fallait démontrer, par exemple, que *la vitesse de la lumière est moindre dans l'eau que dans l'air.* Car, dans le système opposé, on arrive forcément à cette conclusion, que la lumière se propage dans l'eau plus vite que dans l'air. Mais comment parvenir à mesurer le temps infinitésimal employé par un rayon pour traverser une couche d'air et une couche d'eau de quelques mètres? Récemment, M. Foucault a résolu cette difficulté de la manière la plus satisfaisante et la plus complète, à l'aide d'un miroir tournant qui est mû avec une prodigieuse vitesse. Lorsque ce miroir fait cinq à six cents tours par seconde, l'image de l'eau se trouve plus déviée que celle de l'air : ainsi, au lieu d'être croissante avec la réfrangibilité, comme le voudrait le système de l'émission, la vitesse de la lumière est au contraire décroissante selon les lois du système des ondulations. La démonstration fournie par ce savant est une preuve nouvelle ajoutée à celles que la science possédait déjà. La vitesse de propagation de la lumière, dit M. Pouillet, est différente suivant les milieux et dans un rapport inverse des indices de leur réfraction. Par conséquent, la plus grande vitesse a lieu dans le vide, et la moindre dans le milieu le plus réfringent, le chromate de plomb.

M. Foucault, dont le génie inventif vient d'ajouter

à la gloire de cette découverte la démonstration de la
rotation de la terre au moyen du pendule, croit pouvoir mesurer, à l'aide du même appareil, la vitesse de
propagation du calorique, et il la proclame la même
que celle de la lumière. Les analogies de ces deux
principes, lumière et calorique rayonnant, sont frappantes : même génération par l'action du soleil sur la
matière éthérée, mêmes vitesses dans la propagation ;
la plupart des lois de la réflexion sont applicables à
l'une comme à l'autre. La chaleur est réfractée par un
prisme de sel gemme ; elle est polarisée en traversant
des piles de plaques de mica très minces ; aussi bien
que la lumière, la chaleur solaire parcourt l'espace et
la couche atmosphérique sans être absorbée. A une
certaine température, tous les corps deviennent lumineux ; le choc, le frottement, la compression, font
jaillir simultanément la chaleur et la lumière. Enfin
M. Melloni a publié sur l'analyse calorifique du spectre
un travail important, où il établit que les rayons de
lumière et de chaleur ne sont pas seulement coexis-
tants dans le rayon solaire ; mais il les regarde comme
une seule et même chose.

Trouverons-nous les mêmes analogies entre la lumière calorique et l'électro-magnétisme? La vitesse de
propagation de l'électricité est comme celle de la lumière, d'environ 80,000 lieues par seconde ; elle serait
de 115,000 lieues s'il fallait en croire Wheatstone.
Au moyen d'un fil conducteur, on peut, même à de
très grandes distances, enflammer du coton et les
liqueurs spiritueuses par l'étincelle de la machine et
de la bouteille de Leyde. Le 29 septembre 1851, à

deux heures et demie du soir, un canon du rempart de Calais fut tiré de Douvres à l'aide du télégraphe électrique sous-marin. Depuis, ainsi que nous l'avons déjà rapporté, on a pu envoyer une courte dépêche de Paris à Londres et recevoir la réponse en moins de deux minutes.

Van Marum a fondu 15 à 20 mètres de fil de fer avec une pile puissante ; si la décharge est plus forte, on réduit même le fer en vapeur. Les expériences récentes de M. Despretz à la Sorbonne ont montré que le courant électrique opère ce que n'aurait pu faire le feu de forge. Ce savant avait à sa disposition des instruments formidables, des piles de Bunsen de 600 éléments réunis en six séries, un chalumeau puissant à gaz oxygène et à gaz hydrogène, une lentille à échelons concentrant les rayons solaires au point de les transformer en fournaise dévorante. La lumière obtenue par ces moyens est d'une intensité prodigieuse. M. Despretz s'est attaché à la rendre constante pendant un temps donné ; il est arrivé à ce résultat au moyen d'appareils ingénieux et par la disposition particulière des piles. L'alumine, la silice, le titane, le tungstène, le palladium, le platine, furent fondus en quelques minutes, par le concours de la pile et de la lentille : « Je crois pouvoir tirer aujourd'hui cette conséquence de mes expériences, dit M. Despretz, que même avec les moyens qui sont en ma puissance, et j'espère les agrandir, je peux prouver que tous les corps sont fusibles et volatils. » (*Comptes rendus de l'Académie des sciences*, 16 juillet 1849.) Ce savant obtint la fusion du charbon ; mais il est plus facile de le volatiliser que de le fondre ; il en est de même de la magnésie, de la chaux, de l'oxyde de zinc, etc. Dans une quatrième note lue le 22 décembre 1849, M. Despretz donna connaissance du résultat curieux de plusieurs de ses expériences sur le charbon pris à différents états. Il avait vérifié cent fois la volatilisation de ce corps ainsi que celle du graphite, de l'anthracite et du diamant dans le vide ou dans les gaz. Comme toute espèce de charbon, soumis à la chaleur d'une pile suffisamment forte, le diamant se change en graphite : ce savant est donc conduit à penser que le diamant n'est point le produit de l'action d'une chaleur intense sur les matières organiques ou charbonnées. Aussi M. le professeur Brewster, d'après l'examen de quelques diamants dans l'intérieur desquels se trouvaient des cavités remplies de gaz, a-t-il émis l'opinion que le diamant a une origine végétale, qu'il a été primitivement à l'état de mollesse, et s'est consolidé comme une gomme qui se durcit sous nos yeux (1).

Les expériences dont nous venons de rendre compte ont certainement un grand avenir pour l'industrie ; car les métaux les plus réfractaires rendus fusibles et malléables, l'alumine et ses composés transformés en rubis, sont des faits d'une haute importance pratique. Mais ces découvertes n'offrent pas un moindre

---

(1) Newton avait annoncé que le diamant était un corps combustible ; on doit au célèbre Lavoisier d'avoir reconnu que le diamant est du carbone pur. Une dernière note, communiquée par M. Despretz à l'Académie des sciences, fait espérer que ce physicien habile est parvenu à produire du diamant, ou du moins une poussière de diamant qui serait propre à rendre de grands services à l'industrie.

intérêt pour la science. On peut trouver dans la pile une sorte de pouvoir générateur pour certains corps inorganiques. Ces torrents de feu, de lumière, d'électricité, en se confondant, en se transformant, tendent aussi à prouver qu'ils sortent d'une source commune, et que ces fluides ne sont en réalité que des modifications d'un seul et même principe.

Quelle que soit la différence apparente qui sépare le magnétisme terrestre des trois autres fluides impondérables, une analogie suffisante les confond aujourd'hui dans une même étude, et les fait provenir de la même source. L'action bizarre et parfois contraire que la foudre exerce sur le fer et les aimants ne nous semble pas en opposition avec une telle hypothèse. Ainsi, tantôt elle altère le magnétisme ou renverse les pôles des boussoles, et tantôt elle communique l'aimantation à des barres de fer ou d'acier qui n'en offraient aucune trace.

On peut opposer au principe d'identité des quatre fluides impondérables, que le calorique et l'aimant semblent antipathiques et doués de vertus qui n'ont rien d'analogue. Fort anciennement déjà, Gilbert avait fait la remarque curieuse que tout aimant naturel ou artificiel, chauffé jusqu'au rouge blanc, perd la propriété magnétique; mais qu'après le refroidissement il est susceptible de la recouvrer par une nouvelle aimantation. La perte du magnétisme ne s'opère pas subitement; pour s'en convaincre, on prend un barreau aimanté qu'on élève successivement à divers degrés de chaleur; on en mesure chaque fois l'intensité, puis on le laisse refroidir, et toujours on voit cette intensité décroître à chaque degré de chaleur ajoutée. Kupffer suppose qu'à chaque nouvelle épreuve, la durée de 300 oscillations d'une aiguille augmente d'une seconde depuis 0 degré jusqu'à 30 degrés Réaumur.

« Quelques analogies assez remarquables, dit M. Pouillet, entre les distances des atomes des corps et leurs propriétés magnétiques, m'avaient conduit à penser que la limite magnétique des différents corps devait se trouver à des températures très différentes, et j'ai en effet démontré par l'expérience :

» 1° Que le cobalt ne cesse jamais d'être magnétique, ou plutôt que sa limite magnétique est à une température plus haute que le rouge le plus éclatant ;

» 2° Que le chrome a sa limite magnétique un peu au-dessous de la température rouge sombre ;

» 3° Que le nickel a sa limite magnétique vers 350 degrés, à peu près à la température de la fusion du zinc ;

» 4° Enfin que le manganèse a sa limite magnétique à la température de 20 à 25 degrés.

» Les expériences sur les cinq corps simples magnétiques, le manganèse, le nickel, le chrôme, le fer et le cobalt semblent prouver :

» 1° Que la chaleur n'agit sur le magnétisme que par la distance plus ou moins grande qu'elle détermine entre les atomes des corps ;

» 2° Que toutes les substances deviendraient magnétiques, si l'on pouvait par une action quelconque rapprocher leurs atomes à une distance convenable. » (*Traité élém. de physique*, t. I, p. 485.) On peut citer à l'appui de cette dernière proposition le fait annoncé par M. A. Delesse : d'après ce savant, les substances magnétiques, placées dans un mortier et soumises à la percussion, gagnent en puissance ; et pour le fer de bonne qualité la force magnétique peut même augmenter de 50 pour 100. (*Acad. des sc.*, 8 janvier 1849.)

Cette sorte d'antagonisme entre la chaleur et le magnétisme terrestre se remarque surtout dans les phénomènes opposés que présentent les diverses régions du globe. Sous les zones intertropicales, l'intensité et l'inclinaison de l'aiguille aimantée sont nulles ou du moins très faibles ; en général, elles vont en augmentant à mesure qu'on s'avance vers les pôles de la terre ; on avait même été jusqu'à considérer les pôles magnétiques comme des pôles de froid. D'autres faits et des expériences plus concluantes enlèvent néanmoins toute valeur à ces contradictions apparentes. Dans une lettre communiquée par M. Arago à l'Académie des sciences (14 février 1848), M. Prücker rapporte une expérience nouvelle offrant une analogie frappante entre le magnétisme et la chaleur. Un thermomètre à air placé entre les pôles d'un fort aimant marche précisément comme si la température avait augmenté. *L'air est dilaté par le magnétisme comme il l'est par la chaleur* (1). « Les brillantes découvertes d'OErstedt, d'Arago et de Faraday, dit M. de Hum-

(1) N'est-il pas curieux de trouver la même idée dans un passage de Lucrèce ? D'abord, de la substance même de la pierre, dit le poëte, il émane sans cesse d'innombrables corpuscules, ou une vapeur qui raréfie l'air contenu entre le fer et l'aimant.

> Principio, fluere e lapide hoc permulta necesse est
> Semina, sive æstum, qui discutit aera plagis :
> Inter qui lapidem, ferrumque est cunque locatus.
>
> (LUCR., liv. VI.)

boldt, ont établi un rapport intime entre la tension électrique de l'atmosphère et la tension magnétique du globe terrestre. D'après OErstedt, un conducteur est aimanté par le courant électrique qui le traverse. Suivant Faraday, le magnétisme fait naître par induction des courants électriques. Ainsi, il n'est qu'une des formes multiples sous lesquelles l'électricité peut se manifester. Quand on réfléchit à la perpétuelle mobilité du magnétisme terrestre, quand on voit l'intensité, la déclinaison, l'inclinaison varier à la fois avec les heures du jour et de la nuit, avec les saisons et même avec la succession des années, on a tout lieu de croire que les courants électriques dont ces phénomènes dépendent, forment des systèmes partiels très complexes dans l'intérieur de l'écorce de notre planète. Mais quelle est l'origine de ces courants? Sont-ils, comme dans les expériences de Seebeck, de simples courants thermo-électriques produits par l'inégale répartition de la chaleur, ou plutôt des courants d'induction nés de l'action calorifique du soleil? Accorderons-nous, dans la distribution des forces magnétiques, une certaine influence au mouvement de rotation de la terre et aux vitesses différentes que les zones possèdent, d'après leurs distances à l'équateur? Peut-être existe-t-il un centre d'action magnétique dans les espaces inter-planétaires, ou dans une certaine polarité du soleil et de la lune. Ces dernières hypothèses rappellent que Galilée, dans son célèbre *Dialogo,* explique la direction constante de l'axe de la terre, par un centre d'action magnétique situé dans les espaces célestes. » (*Cosmos,* t. I, p. 210.)

Il résulte pour nous de ces faits, exposés sans doute d'une manière incomplète, qu'il existe un seul principe impondérable, agent des phénomènes compris sous les noms de lumière, de calorique, d'électricité, de magnétisme terrestre. Dans cette hypothèse, on admet que la vaste étendue des cieux et les interstices que laissent entre eux les atomes de la matière sont remplis d'une substance impondérable et très élastique, connue sous le nom d'*éther*. Ainsi le vide est une chimère, et l'on peut répéter avec Sénèque : *Hæc spiritu plena sunt, nihil enim usquam inane est.* (*Quæst. nat.*, lib. III.) L'éther enveloppe tous les corps d'une atmosphère continue qui sans doute les sépare, les retient, les combine; il lie les molécules de chaque corps, comme il unit entre eux peut-être tous ceux qui composent l'ensemble de cet univers. Les formes et les qualités diverses des corps peuvent dépendre des proportions variables de cette substance.

La chimie est loin d'avoir résolu complétement la question des corps élémentaires. Les anciens en reconnaissaient quatre; on sait combien cette opinion s'est trouvée erronée. A mesure que les moyens d'analyse se sont multipliés et perfectionnés, les modernes en ont successivement admis un plus grand nombre. On peut assurer, sans crainte d'erreur, qu'il en sera des corps simples comme des planètes; on en découvrira sans cesse de nouveaux. Mais il n'est pas nécessaire de supposer l'existence de tous les éléments reconnus par l'analyse chimique; avec deux substances primitives, *éther* et *matière*, se combinant à l'infini, on peut se rendre compte de la formation de tous les corps dits élémentaires (1). L'azote et l'oxygène, mêlés dans certaines proportions, forment l'air atmosphérique ; dans des proportions différentes, l'acide nitreux ; dans d'autres encore, l'acide nitrique. La différence d'état des corps ne doit donc pas nous arrêter ; car deux corps gazeux, l'hydrogène et l'oxygène, traversés par l'étincelle électrique, forment un liquide, et deux liquides mis en contact, dans certaines conditions, forment une classe innombrable de sels et de solides de toute espèce. Quant aux fluides impondé-

(1) *Tableau des corps simples non métalliques ou métalloïdes admis actuellement par les chimistes :*

1. Oxygène.	6. Tellure.	11. Phosphore.
2. Hydrogène.	7. Chlore.	12. Arsenic.
3. Azote.	8. Brome.	13. Bore.
4. Soufre.	9. Iode.	14. Silicium.
5. Sélénium.	10. Fluor.	15. Carbone.

Tableau des corps simples métalliques, ou métaux.

1. Potassium.	17. Didyme.	33. Antimoine.
2. Sodium.	18. Manganèse.	34. Uranium.
3. Lithium.	19. Fer.	35. Tungstène.
4. Barium.	20. Chrome.	36. Molybdène.
5. Strontium.	21. Cobalt.	37. Vanadium.
6. Calcium.	22. Nickel.	38. Cuivre.
7. Magnésium.	23. Zinc.	39. Mercure.
8. Aluminium.	24. Cadmium.	40. Argent.
9. Glucinium.	25. Étain.	41. Or.
10. Zirconium.	26. Titane.	42. Platine.
11. Thorium.	27. Colombium.	43. Osmium.
12. Yttrium.	28. Niobium.	44. Iridium.
13. Erbium.	29. Pelopium.	45. Palladium.
14. Terbium.	30. Ilménium.	46. Rhodium.
15. Cerium.	31. Plomb.	47. Ruthénium.
16. Lanthane.	32. Bismuth.	

rables, on a regardé avec raison comme un progrès de la science l'analyse de certains phénomènes qui a permis d'en établir quatre différents. Mais à peine cette distinction est-elle faite, que le génie des savants s'effraie de son œuvre, et plongeant un regard plus profond dans les secrets de la nature, réunit ce qu'il avait séparé, et explique la plupart des phénomènes par les modifications d'un seul et même principe.

Ainsi que nous l'avons indiqué plus haut, M. Seguin croit avoir trouvé dans le mouvement de l'éther la raison de l'écartement des molécules des corps. Cette substance serait donc le grand élément de la cohésion, de l'affinité. Répandue en certaines proportions entre les atomes des corps les plus denses, elle produit les phénomènes du magnétisme terrestre. Mais indépendamment de la densité, il faut supposer dans les aimants naturels un arrangement particulier des molécules, joint à l'action de circonstances extérieures; car toutes les mines de fer ne sont pas aimantées au même degré, et l'on ne rencontre pas des qualités magnétiques dans le marbre, l'or, le mercure et le platine, dont assurément les molécules sont très rapprochées.

Certains corps moins denses et moins unis paraissent contenir des proportions plus considérables d'éther; le calorique interposé entre leurs molécules tend à les maintenir à distance, et devient pour elles une sorte de force centrifuge. En général, ces corps sont poreux, très prompts à se fondre, à s'enflammer, à se volatiliser; dans ces conditions, la matière, soumise à une chaleur intense, est toujours prête au mouvement. Nos machines à vapeur montrent la puissance formidable du calorique concentré. Tous les corps denses tendent au repos et se précipitent perpendiculairement à la surface de la terre; de même aussi, lorsque l'éther s'accumule dans leurs interstices, les molécules se séparent avec violence, et volent au sein de l'atmosphère. Si des masses de fluide éthéré pénètrent certaines substances, telles que les résines, les matières vitreuses, quelques métaux, l'action électrique est prompte à se manifester. Si quelques courants de ce fluide se séparent des corps, ils forment ces serpents de feu qui sillonnent les nuages, ou ces trombes qui amassent et soulèvent d'effrayantes quantités d'eau précipitées ensuite avec fureur sur la terre. La lumière est la plus douce, la plus bienfaisante, la plus continue des vibrations de l'éther.

On ne saurait regarder l'éther comme une continuation très raréfiée de l'air atmosphérique, une matière hétérogène laissée dans l'espace par les queues des comètes, ou par ces météores innombrables qui sillonnent en tous sens la vaste étendue des cieux. C'est, à n'en pas douter, une substance spéciale qui remplit l'espace indéfini, car de tous les points de l'univers elle nous transmet la lumière des étoiles : « S'il n'existait pas dans l'eau, le verre, le diamant et tous les corps diaphanes, dit M. Pouillet, ces corps ne se laisseraient pas traverser par les ondes lumineuses ; enfin, s'il n'existait pas dans les intervalles qui séparent les atomes de notre enveloppe matérielle, la lumière ne pourrait pas nous affecter, les ondulations ne passeraient pas dans les humeurs de l'œil, et jusqu'aux fibres nerveuses de la rétine, dernier terme visible où notre raison puisse les suivre. »

On doit supposer que dans l'espace, dans le vide, l'éther est partout et toujours identique avec lui-même. S'il en était autrement, nous apercevrions parfois quelques différences dans la distribution et la marche de la lumière. Mais lorsque l'éther se mêle soit aux corps célestes, soit à leurs atmosphères, soit aux divers noyaux de la matière, aux gaz, aux liquides, aux corps transparents, son élasticité n'est plus la même et ses ondulations changent de vitesse, de direction et de propriétés. L'éther est une substance toujours en mouvement : mouvement doux et calme dans le magnétisme terrestre, dans ces lueurs majestueuses des aurores polaires, dans ces clartés douteuses de quelques nuits qui ne reçoivent aucun reflet des corps célestes ; mouvement vif, continu, rapide, dans la lumière solaire et stellaire ; plus impétueux, plus violent, plus terrible dans la chaleur, dans la flamme, dans la foudre, dans les trombes et surtout dans ces orages souterrains qui font jaillir des laves embrasées des entrailles de la terre, en menaçant de la briser par des tremblements épouvantables. L'état incandescent des parties centrales du globe n'est-il pas l'une des causes de sa rotation ou du moins de la continuation de ce premier mouvement communiqué dès la création ?

Les corps, avons-nous dit, agissent les uns sur les autres en raison directe des masses et en raison inverse du carré de la distance. Pour notre humble planète, le soleil devient le grand moteur, la cause féconde de presque tous les phénomènes de l'ordre physique. Cet astre étant 1,500,000 fois plus volumineux que la terre, on comprend toute l'énergie d'une telle action. Mais comment se représenter cette autre force, que le grand Newton, ce génie puissant, après de longues années d'études profondes, formule enfin par la loi de l'attraction? Sans prétendre expliquer ce qui de sa nature est peut-être au-dessus de notre intelligence, on peut néanmoins se représenter le soleil comme une immense machine électro-magnétique, ou plutôt comme le premier des éléments d'une pile dont la terre et les autres planètes sont le second élément. Dans cette hypothèse, l'éther devient non-seulement un agent de transmission, mais surtout l'agent actif au sein duquel s'opèrent, par des ondulations diverses, tous les phénomènes thermo-électriques lumineux. Cette hypothèse se présente si naturellement à l'esprit, que deux physiciens d'un mérite distingué ont essayé de comparer par des moyens photométriques particuliers l'intensité de la lumière électrique sortie de nos appareils avec celle du soleil. Ils sont arrivés à ce résultat curieux, qu'en adoptant le chiffre de 1000 pour indiquer l'intensité de la lumière solaire en plein midi, on trouve le nombre de 400 pour celle que donne une pile de 46 à 48 paires de dimension moyenne.

Pour expliquer les phénomènes de la lumière calorique, il n'est pas nécessaire de supposer que le soleil soit un globe enflammé; cette supposition paraît même dénuée de toute vraisemblance : il suffit de le considérer comme un astre électro-positif agissant sur les planètes et les comètes électrisées négativement.

Il est donc très vraisemblable que l'éther est le lien caché qui unit à la fois deux atomes aussi bien que deux étoiles ; dans ses modifications, dans ses transformations, il deviendrait alors tour à tour lumière, calorique, électricité, magnétisme, principe de mouvement, principe de cohésion et de gravitation. Déjà certains physiciens ont regardé « le mouvement dans un fluide résistant comme la *condition* et la *cause* de la gravitation universelle. » (*Académie des sciences*, 30 juillet 1849.) On ne saurait hasarder des conjectures sur la nature même de cette substance, dont quelques propriétés seulement nous sont connues. L'éther est-il un corps ? Nous ne trouvons dans les langues parlées aucune expression en harmonie avec la signification que lui attribue notre intelligence. Nous serions plutôt tenté de voir en lui une substance à part, l'un des quatre grands principes de l'univers : 1° matière ; 2° éther, ou lumière électro-magnétique ; 3° principe vital ; 4° esprit ou âme. Le *nombre* de Pythagore, *Psyché* ou l'être en mouvement de Thalès, l'*intelligence*, qui a son mouvement en elle-même, de Platon et d'Aristote, *lux* des Latins, φως des Grecs, *avor* des Hébreux, ne doivent-ils pas être considérés comme des synonymes de l'éther, cet agent universel des phénomènes qui nous surprennent dans les œuvres de la nature ? C'est ainsi que, par le progrès des sciences, nous remonterions à la tradition antique du genre humain, et du siècle où nous vivons à cette époque sans nom et sans date, à ce commencement où le monde sortit du néant, où la création de la lumière, *lux*, *avor*, fut un acte distinct de la création de la matière (*Dixitque Deus : Fiat lux, et facta est lux*), où cette lumière vint animer une terre informe et nue, qui n'avait encore reçu aucune espèce végétale et animale, où enfin la volonté toute-puissante de Dieu réalisa dans l'espace et le temps le type de sa pensée éternelle.

DEUXIÈME PARTIE.

DES EAUX.

—

CHAPITRE PREMIER.

—

CONSIDÉRATIONS PRÉLIMINAIRES.

SUR LA QUALITÉ DES EAUX.

L'étude des eaux à la surface du globe nous paraît devoir être comprise dans un ouvrage sur la météorologie, de même que la géologie forme un chapitre préliminaire indispensable de la physique et de l'astronomie. Car la mer, comme nous le verrons plus loin, couvre la plus grande partie du sphéroïde terrestre, et devient, au moyen de l'évaporation qui s'opère dans toute son étendue, la source principale des pluies ; elle exerce enfin sur la température une influence constante et régularisatrice. Suivant M. de Humboldt, il résulte de l'action réciproque de l'air, de la mer et de la terre ferme, que les grands phénomènes météorologiques ne sauraient être compris sans le secours de la géognosie. Aussi, ajoute ce savant, la météorologie, la géographie des plantes et celle des animaux, n'ont-elles fait de véritables progrès qu'à dater de l'époque où cette dépendance mutuelle a été nettement reconnue.

Thalès, le célèbre fondateur de l'école ionienne,

considérait l'eau comme le plus puissant des éléments. D'après ce philosophe, elle existait avant tout ; elle devint le principe de tout. Cette doctrine, en apparence si opposée à celle des stoïciens, s'en rapprochait toutefois sous quelques rapports : « En effet, dit Sénèque, nous croyons que le feu, envahissant le monde entier, convertira tout en sa propre substance ; après qu'il se sera éteint dans toute la nature, il ne restera que l'eau ; dans cette eau sera renfermée l'espérance d'un monde futur. Ainsi, le feu se trouve le principe de la destruction de l'univers, l'eau celui de sa régénération. » (Sénèque, *Quœst. nat.*, lib. III.)

L'eau n'est point un corps simple, un élément, ainsi que le croyaient les anciens, selon la doctrine d'Empédocle empruntée aux Égyptiens. Personne n'ignore maintenant qu'elle est formée de 2 parties d'hydrogène et de 1 partie d'oxygène en volume, ou de 88,9 parties d'oxygène et 11,1 d'hydrogène en poids. Cette composition reste invariable, comme Lavoisier le démontra en faisant passer de la vapeur d'eau dans un canon de fusil placé sur un fourneau et chauffé au rouge : l'oxygène se combinant avec le métal à l'état d'oxyde, l'hydrogène mis en liberté fut reçu sous les cloches d'un appareil pneumato-chimique. L'eau est décomposée encore par le phosphore, par la seule action de la chaleur, par des secousses électriques et par la pile de Volta ; dans ce dernier cas, l'hydrogène se porte au pôle résineux, l'oxygène au pôle vitré. En 1783, Lavoisier et Laplace prouvèrent par la synthèse la composition de l'eau ; ils montrèrent que l'eau, obtenue par des quantités déterminées d'hydrogène et d'oxygène traversées par l'étincelle électrique, correspond exactement au poids des gaz employés.

A la température de 4 degrés, 1 centilitre d'eau distillée pèse 10 grammes. Les physiciens l'ont adoptée comme type ou terme de comparaison pour les autres liquides ; sa pesanteur est 850 fois plus considérable que celle de l'air. Les anciens, croyant qu'on pouvait juger de la salubrité des eaux en les pesant, avaient construit pour cet usage une balance à laquelle ils donnaient le nom d'*hydroscope* (Synésius). Voici, d'après Bergmann, les diverses pesanteurs des eaux :

Eau distillée.	1,000.
Eau de fontaine très pure.	1,001 à 1,005.
Eau de rivière.	1,010.
Eau de mer.	1,012 (1,036, Thomson).
Eau stagnante	1,102.

Les expériences de Canton, Parkins, Dessaigne et OErstedt ont mis hors de doute la compressibilité de l'eau. OErstedt pense que la pression d'une atmosphère produit une diminution de 0,000045 ; Parkins l'estime à 0,000048 pour chaque atmosphère ; la Bèche à 51,3 millionièmes de son volume. Ce dernier suppose qu'à raison de la forte pression, les mers profondes ne contiennent pas d'êtres vivants.

Suivant Hope et Moll, le maximum de densité de l'eau est à la température de 3°,089 et 4°,44. En atteignant ces degrés, l'eau des mers doit descendre au fond, où, se trouvant réchauffée par la chaleur terrestre, elle remonte à la surface. L'eau ne partage pas la propriété qu'ont la plupart des corps, et en particulier les liquides, de se dilater par l'accroissement de température, de se condenser par sa diminution. Elle présente à cet égard une anomalie remarquable : si l'on expose un vase rempli d'eau à 10 degrés dans un espace dont la température est au-dessous de 0°, en plaçant des thermomètres très sensibles au fond et à la surface du vase, on voit d'abord la partie inférieure se refroidir plus promptement que la supérieure. Dans ce cas, les molécules refroidies, devenues plus pesantes, gagnent le fond du vase ; mais, après un certain degré, c'est le contraire qu'on observe. La surface se refroidit plus promptement que le fond, ce qui montre que les particules froides deviennent plus légères. Il résulte d'expériences répétées que le maximum de densité est à 4°,44, et qu'elle diminue au-dessus et au-dessous ; elle est à peu près la même à zéro et à 10 degrés. On suppose que, voisine du terme de congélation, elle prend déjà un arrangement moléculaire qui lui fait occuper un plus grand volume.

L'eau distillée est de toutes la plus pure ; celle qui provient de la pluie approche beaucoup de cet état, et contient presque toujours de l'acide nitrique. L'eau absorbe l'air atmosphérique en contact avec elle dans la proportion de 5 pour 100. Mais celui qui est dissous dans ce liquide est formé de 32 parties d'oxygène au lieu de 21, et de 68 parties d'azote au lieu de 79 ; par conséquent, l'eau a une plus grande affinité pour l'oxygène que pour l'azote.

Dans le traité *Des airs, des eaux et des lieux* d'Hippocrate, il n'est pas question de la présence de l'air comme étant indispensable à la salubrité des eaux ; Aristote en a parlé le premier dans ses *Questions physiques*. Aulu-Gelle (*Nuits attiques*), Macrobe (*Saturnales*), citent ce passage. Ce dernier, signalant les inconvénients de l'eau de neige, fait observer qu'elle est aussi nuisible étant bue chaude que froide : « Ce n'est donc pas le froid seul qui la rend pernicieuse, dit Macrobe. Aristote en a trouvé la raison véritable en démontrant que toute eau contient une portion d'air qui la rend salubre, et qu'elle perd lorsqu'elle vient à se condenser, resserrée par le froid et la gelée. Si elle fond aux rayons du soleil, il lui manque la partie la plus salubre, que l'évaporation a volatilisée. La neige, qui n'est autre chose que de l'eau gelée en l'air, a perdu sa partie la plus subtile en devenant corps solide ; et boire de l'eau de neige, c'est mettre dans ses entrailles le germe de différentes maladies. » (*Saturnales*, liv. VII.)

Qu'est-ce qui produit le mélange de l'air atmosphérique à l'eau ? Ce n'est pas simplement la raison d'affinité entre les deux principes : la cause essentielle est la pression même de la colonne atmosphérique. Dans le vide, en effet, l'eau ne dissout pas un atome d'oxygène, tandis que M. Thenard a montré que, dans les conditions ordinaires, ce liquide peut s'unir à une quantité d'oxygène égale à celle qui entre dans sa composition. On comprend dès lors pourquoi la proportion d'air est loin d'être la même dans toutes les eaux : cette différence s'explique par la diversité dans la pression atmosphérique selon les hauteurs. M. Boussingault a constaté qu'un litre d'eau, renfermant

35 parties d'air aux bords de l'Océan, n'en contenait plus que 12 au torrent de San-Francisco, près de Santa-Fé de Bogota, à une élévation de 2,640 mètres.

La lumière est en partie réfléchie par l'eau ; les rayons qui la traversent sont fortement réfractés et se rapprochent de la perpendiculaire. L'eau pure est mauvais conducteur de l'électricité, mais elle acquiert une propriété contraire lorsqu'elle contient des matières solides ou un acide. En la traversant, un courant électrique, d'une grande force, la soulève et la projette au loin.

Pure ou chargée de sels, l'eau est mauvais conducteur du calorique ; chauffée, elle se dilate, et à la température de 100 degrés, la pression barométrique étant de 28 pouces, elle bout, passe à l'état de vapeur, et son volume devient 1,698 fois plus grand. Cette vapeur recueillie et condensée montre que l'eau n'a subi aucun changement dans sa composition. Du reste, l'eau bout à toutes les températures, si l'on diminue la pression atmosphérique. En réduisant celle-ci à 5 millimètres sous la machine pneumatique, on voit bouillir l'eau à la glace ; de même l'augmentation de la pression retarde le point d'ébullition, qui n'est pas même atteint à la température de 200 degrés dans la marmite de Papin.

L'eau étant refroidie, se congèle et devient solide, après avoir perdu l'air et les sels qu'elle contenait. Dans un état de repos, elle se congèle plus facilement que si elle est très agitée ; cependant un léger mouvement favorise sa congélation. A la température de zéro, on devrait la trouver à l'état de glace ; mais

le degré de pureté du liquide établit de notables différences. Blagden a remarqué qu'après avoir été
bouillie, l'eau distillée peut descendre, sans se congeler, à — 6°,16. Celle qu'on n'a point fait bouillir ne se conserve liquide que jusqu'à — 3°,5. L'eau
ordinaire se solidifie tantôt à — 2°,5, tantôt à —
1 degré. Si elle est chargée de particules limoneuses,
elle se congèle à zéro. Blagden conclut de ces faits que
plus l'eau est pure, plus elle s'abaisse au-dessous de
zéro sans se congeler.

Suivant Mairan, la glace occupe en volume un quatorzième de plus que l'eau distillée à zéro, et, suivant
d'autres, un vingtième de plus; en sorte que la glace
flotte au-dessus des eaux restées liquides. On a voulu
attribuer ce phénomène au dégagement de l'air : cette
cause n'est pas la véritable. L'augmentation de volume
est due à la cristallisation, dont les molécules forment des prismes qui se croisent sous des angles de
120 à 60 degrés. Cet accroissement se fait avec une
telle force, que les académiciens de Florence ont fait
crever par la congélation une boule d'or dont la résistance pouvait être évaluée à 10,000 kilogrammes.
Nous voyons, dans les hivers rigoureux, des roches se
briser par l'action de l'eau renfermée dans leurs
interstices, et ce n'est pas sans raison qu'on dit pro-
verbialement : *Geler à pierre fendre.*

La glace continue à se refroidir jusqu'à —50 degrés. Avant d'arriver à un tel degré, on peut la pul-
vériser et la conserver sèche. On la taille, on la polit
comme le verre ; comme lui elle livre passage à la
lumière. Dans les régions arctiques, les habitants l'em-

ploient aux mêmes usages que le verre ; elle remplace même pour eux les carreaux de vitre. La glace acquiert parfois un degré de dureté extraordinaire. Dans un hiver rigoureux, on construisit à Saint-Pétersbourg, avec de la glace, une salle longue de 52 pieds, large de 16, haute de 20, où l'on dansa toute une nuit. On fit plus : on tailla également avec de la glace six pièces de canon, qu'on chargea comme des canons ordinaires ; on tira à soixante pas sur une planche épaisse, qui fut percée de part en part, sans que les canons éclatassent. Elle a servi encore à faire des miroirs ardents presque aussi forts que ceux de métal. En se gelant, les fleuves et les bras de mer supportent le poids des voitures et des lourdes charrettes. Un des généraux de Mithridate défit la cavalerie des barbares sur les Palus-Méotides gelés. En 1658, Charles X franchit le petit Belt sur la glace pour attaquer les Danois. Dans la campagne de 1795, nos escadrons traversèrent au galop les plaines glacées du Zuyderzée, et le 3 février, on vit des hussards et des artilleurs à cheval s'emparer de la flotte hollandaise mouillée près du Texel.

L'eau, en se congelant, perd une grande quantité de calorique, comme on la voit en dégager subitement avec tant de force, lorsqu'elle se solidifie par son mélange avec la chaux. La fusion de la glace exige une grande addition de calorique ; s'il en était autrement, toutes les glaces fondraient à une température de 1 degré. En mêlant rapidement 1 kilogramme d'eau à zéro et 1 kilogramme d'eau à 77 degrés, le mélange est à 38° 5, moyenne des deux températures ; mais si l'on ajoute 1 kilogramme de glace à 1 kilogramme d'eau à 77 degrés, on obtient 2 kilogrammes d'eau liquide à zéro. On en conclut que l'eau congelée absorbe 77 degrés de chaleur pour passer à l'état liquide. Black a donné à ce calorique de l'eau à zéro le nom de calorique *latent* ou *combiné*.

Pline dans son *Histoire naturelle,* Sénèque dans ses *Questions naturelles*, ont enregistré plusieurs fables populaires, mêlées à quelques vérités mal interprétées, sur les propriétés merveilleuses de l'eau des sources et des fleuves ; nous en citerons un petit nombre. D'après ces auteurs, le Mélas, en Béotie, noircit la laine des brebis ; le Céphise les rend blanches, le Xanthe, rousses ; une fontaine de Thespies féconde les femmes ; l'Aphrodisium, en Phrygie, donne la stérilité ; le Clitor, en Arcadie, fait prendre le vin en dégoût ; Salmasis, en Carie, rend impudique. Près du lac Orchomène, en Béotie, sont deux sources, dont l'une communique et l'autre ravit la mémoire. L'eau du ruisseau de Nuz, en Cilicie (Varron), donne du jugement à ceux qui la boivent. Deux sources de Phrygie s'appelaient, d'après leur vertu, l'une Cléon, c'est-à-dire la pleureuse, l'autre Gélon, ou la rieuse ; une fontaine de Cysique avait le don de guérir les amants malheureux. Une multitude de sources étaient un poison mortel : on citait en particulier la fontaine Nonacris, le lac des Nymphes, ainsi qu'une fontaine d'Arménie peuplée de poissons noirs, etc. Trois fois, suivant Pline, les pluies ont donné à l'eau du Nil une amertume qui a causé la peste en Égypte. Le Cydnus de Cilicie guérit la goutte, disent Pline et Vitruve, tandis que les eaux de Trézène sont de si mauvaise qualité, qu'elles la donnent à tous les habitants. Que de souvenirs poétiques réveillent en nous les noms de la fontaine Aréthuse en Sicile, Aganippe en Béotie, Castalie à Delphes, Dircé, Hippocrène, etc.! Dans les marais de Lerne, au contraire, vivait une hydre aux têtes renaissantes, qui semait la désolation et la mort. On personnifiait les eaux dormantes dans le Styx, les lacs insalubres dans l'Averne, l'Achéron et le Cocyte.

Tout ce qu'Hippocrate rapporte aux chapitres 3, 4, 5 et 6, dans son traité *Des airs, des eaux et des lieux*, sur les qualités des eaux d'après l'exposition des sources, a pu avoir son application dans quelques îles grecques; mais la justesse de ces observations serait en défaut si l'on voulait les étendre à toutes les contrées du globe. Suivant Hippocrate, dans les villes exposées au midi les eaux sont abondantes, mais salines, peu profondes, nécessairement chaudes en été, froides en hiver, et par conséquent nuisibles à l'homme. Les villes exposées aux vents froids ont généralement les eaux dures et froides, ce qui rend beaucoup de femmes stériles, leur purgation menstruelle peu abondante et de mauvaise qualité, leurs accouchements laborieux, etc. Dans les villes tournées au couchant, les eaux ne sont point limpides, parce que le brouillard, qui le plus souvent obscurcit l'atmosphère dans la matinée, se mêle avec elles et altère leur limpidité. Tous les avantages sont réservés aux villes exposées au levant : les eaux dont la source se trouve dans cette direction sont limpides, de bonne odeur, molles et agréables au goût ; car le soleil à son lever dissipe les vapeurs en les pénétrant de ses rayons.

Hippocrate examine quelles sont les eaux malfaisantes, quelles sont les eaux salubres. Celles de marais, de réservoirs, d'étangs, sont nécessairement, dit-il, chaudes en été, épaisses et de mauvaise nature; dormantes, sans cesse alimentées par de nouvelles pluies, échauffées par le soleil, elles deviennent louches, malsaines et propres à augmenter la bile. En hiver, au contraire, froides, troublées par la neige et la glace, elles favorisent la pituite et les enrouements. Ceux qui en font usage ont toujours la rate obstruée et très volumineuse. Il signale en outre, comme occasionnés par l'action de ces eaux, les hydropisies mortelles, les fièvres quartes très longues, les hernies dans l'enfance, les varices et les ulcères aux jambes dans l'âge viril. Avec une telle constitution, la vie est courte et l'on est vieux avant l'âge. Hippocrate ne regarde pas comme salutaires les eaux qui sortent des rochers, ni celles qui sourdent de terres recélant des eaux thermales, ou du fer, du cuivre, de l'argent, de l'or, du soufre, du bitume, de l'alun ou du natron. Les eaux salubres sont celles qui coulent de lieux élevés et de collines de terre; car elles sont agréables, ténues, et ne demandent qu'une très petite quantité de vin (pour les altérer). La grande profondeur de leur source les rend chaudes en hiver, froides en été. Il faut particulièrement recommander celles dont les sources s'ouvrent au levant, parce qu'elles sont nécessairement plus limpides, légères et de bonne odeur.

Les eaux qui cuisent bien les légumes et bouillent facilement sont propres à humecter et à relâcher le ventre, tandis que les eaux dures, réfractaires et mauvaises pour la cuisson le dessèchent et le resserrent. C'est donc par défaut d'expérience que l'on se trompe sur les eaux salines et qu'on les regarde comme purgatives. Dans ce passage, l'auteur, nous n'en doutons point, a voulu désigner les eaux calcaires, et dès lors nous ne pouvons partager l'opinion de M. Daremberg, son savant traducteur, qui regarde les idées d'Hippocrate comme dénuées de tout fondement. Quant aux eaux de pluie, poursuit Hippocrate, elles sont très légères, très douces, très ténues et très limpides ; mais elles sont, de toutes, celles qui se corrompent et acquièrent le plus promptement une mauvaise odeur. Elles ont besoin d'être bouillies et d'avoir déposé. Les eaux de neige et de glace sont toutes mauvaises. Hippocrate regardait comme étant exposés à la pierre, aux affections néphrétiques, à la strangurie, à la sciatique, aux hernies, ceux qui boivent les eaux dont les éléments sont très divers, comme celles des grands fleuves dans lesquels d'autres fleuves se déchargent, des lacs qui reçoivent quantité de ruisseaux de toute espèce, et enfin les eaux étrangères qui n'ont pas leur source dans le voisinage, mais qui arrivent de lieux éloignés. Il n'est pas nécessaire de faire remarquer combien ces vues sont hypothétiques et contraires à l'expérience.

Il faut diviser les eaux insalubres en trois grandes classes : 1° celles qui contiennent des matières animales et végétales en suspension ; 2° celles qui renferment une grande quantité de principes gazeux, salins, métalliques ou terreux ; 3° celles enfin qui sont privées d'air ou n'en contiennent qu'une portion insuffisante. Les premières sont particulièrement les eaux de marais, et en général les eaux stagnantes ; cependant les lacs ne doivent pas être tous compris dans cette exclusion : tantôt de grands fleuves les traversent, comme le Rhône, pour le lac de Genève ; tantôt l'eau est évaporée par une grande surface, entretenue et renouvelée par les pluies et les sources souterraines. Les eaux stagnantes, où des matières animales et végétales se putréfient, sont en général désagréables au goût, se conservent peu et doivent compter parmi les plus insalubres. Hippocrate attribue aux eaux des marais le gonflement de la rate et les hydropisies ; mais il est difficile de distinguer l'effet des eaux marécageuses, prises en boisson, de celui des miasmes que l'on respire, et que le vent transporte quelquefois à de grandes distances : il suffit de passer quelques jours, quelques heures, et même quelques instants dans cet air empoisonné, pour contracter le germe de fièvres redoutables. L'eau est étrangère à ces accidents instantanés ; mais nous sommes disposé à donner à l'usage des eaux insalubres une certaine part dans les cachexies propres aux pays marécageux. Quelles mesures hygiéniques relatives aux boissons conseillerons-nous aux malheureux que le sort attache à ces contrées meurtrières ? Dans ces lieux mêmes, on rencontre parfois des sources qui n'ont aucun point de contact avec le marais. S'il fallait pourtant boire de cette eau dormante, il serait convenable de la fair bouillir, de la soumettre à des filtres de charbon, et de l'agiter vivement à l'air.

Il y avait près de Soracte une fontaine d'où l'eau sortait en bouillonnant. D'après Varron, Théophraste et Théopompe, tous les oiseaux qui venaient y boire tombaient frappés de mort subite. D'autres sources moins délétères produisent l'ivresse : telles sont celles de Calès, du Lynceste et des coteaux de Falerne. De nos jours, on a parfaitement étudié l'action de la grotte du Chien, à Pouzzoles ; il s'y produit une asphyxie qui pourrait devenir mortelle, et qui est due à l'acide carbonique. D'autres sources, moins chargées de ce principe, en retirent cependant une partie des propriétés qui les font rechercher sur les tables choisies : nous citerons comme boissons hygiéniques, les eaux d'Ischel en Autriche, Marienbad, Egra en Bohême, Spa, Seltz, Rennes, Bussang, Pougues, Saint-Galmier, etc.

Une source fortement chargée de sels rentre dans la catégorie des sources minérales, et ne doit être employée que d'après une indication positive ; mais une petite quantité de principes salins dissous dans les eaux de source ou de rivière les rend plutôt favorables que nuisibles à la santé : telle est l'eau de Seine, qui contient, en faible proportion, des sulfates, des muriates et des carbonates terreux et alcalins ; elle purge souvent les étrangers ; il suffirait même d'en boire un ou deux litres le matin, à jeun, pour purger doucement les indigènes. Toute l'attention des médecins s'est portée sur les eaux séléniteuses, c'est-à-dire les eaux chargées de carbonate, et surtout de

sulfate de chaux : celle des puits de Paris possède
éminemment ces principes ; son goût est fade, désagréable, imparfaitement masqué par son mélange
avec le vin ; outre les sels calcaires, elle contient du
nitrate de potasse et du carbonate d'ammoniaque.
Hippocrate a dit avec raison que de pareilles eaux
resserrent le ventre. C'est probablement à des sources
fortement chargées de carbonate de chaux qu'Ovide
fait allusion dans ces deux vers :

> Flumen habent Cicones, quod potum saxea reddit
> Viscera, quod tactis inducit marmora rebus (1).

Les eaux de Loëche en Suisse contiennent le sulfate
de chaux en proportion énorme ; cependant elles ne
sont pas indigestes comme la plupart des eaux séléniteuses, et elles en diffèrent totalement par le goût.
Clark a calculé qu'il est consommé chaque jour à
Londres 37 millions et demi de gallons d'eau ; pu-
rifiée par un procédé qu'il indique, elle déposerait
24 tonnes de chaux solide, c'est-à-dire 8,835 tonnes
par an. On ne peut supposer que le passage journa-
lier d'une énorme quantité de sel calcaire dans l'économie soit d'une parfaite innocuité. La présence de la
chaux dans les sources se reconnaît facilement par
l'acide oxalique ou l'oxalate d'ammoniaque, qui forme
en se précipitant un oxalate de chaux insoluble. On
assainit jusqu'à un certain point les eaux séléniteuses
en y versant un peu de carbonate de potasse et en les
filtrant.

(1) « Chez les Cicones, il est un fleuve dont l'eau pétrifie les entrailles
et revêt tout ce qu'elle touche d'une couche de marbre. »

Il nous reste à parler des eaux privées d'air qui proviennent de la fonte des neiges et des glaces, ainsi que de la pluie. Hippocrate les regarde comme insalubres. Aujourd'hui encore on est porté à attribuer le goître et le crétinisme à l'eau privée d'air qui descend des montagnes ; mais d'autres observateurs, Odier entre autres, ont fait remarquer que ces tristes infirmités ne se rencontrent pas dans la vallée de Chamouny, non plus que dans plusieurs vallées alpestres où l'eau de neige est seule en usage. Les recherches récentes de M. Chatin montrent que l'absence de l'iode dans les eaux ménagères joue un grand rôle dans la production du goître et du crétinisme. On a lieu de s'étonner que l'eau de pluie, traversant les couches de l'atmosphère, contienne très peu d'air. Une autre cause d'insalubrité provient de ce qu'en tombant, elle entraîne la poussière, le pollen des fleurs et des insectes enlevés par le vent. Est-on réduit à se servir des eaux de pluie, on laisse s'écouler les premières ondées qui balayent les corps étrangers ; l'eau qui tombe ensuite est dégagée de toute impureté. Recueillie dans des citernes évasées, l'air s'y dissout en assez grande quantité ; on peut même favoriser ce mélange par l'agitation.

L'eau de mer, en se congelant, se dégage de tout principe salin ; cette glace fondue devient de l'eau douce et rentre dans la condition des eaux de neige. Dans son voyage au pôle boréal, lord Mulgrave dit avoir rempli plusieurs futailles de glace marine qui, en fondant, lui procura une eau très pure et très saine. Cook remplit également quinze tonneaux de glace dans

les mers australes par **61° 12′** lat. S. Il obtint aussi de
l'eau douce ; mais elle donna des coliques et une en-
flure des glandes de la gorge à tous ceux qui en burent.
L'eau de mer ne conserve aucun principe salin ; les
anciens en avaient fait la remarque : pour avoir de
l'eau douce en mer, dit Pline, on étend autour des
navires des toisons qu'humecte l'évaporation de la mer
et d'où l'on exprime l'eau douce.

Sur quelque point du globe qu'il ait fixé son habitation, l'homme est soumis à des nécessités qu'il modifie quelquefois, mais auxquelles il n'échappe jamais
entièrement. Il ne trouve pas partout une eau salubre :
l'île de Gorée, par exemple, manque totalement de
sources, et l'eau potable lui est apportée de Hann,
distant de douze milles de la côte. Afin d'ôter aux
eaux stagnantes et séléniteuses leurs mauvaises qualités, on devra les faire bouillir et les filtrer ; on agitera
à l'air les eaux provenant de la fonte des glaces et des
neiges. On confectionne les filtres avec du sable de
rivière et des pierres poreuses de nature calcaire disposées en couches ; toutefois les filtres de charbon
sont les meilleurs de tous. Du reste, chaque peuple
a ses usages dans lesquels il est guidé par son instinct
non moins que par son industrie. Les Chinois de haut
parage sont si difficiles sur la qualité de l'eau, qu'ils
en boivent rarement sans la faire distiller ; pour purifier
celle des fleuves, ils mettent quelques grains d'alun
dans le creux d'un bambou percé de plusieurs trous,
et l'agitent pendant trois ou quatre minutes. Mais l'art
ne procure jamais ces sources bienfaisantes, œuvres
secrètes de la nature dans lesquelles se dissolvent en

proportions convenables le muriate et le carbonate de soude, le carbonate de chaux, l'air atmosphérique, etc.; sources vivantes, pour ainsi dire, qui s'animent et s'entretiennent par un mouvement continuel, par l'électricité souterraine, et qui, malgré les variations de la surface du globe, conservent une température uniforme aussi éloignée du froid extrême que des chaleurs excessives.

Les deux agents essentiels de la végétation sont le calorique et l'eau. Celle-ci fournit à la plante l'oxygène et l'hydrogène qui la composent ; mais on ne la rencontre presque jamais à l'état de pureté. Indépendamment de l'air, de l'azote et de l'acide carbonique, la plupart des sources contiennent un certain nombre de sels, des composés métalliques et terreux, ainsi que des matières animales et végétales. De tout temps on a reconnu l'importance des eaux pour l'économie agricole. Mais on n'avait point vérifié par l'expérience directe, si la fertilité des plaines soumises à l'irrigation est proportionnée à la quantité d'eau mise en œuvre, ou si elle est due à la présence des matières dissoutes que l'eau, agissant comme véhicule, apporte à la racine des plantes. Outre leur action propre, les eaux contiennent-elles encore des substances fertilisantes? Deux expériences entreprises par MM. Chevandier et Salvetat fournissent la solution complète de ce problème. En 1847, un pré fut arrosé avec 255,744 mètres cubes d'eau provenant d'une mauvaise source, et un autre pré avec 164,281 mètres cubes d'eau de bonne qualité. Malgré cette disproportion, le premier pré donna seulement 2,312 kilogrammes, tandis que le second en fournit 7,896. La même expérience ayant été renouvelée en 1848, les deux habiles agronomes crurent devoir employer la même quantité d'eau pour chaque pré : le poids de la récolte fut de 2,749 kilogrammes par hectare pour la prairie arrosée par la mauvaise source, et de 10,469 kilogrammes pour celle qui avait reçu les eaux de la bonne. MM. Chevandier et Salvetat, ayant examiné la composition chimique des sources, trouvèrent entre elles une très faible différence au point de vue de la richesse des matières minérales, tandis qu'elles en présentaient une très notable dans la proportion de l'azote tenu en dissolution : le rapport de la bonne source à la mauvaise était comme 100 est à 42, c'est-à-dire plus que double. Il résulte de ces observations, que les effets plus ou moins avantageux de l'eau employée à l'irrigation, paraissent dus particulièrement à la proportion d'azote contenu dans ce liquide, et qu'une source fertilisante se trouve remplir le rôle d'un bon engrais.

L'analyse des eaux pluviales faite par M. Barral conduit aux mêmes résultats. On savait depuis Cavendish, que l'étincelle électrique de nos appareils détermine dans l'air la combinaison de l'azote et de l'oxygène, c'est-à-dire la formation d'une certaine proportion d'acide azotique. On avait également constaté la présence de cet acide dans l'atmosphère, et on l'attribuait à l'électricité développée en temps d'orage. En 1827, Liebig publia l'analyse de 77 eaux de pluie recueillies à des époques différentes. Dans ce nombre, 17 provenaient de pluies d'orage, et ces dernières contenaient toutes de l'acide nitrique, en plus ou moins grande quantité, combiné avec de la chaux ou avec de l'ammoniaque. Parmi les 60 autres, il trouva dans deux seulement de faibles traces d'acide nitrique. M. Barral, ayant analysé l'eau de pluie recueillie dans des udomètres sur la terrasse et dans la cour de l'Observatoire, du mois de juillet au mois de décembre 1851, trouva par mètre cube d'eau :

	Sur la terrasse.	Dans la cour.
	gr.	gr.
Azote.	63,97	79,39.
Ammoniaque.	3,334	2,769.
Acide azotique.	14,069	21,800.
Chlore.	2,804	1,940.
Chaux.	6,220	5,397.
Magnésie	2,100	3,306.

Les expériences de M. Barral fournissent la preuve qu'en six mois il tombe à Paris 14 à 15 kilogrammes d'azote sur chaque hectare de terrain. M. Chatin avait reconnu, de son côté, que les eaux pluviales renferment jusqu'à un demi-décigramme par litre d'une matière organique azotée, très abondante dans les couches inférieures de l'atmosphère, et qu'elles devaient par conséquent avoir une grande influence sur l'agriculture. On doit à M. Chatin une découverte non moins importante, celle de l'iode dans l'air atmosphérique et dans les eaux potables. Ce savant a fait des analyses innombrables, soit en France, soit à l'étranger ; et dès aujourd'hui on peut conclure de ses travaux que la bonne qualité des eaux dépend de la proportion d'iode qu'elles renferment. Dans son dernier mémoire à l'Académie des sciences, M. Chatin s'est livré à la recherche comparative de ce principe dans les eaux qui alimentent Paris, Londres et Turin. Il résulte de ces analyses, que les eaux de puits de cette dernière ville, ainsi que les sources renommées de Valentin et Sainte-Barbe, contiennent une proportion très minime d'iode. Les eaux du New-River, distribuées aux plus riches quartiers de Londres, se distinguent, suivant M. Chatin, par leur ioduration et leur légèreté ; celles de la Tamise et de l'Old-River, quoique bonnes et salubres, leur sont toutefois inférieures. Ce savant a fourni de précieuses indications sur les eaux de Paris. Celle d'Arcueil, chargée d'ailleurs de carbonate de chaux, contient quatre fois moins d'iode que celle de la Seine. Les sources séléniteuses de Saint-Gervais et de Belleville en renferment moins encore, tandis que ce principe se trouve avec abondance dans l'eau du puits artésien de Grenelle. L'Ourcq, à Mareuil, se rapproche de la Seine par son extrême légèreté, sa forte ioduration et la petite quantité des matières organiques qu'elle tient en dissolution. M. Chatin regarde les eaux de la Seine comme extrêmement salubres et riches en iode. Mais la plupart de ses affluents, l'Yonne excepté, leur enlèvent une partie des qualités qu'elles possèdent à leur source ; et tandis que par le mélange des autres rivières la proportion de l'iode diminue, celle des autres matières augmente. Toutefois, à Charenton, la Seine se trouve encore l'un des fleuves dont l'eau est à la fois la plus riche en iode et la plus légère.

Les eaux de la Marne altèrent celles de la Seine en s'y mêlant ; mais les qualités de ces dernières se trouvent plus viciées encore dans l'intérieur de Paris et principalement à leur sortie de cette ville. La proportion des matières organiques et des chlorures est notablement accrue, et les sels d'ammoniaque signalés par M. Chevreul pendant la saison d'été sont ici très appréciables ; on peut aussi quelquefois trouver des traces d'hydrogène sulfuré, et de l'urée apportée par les égouts. Pour remédier à ces inconvénients, et faire jouir les habitants de toute la salubrité du fleuve qui les alimente, M. Chatin propose d'introduire à Paris, au moyen d'un canal, les eaux de la Seine prises dans toute leur pureté, près du pont de Charenton. Ce canal fournirait de l'eau à un nombre suffisant de pompes qui la distribueraient dans tous les quartiers de Paris. On a lieu de s'étonner, en effet, qu'avec une administration aussi intelligente, aussi soucieuse du bien-être des habitants, il ne soit pas prescrit aux distributeurs d'eau à domicile de la puiser au-dessus de Paris, en amont du fleuve. C'est là une question digne à tous égards de la sollicitude des magistrats. Ils ne doivent pas se laisser égarer par l'opinion optimiste de Parent-Duchâtelet. En effet, à quel homme instruit persuadera-t-on que l'eau mélangée avec les immondices des hôpitaux et le résidu des égouts soit bonne et salubre, surtout en été ? Il est des questions hygiéniques qui sont du ressort du bon sens, et la science ne pourrait que se compromettre · en les jugeant autrement.

Dans ses nombreuses analyses, M. Chatin a acquis la preuve que les eaux pluviales sont plus iodurées encore que celles de la Seine, du New-River et de la

Tamise. Aussi, quoiqu'elles contiennent une proportion considérable de chlorures et de matières organiques, il n'hésite pas à les recommander comme boisson habituelle dans toutes les contrées où l'on ne rencontre que des sources séléniteuses et privées d'iode.

Pendant son passage au ministère de l'agriculture et du commerce, M. Dumas avait institué une commission ayant pour but spécial de réunir, discuter et publier des documents aussi complets que possible sur les eaux de la France. Cette commission vient de faire paraître la première partie de ses travaux en un volume in-4° intitulé : *Annuaire des eaux de la France*, consacré uniquement aux eaux douces de notre pays. Cette publication est due principalement aux travaux de M. Deville, secrétaire de la commission. L'*Annuaire* renferme la discussion et le résumé de plus de quatre cents analyses des eaux douces, c'est-à-dire des eaux de fleuves, rivières, sources, puits, etc., appliquées aux usages économiques, industriels et agricoles dans les points les plus importants du pays.

Les eaux que la France reçoit se partagent en quatre versants : celui du nord-est ou rhénan, celui du nord-ouest ou séquanien, celui de l'ouest ou girondo-ligérien, celui du sud ou rhodanien. Six bassins de premier ordre s'y font remarquer : ceux du Rhin, de la Meuse, de la Seine, de la Loire, de la Gironde et du Rhône ; autour d'eux se groupent six bassins secondaires, au nombre desquels figurent ceux de l'Escaut, de la Somme, de l'Orne, de l'Adour, de l'Aude, de l'Hérault, etc.

Les auteurs de l'*Annuaire* ont réuni en groupes distincts les analyses relatives à chacun de ces bassins. En outre, ils ont tracé sur une carte hydrographique de la France (qui n'est pas encore publiée) : 1° la division des cours d'eau ; 2° l'indication des points où des analyses ont été effectuées ; 3° la position de toutes les sources minérales connues ; 4° l'indication de toutes les sources minérales qui ont été analysées (1).

« Dans la bonne comme dans la mauvaise santé, dit Columelle (liv. V^e), nul de nous ne prolonge sa vie sans une eau de bonne qualité. » La meilleure est limpide, incolore, inodore, aérée, sans goût. Elle a la propriété de bien cuire les légumes et de dissoudre le savon ; elle ne doit se troubler que légèrement par l'azotate d'argent et le chlorure de barium. On re-

----

(1) Le volume de l'*Annuaire* relatif aux eaux minérales de la France est rédigé, mais non publié. Voici, d'après M. Dumas, les résultats généraux auxquels conduisent les documents qui le composent. Dans les sources du massif central, c'est-à-dire de l'Auvergne, du Cantal, de l'Ardèche, etc., les bicarbonates dominent ; ils forment 75 pour 100 des produits solides des eaux, tandis que les sulfates n'y entrent que pour 8 et les chlorures pour 15. Dans les Pyrénées, au contraire, les chlorures restant les mêmes, les bicarbonates baissent à 25 pour 100, et les sulfates s'élèvent à 60. Les sources des Alpes et de la Corse se rapprochent beaucoup de ces dernières. Le Jura, la Haute-Saône et les Vosges fournissent, au contraire, des sources où les chlorures prédominent ; tandis que les sulfates ont baissé à 14 pour 100, et les bicarbonates à 16, les chlorures y figurent pour 66. Dans les Ardennes et le Hainaut, les chlorures et les bicarbonates rivalisent et figurent chacun pour 40 à 50 centièmes. Dans la Vendée, la Bretagne et une portion de la Normandie, les sulfates, les chlorures et les bicarbonates s'équilibrent et prennent place chacun pour environ 30 centièmes dans la masse.

connaît qu'une eau contient de l'air, lorsqu'en y versant quelques gouttes d'une dissolution de sulfate de fer au minimum d'oxydation, on obtient au bout de peu de temps un précipité d'oxyde de fer rouge au maximum d'oxydation. Veut-on savoir si elle renferme une trop grande quantité de principes salins, on la fait évaporer; quand elle ne laisse pas de résidu sensible, la proportion des sels n'est pas trop considérable. L'eau des torrents et des fleuves débordés entraîne des matières terreuses; en la supposant même de bonne qualité, il convient de ne s'en servir qu'après le repos ou la filtration. Les eaux odorantes doivent ordinairement cette qualité aux divers produits sulfureux ou aux matières animales en putréfaction. On ne saurait croire, avec Pausanias et Athénée, que le puits de Mothone, dans le Péloponèse, exhalât l'odeur des parfums de Cysique. Pline a dit avec une grande vérité d'expression, qu'une eau salubre doit ressembler exactement à l'air : *Aquam salubrem aeri quam simillimam esse oportet.*

Certaines sources ont joui chez les anciens d'une célébrité remarquable. Les rois parthes ne buvaient que les eaux du Choaspe, et en faisaient porter avec eux dans les plus longs voyages. Malgré son limon et ses débordements, le Nil fut appelé le fleuve de l'abondance et de la santé. Son eau est légèrement purgative : au commencement des crues, elle prend une couleur verte, qui du trentième au quarantième jour fait place à un rouge plus ou moins brunâtre. Pendant les trois mois suivants, elle devient bourbeuse et ne peut être bue qu'après avoir été clarifiée (1). Du reste, la salubrité en est fort renommée : si Mahomet en eût bu, disent les Égyptiens, pour en jouir toujours, il eût demandé une vie immortelle. Suivant du Maillet, le Nil tient parmi les eaux le même rang que le champagne parmi les vins.

De toutes les eaux du monde, dit Pline, la plus célèbre par sa fraîcheur et ses effets salutaires est l'eau Martia que la bienveillance des dieux a donnée à Rome avec tant d'autres avantages... La source est à l'extrémité de la chaîne qui hérisse la Pélignie ; elle traverse le pays des Marses et le lac Ficin. Ancus Martius la fit conduire à Rome par un aqueduc de dix milles de longueur dont les canaux furent rétablis par Quintus Martius rex et Agrippa. Du temps de Pline, quelques hommes ambitieux et avares avaient détourné à leur profit cette source, ainsi que l'*eau vierge*, au grand détriment de la santé publique. Ces deux sources fournissent encore à la ville éternelle des eaux salubres et abondantes. La seconde alimente la belle fontaine de Trevi, et s'appelle *acqua vergine*.

On admire quelquefois la fraîcheur du teint, la beauté des formes, la blancheur des dents, la vigueur de constitution des habitants d'une contrée. Quelle en est la cause? Elle reste presque toujours ignorée : c'est la bonne exposition parfois, l'aisance souvent ; cependant la qualité de l'eau n'est point étrangère aux

(1) L'analyse du limon du Nil fournit près de la moitié d'alumine, un quart environ de carbonate de chaux, et enfin un oxyde de fer, du carbonate de magnésie, etc. On fait avec ce limon une brique excellente et des vases de différentes formes ; les cultivateurs le regardent comme le meilleur des engrais.

conditions hygiéniques les plus avantageuses. L'eau, plus précieuse que l'or, suivant l'expression de Pindare, n'est-elle pas le breuvage de tous les jours, l'aliment de l'homme sain, le remède de l'homme malade ? Mais ordinairement les habitants eux-mêmes ignorent le trésor de santé qu'ils possèdent ; ils en jouissent sans reconnaissance, comme le riche des faveurs de la fortune qu'il eut en naissant, comme l'homme robuste qui, n'ayant jamais souffert, se doute à peine que l'on puisse être malade, et traite d'imaginaires les maux qu'il n'a point ressentis.

Est ergo aliquid in aqua vitale, l'eau contient en quelque sorte un principe de vie (*Quæst. nat.*, liv. V, chap. 6). Une source salubre est un bienfait pour la contrée où elle jaillit. Au milieu du plus affreux désert, elle devient un centre de vie : une oasis se forme autour d'elle ; les animaux sauvages viennent s'y désaltérer la nuit ; le jour, elle est visitée par les caravanes, qui la regardent comme une hôtellerie de Dieu dans le désert.

CHAPITRE II.

DE LA TEMPÉRATURE DES SOURCES.

Les anciens, qui avaient tout personnifié dans l'ordre physique comme dans l'ordre moral, faisaient des dieux de l'océan, des fleuves et même des fontaines. Dans Hésiode, le nombre des fleuves divinisés s'élève à quarante, sans y comprendre les nymphes potamides, ascanides, céphissides, ilissides, etc. Les muses siciliennes étaient toutes des fleuves, ainsi que l'indiquent les noms de Céphiso, Nilo, Pactolo, Acheloo. Les vieux Slaves eux-mêmes rendaient un culte superstitieux à la mer et aux fleuves. La Baltique (Voden Ema) signifie *mère des eaux*. Le Boug, le Bog, le Dniester, la Volcova, le Volga, le lac Ilmen, etc., furent adorés. On supposait que des dryades et des hamadryades veillaient auprès de chaque source. Le travailleur et le pèlerin en approchaient avec un respect religieux, pour s'y désaltérer et se reposer du poids comme de la chaleur du jour. Plusieurs sources, creusées dans le flanc des rochers ou dans des grottes profondes, se trouvaient le siége d'un écho dont les accents sympathiques semblaient révéler la présence d'un être invisible, d'une divinité protectrice.

Les sources proviennent de la filtration des pluies ou des eaux courantes dans les couches de la terre, à des profondeurs variables. Les plus abondantes prennent naissance dans les montagnes, et principalement dans les montagnes calcaires dont les couches inclinées et poreuses se laissent plus facilement pénétrer par les pluies. On rencontre parfois dans ces montagnes des fontaines jaillissantes ; il s'en trouve en France (à Fontes-Borbe, dans l'Ariége), en Angleterre, en Suisse, en Allemagne, au Japon selon Varénius, au Cachemire d'après Bernier, etc. Ce phénomène est dû à la sortie de l'eau par un conduit en forme de siphon.

Les courants d'eau à l'intérieur du globe peuvent être fort considérables et former des lacs souterrains, comme dans la Carniole ; en reprenant leur direction vers la surface, ces courants s'élèvent parfois à un niveau supérieur à celui de leur gisement, et donnent ainsi naissance à des fontaines jaillissantes : on en voit de semblables en Chine. Une sonde enfoncée dans ces couches fait jaillir l'eau par le trou pratiqué, ce qui produit un puits artésien (1). On a cherché à expliquer ce fait par la capillarité, la pression des gaz à l'intérieur, l'élasticité des couches inférieures et la pression des supérieures. Mais il est plus naturel de considérer un puits artésien comme la branche verticale d'un siphon, dont l'autre branche inclinée s'étend jusqu'à des collines ou des montagnes plus ou moins éloignées.

Parmi les phénomènes que présentent les sources, l'un des plus curieux est leur continuité ; les géolo-

(1) On peut avoir l'espérance d'obtenir un puits artésien dans les plaines et les vallées où l'on rencontre des couches de sable, naturellement très perméables, placées entre d'autres couches imperméables, d'argile par exemple : les terrains tertiaires sont les plus favorables.

gues l'attribuent à l'enchaînement des lois naturelles, et à l'équilibre qui s'établit à la surface du globe, entre l'évaporation des eaux et leur précipitation alternatives. Cependant on a vu quelques sources tarir et d'autres diminuer, ce que l'on a regardé, mais sans preuve directe, comme le résultat du déboisement. La fixité de leur température n'est pas un phénomène moins remarquable ; elles varient très peu dans les différentes saisons de l'année, et tout au plus d'un ou deux degrés. Dans nos contrées, le maximum d'élévation s'observe au mois de septembre, le minimum au mois de mars. Ces légères modifications sont dues à la chaleur solaire, qui pénètre lentement et en très faible proportion dans les couches profondes du globe. L'excédant de la chaleur provient de la température terrestre qui reste à peu près invariable à quelques mètres de profondeur. On croit qu'à 3 kilomètres les eaux seraient bouillantes.

En prenant pour base un grand nombre d'observations, on a cru pouvoir établir cette loi curieuse : que la température des sources donne, à très peu près, la moyenne annuelle des pays où elles se trouvent. Dans quelques endroits cette température est absolument la même ; mais, dans aucun on ne rencontre une différence de plus de 3 degrés. Le professeur Kupffer a construit une table qui confirme les observations faites par Walhenberg ; elles montrent la température des sources comme étant plus élevée que la moyenne de l'air dans les hautes latitudes ; elles confirment également celles de MM. de Buch et de Humboldt : d'où l'on peut conclure que dans les basses latitudes, la température des sources se trouve moindre que celle de l'atmosphère.

Tableau de la température des sources suivant les latitudes.

Localités.	Latitude.	Haut au-dessus du niv. de la mer.	Température des sources.	de l'air.	Observateurs.
Congo.	9° ½ S.	450ᵐ·	22,75	25,62	(Smith.)
Cumana.	10° ¼ N.	0	25,62	28,00	(Humboldt.)
S.-Yago (Cap Vert).	15° N.	0	24,50	25,00	(Hamilton.)
Rock (F. Jamaïque).	18° N.	0	25,12	27,00	(Hunter.)
Havane.	23° N.	0	23,50	25,62	(Ferrier.)
Népaul	28° N.	0	23,25	25,00	(Hamilton.)
Ténériffe	28" ½ N.	0	18,00	21,62	(de Buch.)
Le Caire	30° N.	0	22,50	22,50	(Nouet.)
Alger	36°47 N.	0	17,05	17,84	(Aimé)
Cincinnati.	39° N.	160	12,37	12,12	(Mansfield.)
Philadelphie. . . .	40° N.	0	12,75	12,37	(Warden).
Carmeaux.	43° N.	300	13,00	14,37	(Cordier.)
Genève.	46° N.	350	11,12	9,62	(de Saussure.)
Paris	49° N.	75	11,50	10,87	(Bouvard.)
Berlin.	52° ½ N.	40	10,12	8,00	(*Id.*)
Dublin	53° N.	0	9,62	9,50	(Kirwan.)
Kendal	54° N.	0	8,75	7,87	(Dalton.)
Keswich	54° ½ N.	0	9,25	8,87	(*Id.*)
Kœnigsberg. . . .	54° ½ N.	0	8,12	2,25	(Erman.)
Édimbourg. . . .	56° N.	0	8,75	8,75	(Playfair.)
Carlscrone	56° ½ N.	0	8,50	8,50	(Walhenberg.)
Upsal.	60° N.	0	6,50	5,62	(*Id.*)
Umeo.	64° N.	0	2,87	2,75	(*Id.*)
Giwartenfiall. . .	66° N.	500	1,25	3,75	(*Id.*)
Kisnekejewa. . .	54° ½ N.	300	4,37	1,50	(Kupffer.)
Kasan	56° N.	30	6,25	3,00	(*Id.*)
Nishney-Tagilsk .	58° N.	200	2,87	0,25	(*Id.*)
Werchoturie. . .	59° N.	200	2,37	0,87	(*Id.*)
Bogoslowsk . . .	60° N.	200	1,87	0,50	(*Id.*)

CHAPITRE III.

DE LA TEMPÉRATURE DES SOURCES THERMALES.

M. Brongniart a proposé de classer les eaux minérales d'après la nature du terrain d'où elles sortent ;
en conséquence, il les divise en sources provenant :
1° des terrains primitifs ; 2° des terrains de sédiment
inférieurs ; 3° des terrains de sédiment supérieurs ;
4° des terrains de transition ; 5° enfin des terrains de
trachytes anciens. Cette classification si philosophique
au point de vue de la géologie, en supposant qu'on
puisse remonter de la connaissance des sources à celle
des terrains qui les fournissent, n'a pas été adoptée
dans les ouvrages de médecine, où les vues théoriques
les plus profondes ont moins de prix que les notions
d'utilité pratique. Les médecins classent les eaux minérales d'après leur composition chimique ; cette
indication est encore la plus sûre pour faire apprécier
leurs propriétés et diriger leur mode d'emploi.

Berzelius suppose que les sources salines et ga-
zeuses proviennent de l'infiltration des eaux atmosphériques jusqu'à la région des volcans. Keferstein les
attribue aussi à une action volcanique, tandis que
Bischoff les croit dues à la chaleur propre des couches
profondes du globe. Les sources thermales ne se rencontrent pas toutes à la même profondeur : la température de celles d'Aix en Savoie baisse considérable-

ment à l'époque de la fonte des neiges ou à la suite de pluies abondantes ; le même phénomène se produit à d'autres établissements, ce qui fait supposer un foyer peu profond où les eaux, en s'infiltrant, pénètrent avec facilité.

La plupart des sources thermales étaient connues dans l'antiquité ; les Romains ont laissé près d'un grand nombre d'entre elles des monuments de leur grandeur. La nature a répandu ces moyens puissants de soulagement sur presque tous les points du globe, dans les contrées voisines du pôle aussi bien que dans les régions tropicales. Leur température ne dépend ni du degré de latitude, ni du sol plus ou moins montagneux, ni même du voisinage des volcans en activité. La France et l'Allemagne sont couvertes d'établissements thermaux ; la Bohême en renferme environ deux cents : la prairie qui fournit l'eau de Pullna présente vingt-six puits dont on extrait un sel purgatif abondant. Toutefois il est juste d'ajouter que les thermes se rencontrent en plus grand nombre dans les chaînes de montagnes, là où la réaction de l'intérieur du globe contre son écorce solidifiée paraît s'être manifestée avec le plus de violence.

La France l'emporte sur l'Allemagne par le nombre et la richesse de ses eaux thermales, autant que celle-ci l'emporte sur les autres contrées d'Europe. En dehors du groupe de l'Algérie, la France ne compte pas moins de neuf cents à mille sources minérales ; dans les environs de Dax, dans l'Ariége, on en trouve cinquante-huit parfaitement distinctes ; la chaîne des Pyrénées en présente dans toute sa longueur un grand nombre des plus abondantes et des plus salutaires. Nous devons ajouter que jusqu'ici l'exploitation des sources thermales a laissé immensément à désirer ; cependant nous avons vu se réaliser dans les dernières années quelques améliorations remarquables. Mais il reste encore beaucoup à faire, si nous voulons égaler nos voisins d'outre-Rhin, et retirer de nos établissements thermaux tout ce qu'ils peuvent produire comme sources intarissables de santé et de richesse publique.

La température, avons-nous dit, ne dépend pas de la latitude : on trouve, en effet, des sources à peu près froides sous les tropiques, et des sources bouillantes dans l'Islande, le Caucase et la Sibérie ; la profondeur des couches d'où elles s'échappent devient ordinairement la cause de ces différences. Toutefois cette thermalité ne suit pas les lois de la température terrestre établies par le sondage et le travail des mines. Ainsi, pour n'en citer qu'un seul exemple, à la suite de sondages artésiens exécutés dans la riante vallée de l'Aar, on rencontre la source iodurée de Wildegg, dont la chaleur s'élève de 1 degré par 16 mètres, tandis que l'augmentation n'est que de 1 degré sur 32 mètres pour le puits de Grenelle. Voici la température de quelques sources thermales.

Température des principales sources thermales.

	Degrés.		Degrés.
Baréges (la Douche)	45	Cauterets (les OEufs)	56
Id. (Polard)	38	Id. (César)	50
Luchon (Bayen)	67	Id. (la Raillère)	41
Id. (la Reine)	59	Arles. Plusieurs sources de	
Id. (le Griffon)	52	26 à	63

	Degrés.		Degrés.
Bagnères-de-Bigorre (Dauphin).	49	Civita-Vecchia (la Ficoncella).	55
Id. (Versailles).	35	Lucques (la Doccione).	54
Id. (Salut).	32	Pise (Saint-Julien).	42
Ax.	82	Gurgitelli.	75
Vernet.	56	Chin-Chiest (au pied de l'Olympe).	84
Lamotte.	59	Spa (Pouhon).	10
Dax.	66	Aix-la-Chapelle (l'Empereur).	57
Balaruc.	50	Pyrmont.	15
Uriage.	27	Kreuznach.	9
Chaudes-Aigues.	88	Hombourg.	10
Mont-Dor.	45	Ems, de 27 à.	50
Néris.	51	Wiesbaden (Kochbrunnen).	67
Bourbon-l'Archambault.	51	Nauheim (Grosser-Sprudel).	31
Bourbonne.	65	Baden-Baden.	65
Bagnoles.	27	Carlsbad (Sprudel).	75
Vichy (grand bassin).	45	Tœplitz.	48
Id. (grande grille).	32	Sources de Sibérie.	100
Id. (Célestins).	44	Sources de l'Himalaya.	100
Contrexeville.	10	Schouhou (dans le Thibet).	88
Enghien.	14	Yom-Mack (en Chine).	85
Plombières (grand bassin).	70	Hamman-Meskhoutin (Constantine).	95
Id. (Crucifix).	49	Martinique (fontaine chaude).	50
Id. (source Bourdeille).	15	Guadeloupe (ravine chaude).	67
Luxeuil (grand bassin).	56	Sainte-Lucie.	100
Id. (source ferrugineuse).	10	Saint-Dominique (Cahouane).	38
Portugal (San-Pedro Dosul).	67	Id. (l'Ardente).	63
Id. (source gaz. de Gérez).	62	Buncombe (Caroline du Nord).	40
Id. (source de Chavez).	61	Missouri (Arkansard).	66
Id. (source d'Aregos).	61	Mariara.	58
Aix en Savoie.	45	Source de Las Trincheras.	90
Saint-Gervais.	39	Source de Clichi-Maquillo.	96
Louëche.	51	Valencia.	93
Schinznach.	33	Geysers d'Islande.	109
Baden (Suisse).	50		

Un certain nombre de sources thermales ont évidemment leur foyer dans la région des volcans. Le tremblement de terre de Lisbonne, en **1755**, fit jaillir la source nouvelle de Néris, tandis que celles de Toeplitz se troublèrent d'abord, puis s'arrêtèrent entièrement, et firent enfin irruption avec une telle abondance que les bains se trouvèrent submergés. De toutes les sources thermales qui attestent la puissance des feux souterrains, aucune n'est comparable au Sprudel de Carlsbad. Cette mystérieuse chaudière, disent les habitants, est antérieure à l'histoire et contemporaine de la création ; si elle ne se montrait pas aussi bienfaisante, on la prendrait pour l'une des bouches de l'enfer. Que l'on se figure une source bouillonnante, furieuse, comme l'appelait Hoffmann, s'élançant avec fracas à 2 ou 3 mètres au-dessus du sol, par bonds impétueux assez semblables aux jets saccadés du sang artériel, et retombant comme une belle gerbe de cristal. Une portion de cette eau est utilisée pour la fabrication du sel de Carlsbad, mais la plus grande partie va se perdre dans la Teple, en se formant dans une immense étendue une enveloppe calcaire solide et cristalline qui se retrouve au fond de tous les terrains de la vallée.

Mais si aucune autre source thermale, en Europe, ne jaillit du sein de la terre avec des circonstances pareilles, un phénomène analogue se reproduit en Islande avec une majesté et une grandeur plus imposantes encore, et le Sprudel lui-même n'est qu'une faible cascade lorsqu'on le compare au Geyser. Les trois sources principales de cette île volcanique sont le Strok (ouverture étroite), le Rikum (fumante), et le grand Geyser (enragée). Le bassin des sources présente **23** mètres et demi de profondeur et 60 de diamètre. Les éruptions sont intermittentes, quelquefois peu nombreuses dans une journée ; elles se répètent dans d'autres moments plusieurs fois par minute. La température surpasse généralement celle de l'eau bouillante : ainsi tandis qu'à la surface du bassin, elle s'élève seulement à 85 degrés, on en trouve au fond jusqu'à 127°,5, et la moyenne de la colonne d'eau donne de 108 à 109 degrés. La couche supérieure du Strok offre toujours la température de l'eau bouillante, et en effet elle oscille et bouillonne sans cesse (MM. Descloiseaux et Bunsen). Klaproth ne doute point que ces sources ne sortent d'une vraie fournaise, et que, dans leurs jets, elles n'aient même déjà perdu une partie de leur calorique : c'est à la suite d'un tremblement de terre de l'Hekla que le Strok fit subitement éruption. On ne saurait se représenter l'imposant et terrible effet de ces immenses colonnes d'eau bouillante et de ces tourbillons de fumée, s'élevant à une hauteur prodigieuse avec un bruit souterrain et formidable. La nature, dit Stanley, n'offre rien de semblable, et l'art n'a rien produit qui approche de cette magnificence (1).

(1) A la suite d'une éruption volcanique survenue à Madagascar, il a surgi une fontaine jaillissante très remarquable ; elle projette ses eaux à une telle hauteur, qu'on l'aperçoit en mer à plusieurs milles de distance.

CHAPITRE IV.

DE LA TEMPÉRATURE DES FLEUVES ET DES RIVIÈRES.

Les fleuves et les rivières, *ces routes mobiles qui portent l'homme et ses vaisseaux* (Pascal), deviennent les causes les plus puissantes de la grandeur, de la force et de la richesse des nations. La plupart des villes qui ont dicté des lois au monde se trouvent situées aux bords de la mer, à l'embouchure ou du moins dans le voisinage des fleuves. Le génie des fondateurs de royaumes a toujours compris les immenses avantages qu'une capitale peut retirer soit de la mer, soit des grands cours d'eau pour la rapidité des communications, pour les échanges en temps de paix, pour la défense ou pour l'attaque pendant la guerre.

Les fleuves d'Europe prennent leur source dans les chaînes de montagnes : le Rhin aux glaciers du Saint-Gothard, le Rhône à la montagne de la Fourche, le Danube dans la forêt Noire, près du monastère Saint-Georges, le Tibre dans les Apennins, le Tage au mont San-Felipe, le Guadalquivir (Bœtis des anciens) dans la Sierra de Cazorla, l'Oural à la montagne de ce nom. Cependant plusieurs grands fleuves de Russie sortent des lacs qui couvrent cette vaste contrée : le Volga, du lac Woronof; le Don (Tanaïs), du lac Yvan, etc.

Les fleuves d'Asie ont la même origine : la grande artère de la Sibérie, la majestueuse Léna, sort des monts Baïkal; le Iénisseï, du mont Changai; le Sir (Yaxarte) naît à l'est du Bolor, à la pente septentrionale du Thian-Chan; l'Oxus (Amou), de plusieurs branches du Bolor et de l'Indou-Kho; le Kouban (Hypanis d'Hérodote et de Strabon, Verdanus de Ptolémée) prend sa source à la pente septentrionale de l'Elbours; l'Euphrate et le Tigre sortent du mont Ararat; le Gange, fleuve sacré des Indiens, des chaînes du petit Thibet (ses embouchures au golfe de Bengale furent découvertes par Séleucus Nicanor); l'une des branches de l'Indus ou Sind provient du plateau de Palmyr. C'est au Kouen-Lun, et plus positivement au Bayankara, l'une de ses branches, dit M. de Humboldt, que naît le fleuve Jaune, ou Wang-ho. Suivant M. Borrow, ce fleuve sort de deux lacs situés au milieu des monts Kokonor, en Tartarie (35° lat. N.). Après un trajet de 165 lieues, il sillonne la province de Schen-si, parallèlement à la grande muraille, parcourt encore 135 lieues au nord, 67 à l'est, traverse de nouveau la grande muraille, fait 135 lieues au sud, et, après plusieurs détours, 180 à l'est avant de se perdre enfin dans la mer Jaune. Sa longueur totale est de 680 lieues. D'après un calcul approximatif, il verse par heure dans la mer 390 millions de pieds cubes d'eau, 1100 fois plus que le Gange n'en apporte dans la mer des Indes. Suivant lord Macartney, cette eau contient 1/200ᵉ de limon en dissolution; en donnant à la mer Jaune 125,000 mètres carrés, le docteur Shaw a calculé que le limon du fleuve la comblerait en vingt-quatre mille ans.

En Amérique, le fleuve Mackensie, qui arrose le

pays des Esquimaux, sort du lac de l'Esclave; le Missouri des montagnes Rocheuses, le Mississipi du lac Leech, le Saint-Laurent du lac Ontario. Le rio de la Plata (rivière d'argent) prend sa source dans la chaîne de montagnes au sud du Brésil; le San-Francisco descend de la Sierra de Canastra, l'Orénoque de la Cordillère, dans la province de Venezuela. Le fleuve des Amazones sort du lac Lauricocha, dans les Andes, et le Magdalena du lac Pampas. La chaîne des Andes donne encore naissance à un grand nombre de fleuves et de rivières qui se jettent dans les deux océans, Atlantique et Pacifique.

On suppose que le Niger et le Sénégal viennent des montagnes de l'Afrique centrale, entre le 10ᵉ et le 11ᵉ degré de latitude. Les anciens regardaient le Nil comme un fleuve merveilleux; ses sources demeurèrent longtemps inconnues: Alexandre, Ptolémée et César les cherchèrent en vain. Bruce prétendit les avoir trouvées, mais Rennel contesta les indications du célèbre voyageur. L'honneur de cette découverte était réservé à un naturaliste français, M. d'Abbadie. Le 19 janvier 1846, il parvenait à la source principale dite le fleuve Blanc; et le 17 août 1847 aux sources du fleuve Bleu. Leur élévation au-dessus du niveau de la mer, déterminée par le point d'ébullition de l'eau, est de 2,660 mètres pour le Nil bleu, et 2,324 pour le Nil blanc. La température, à son point d'émergence, se trouve de 15 degrés pour le premier et de 13 degrés pour le second. M. d'Abbadie place la source du Nil blanc entre Inaria et Jumma-Kaka, environ à 7° 49′ lat. N., et 34° 38′ long. E. de Paris. D'après les calculs de ce savant, le Nil serait le plus long fleuve du monde, et aurait 4,321 milles géographiques de cours.

Les débordements du Nil deviennent pour l'Égypte une source abondante de richesses. Il commence à croître au milieu de juin, et continue son mouvement ascensionnel pendant quarante et parfois même cinquante jours ; ensuite, il baisse successivement jusqu'à ce que, vers la fin du mois de mai de l'année suivante, il soit réduit à sa moindre hauteur. De janvier à mai, le Nil est d'une couleur bleue très foncée ; à la fin de mai ou au commencement de juin, l'eau prend une teinte grise durant quatre ou cinq jours seulement ; pendant ce temps, elle exhale, dit-on, des vapeurs délétères pour ceux qui habitent sur ses rives. Puis il revêt tout à coup une couleur tellement semblable à celle du sang, qu'il est difficile à un observateur inexpérimenté de reconnaître que cette apparence soit une illusion. Du reste, l'eau de ce fleuve est toujours un peu trouble ; on la rend claire et saine, dit Niebuhr, en frottant avec des amandes amères préparées à cet effet l'intérieur des vases qui la contiennent. Suivant Shaw, pendant sa crue, le Nil contient $1/132^e$ de limon, tandis que, d'après Heuzinger, la proportion est de $1/100^e$ pour le Rhin à l'époque des hautes eaux.

Anaxagore, Eschyle, Sophocle et Euripide attribuaient les inondations du Nil à la fonte des neiges des montagnes éthiopiennes ; ce fut l'opinion de toute l'antiquité. On connaît aujourd'hui leur véritable cause : elles sont dues aux pluies tropicales qui tombent non loin de ses sources. Pendant la dixième et la onzième année du règne de Cléopâtre, le Nil ne déborda pas ; Callimaque rapporte même que dans les siècles antérieurs ce fleuve était resté neuf ans sans sortir de son lit. D'autres fleuves, le Niger, la Plata, le Gange et l'Indus présentent comme le Nil des inondations périodiques. L'Iraouaddy, qui forme un delta dans l'empire des Birmans, offre également ce phénomène, et a été appelé le Nil indien à cause de son limon bienfaisant. L'Euphrate féconde la Mésopotamie par ses débordements annuels ; *ils surviennent à la même époque que ceux du Nil, c'est-à-dire quand le soleil atteint la vingtième partie du Cancer* (Solin).

Ainsi que nous venons de l'exposer, la plupart des fleuves prennent leur source aux glaciers des montagnes ; aussi leurs eaux se trouvent froides d'abord, et la diversité de leur température dépend ensuite de la chaleur qu'elles empruntent dans leur cours aux rayons du soleil et à l'air ambiant. L'eau, étant un mauvais conducteur du calorique, et laissant pénétrer les rayons solaires plus difficilement que ne le fait l'atmosphère, demeure ordinairement plus froide que l'air. Pendant la nuit, elle perd aussi par le rayonnement une partie de la chaleur que les couches supérieures ont gagnée durant le jour, le fond restant plus froid que la superficie, excepté dans les saisons rigoureuses et les climats extrêmes des contrées voisines du pôle. Nous ferons remarquer toutefois qu'on ne possède pas des observations assez nombreuses et assez précises pour poser des règles générales. Peut-être même découvrira-t-on que les rivières, comme les sources, ont une température moyenne à peu près égale à celle de l'atmosphère, mais plus uniforme et moins variable.

La rapidité du cours des rivières devient un obstacle à leur congélation ; aussi n'arrive-t-elle que par des hivers rigoureux. La glace commence à se former sur les bords, où le courant est faible, et en raison même du contact avec le rivage qui est une source de refroidissement ; puis, les glaçons se trouvent détachés par les vagues et deviennent les noyaux des glaces flottantes. Mais on ne doit pas croire, avec quelques météorologistes, qu'il ne se forme point de glaçons au milieu et à la surface des fleuves ; l'expérience démontre le contraire. Elle prouve aussi que le souffle des vents dirigé dans un sens opposé au cours de l'eau hâte la formation des glaçons : on dit alors que les rivières charrient. La continuité du froid et de l'agglomération des glaces superficielles détermine la congélation complète des rivières. On a nié qu'il pût se produire des glaçons au fond du lit des fleuves ; à ces théories nous opposerons l'expérience et le passage suivant de l'amiral Wrangell : « La congélation du Bolchoy-Anioug, ainsi que celle de la plupart des rivières de la Sibérie, s'opère de deux manières. Lorsqu'il commence à geler, des bandes de glace se forment le long des rives, et elles s'élargissent à mesure que le froid augmente. Plus tard, c'est au fond de l'eau, dans les endroits pierreux, que la glace se forme. La quantité d'herbes qui s'y trouvent lui communique une teinte verdâtre. La masse de glace ainsi produite se développe peu à peu jusqu'à l'instant où ayant atteint un certain volume, elle se détache du fond et monte à la surface. Là, ces glaçons *mélangés d'herbes, de sable et de cailloux,* se transforment promptement en glace solide : ils se soudent les uns aux autres et finissent en peu de temps par recouvrir toute la surface de l'eau (1). »

La congélation de la Seine à Paris s'opère par une température soutenue de 9 ou 10 degrés ; les habitants de cette capitale n'ont pas encore perdu le souvenir de l'hiver 1819-1820, où de nombreux promeneurs traversèrent pendant plusieurs jours ce fleuve sur la glace. Mais le degré de froid suffisant pour produire ce résultat diffère nécessairement en raison de l'étendue des fleuves et de la rapidité de leurs cours. On a vu le Rhône geler à Lyon par une température de 15 degrés, tandis qu'il faut un froid de 18 degrés pour faire prendre ce fleuve devant la ville d'Arles. L'épaisseur de la couche de glace est très variable ; d'ailleurs ordinairement il s'en forme plusieurs, soudées ensemble et cependant distinctes. Dans l'hiver de 1821, on trouva sur quelques lacs d'Amérique 15 pouces de glace composée de vingt et une couches dont l'épaisseur allait en diminuant, quoique l'intensité du froid eût continuellement augmenté.

(1) *Le Nord de la Sibérie,* t. II, p. 43.

CHAPITRE V.

DE LA TEMPÉRATURE DES LACS.

Certains lacs peuvent être considérés comme des terres basses dont les creux sont remplis par des sources, les eaux pluviales, et même par les rivières qui vont s'y perdre ou qui les traversent. Il s'en rencontre d'autres que l'on est porté à regarder comme des mers intérieures, que l'Océan, dans sa retraite, a laissées sur les continents : telles sont la Caspienne et l'Aral. Après la mer Caspienne, le plus grand de ces amas d'eau est le lac Supérieur, dans l'Amérique septentrionale; il est traversé par le fleuve Saint-Laurent, et reçoit en outre plus de trente rivières. Le lac Supérieur n'a pas moins de 500 lieues de tour ; la mer Caspienne en a 800. L'étendue et le niveau de celle-ci décroissent, dit-on, malgré les fleuves qui s'y rendent; les principaux sont le Volga, l'Oural, le Kour et le Térek.

Au milieu des steppes de l'Asie, on trouve un chapelet de lacs qui, selon les Kirghiz, formaient autrefois un seul bassin. Les anciens Chinois parlent d'un grand lac amer dans l'intérieur de la Sibérie; mais c'est au sol de Gobi que se rapporte sans doute l'idée de cette mer. M. de Humboldt pense que le bassin de l'Aral et cette succession de lacs depuis Aksakal-Barbi jusqu'aux mares de la steppe de Barada, se dessèchent continuellement et diminuent d'étendue ;

ce changement est l'effet inévitable d'un manque d'équilibre entre l'évaporation et le volume des eaux qu'amènent les affluents et les pluies. Le Baïkal, qui sépare la Chine de la Sibérie, est remarquable entre tous les lacs de cette contrée par sa grande étendue. Le lac Po-yand ressemble également à une petite mer, et peut servir d'abri aux vaisseaux pendant les tempêtes. Il reçoit plusieurs rivières et fournit de l'eau à une multitude de canaux. Ses vagues s'élèvent quelquefois aussi haut que celles de l'Océan. La Russie d'Europe est couverte de lacs; plusieurs méritent d'être comparés à ceux de la Suisse, dont les eaux pures et tranquilles font l'admiration du voyageur; d'autres, tels que les lacs Onéga et Ladoga, peuvent être considérés comme des prolongements de la mer.

En raison de la masse de leurs eaux, les lacs paraissent avoir une influence marquée sur l'état thermométrique et hygrométrique d'une contrée; on suppose que l'évaporation opérée à leur surface devient une cause notable de refroidissement et d'humidité. Comme celle des rivières, leur température provient des rayons solaires, de l'air atmosphérique, et, pour une très faible proportion, de la chaleur terrestre. Il est douteux, toutefois, que les rayons calorifiques pénètrent jusqu'à 300, 400 et même 500 mètres, profondeur de quelques uns d'entre eux. L'eau parvenue à 4 degrés, terme de sa plus grande densité, se précipite par son poids; on peut donc présumer que le fond reste presque constamment à la température de 4 degrés à peu près, quelle que soit celle de la surface. Le courant et l'agitation des vagues ne sont pas assez forts pour modifier puissamment ce résultat ; l'expérience se trouve ici d'accord avec la théorie. Les premières observations sur la température des lacs remontent à de Saussure, et déjà ce savant naturaliste constatait qu'à de grandes profondeurs l'eau était à 5 degrés environ. Il ne savait pas que sa densité varie en raison de la température.

Dans les mois de mai, septembre et octobre 1819 et 1820, M. de la Bèche fit de nombreuses expériences sur les lacs de Genève, de Thun et de Zug. Voici les résultats obtenus par ce savant géologue. Depuis 1 brasse jusqu'à 5, la température du lac de Genève se maintenait entre 19°,34 et 17°,70 ; puis elle décroissait constamment avec la profondeur. Mais, depuis 90 jusqu'à 164 brasses, il la trouva invariablement à 6°,39. Aux lacs de Thun et de Zug, la surface étant à 15°,55, M. de la Bèche rencontra 5°,27 à 50 et 100 brasses. Les choses se passent autrement quand l'eau gèle à la surface ; la température s'accroît alors progressivement jusqu'au maximum de la densité de l'eau. Il est peu probable que, dans les contrées soumises à des froids excessifs, la congélation puisse s'étendre jusqu'aux couches profondes : d'abord parce que la première couche glacée étant plus légère, reste à la surface ; puis aussi parce que le froid extrême n'a d'action que sur cette première couche et sur les couches voisines, sans pouvoir atteindre la limite de la plus grande densité de l'eau. Si l'eau n'avait point cette plus grande densité à 4 degrés, les lacs se congèleraient en totalité, ce qui anéantirait toute espèce vivante.

CHAPITRE VI.

DE L'ÉTENDUE ET DE LA PROFONDEUR DES MERS.

On croyait au moyen âge, et Christophe Colomb partageait cette opinion, que la mer couvrait la septième partie seulement de la surface du globe ; mais suivant Rigaud d'Oxford, la surface des continents se trouve à celle des mers dans le rapport de 100 à 270. L'étendue de l'océan Pacifique, à lui seul, est plus considérable que celle de tous les continents pris ensemble.

Pour apprécier la quantité d'eau que contient le lit des mers, il faudrait en connaître, du moins approximativement, la profondeur. Selon Plutarque, les physiciens d'Alexandrie avaient cru entrevoir que les points élevés des continents ne devaient pas dépasser en hauteur les grands abîmes de l'Océan : « Si l'on veut avoir une idée, dit Buffon, de la quantité énorme d'eau que contiennent les mers, on peut supposer une profondeur commune et générale à l'Océan, et en ne la faisant que de 200 toises, ou de la dixième partie d'une lieue, on verra qu'il y a assez d'eau pour couvrir le globe entier d'une hauteur de 600 pieds, et si l'on veut réduire cette eau dans une seule masse, on trouvera qu'elle fait un globe de plus de 60 lieues.» (Buffon, *Théorie de la terre.*)

Suivant M. de la Bèche, la profondeur moyenne de l'Océan est de 3,200 à 4,800 mètres, tandis que la hauteur moyenne des continents au-dessus du niveau des mers, n'égale point, dit ce savant, 3,200 mètres. Cette dernière évaluation nous semble même fort exagérée ; car M. de Humboldt n'estime qu'à 307 mètres cette hauteur moyenne. Les continents actuels pourraient donc être distribués de telle sorte, que la surface entière du globe serait couverte par l'Océan. Il est probable que ce fut là l'état primitif, lorsque la terre s'étant refroidie à la surface, les eaux l'enveloppèrent d'une manière uniforme. Plus tard elles se trouvèrent déplacées, et refoulées dans les abîmes par les réactions violentes des feux souterrains et le soulèvement des montagnes.

Laplace avait cru pouvoir déduire de la théorie des marées, que la hauteur moyenne des terres continentales était égale à la profondeur moyenne des mers ; toutefois il abandonna bien vite cette opinion. De son côté, M. de Humboldt paraît convaincu que la hauteur moyenne des continents est cinq ou six fois moindre que la profondeur des mers évaluée par lui à 1,843 mètres. Mais où trouver la confirmation de ces théories incertaines ? Les résultats des expériences tentées jusqu'à ce jour sont extrêmement variables. Récemment, les officiers de la marine des États-Unis ont opéré le sondage de l'Atlantique, depuis le cap Virginie jusqu'à Madère, et ont trouvé 5 milles et un quart de profondeur moyenne ; tandis que le golfe du Mexique, de Tampico aux Florides, ne leur en a présenté qu'un mille environ. Entre le Spitzberg et la côte du Groënland, on a atteint sans pouvoir trouver le fond, jusqu'à la profondeur de 2,500 mètres.

Le capitaine Bérard est parvenu, avec une ligne de soie d'un millimètre de diamètre, qu'un seul homme maniait facilement, à sonder jusqu'à 2,600 mètres, ce qui n'avait pas encore été fait avant lui. Dans le but de déterminer la température de la mer, M. Tessan arriva jusqu'à 4,000 mètres; à cette profondeur, l'énorme pression de 400 atmosphères aplatit les tubes et brisa les thermomètres. Toutefois, sous les tropiques, on a pu faire parvenir la sonde à 8,220 mètres, sans atteindre le fond de l'Océan, et même assure-t-on à 13,643 mètres.

C'est dans l'hémisphère austral que les mers ont leur plus grande étendue. La surface de l'Amérique méridionale, de la Nouvelle-Hollande et de la portion de l'Afrique comprise entre le cap et la ligne, n'égale pas la moitié des continents de l'hémisphère boréal. La seule terre importante s'avançant vers le pôle sud, l'Amérique méridionale, se termine en pointe à la Patagonie et à la Terre de feu; son étendue, en y comprenant même celle des petites îles de l'océan Atlantique méridional, ne saurait être comparée à cette immense surface se prolongeant au delà du cercle polaire en Laponie, et qui, de la Norvége et de la Russie d'Europe s'étend jusqu'à l'extrémité du Kamtschatka. Les limites atteintes par Weddel, et la découverte de la terre australe par le capitaine Ross ont, à la vérité, ajouté quelques continents à ceux que l'on connaissait déjà ; néanmoins l'étendue de terre de l'hémisphère boréal reste toujours plus considérable.

CHAPITRE VII.

DE LA TEMPÉRATURE DES MERS.

La température des mers présente quelques anomalies imprévues et fort importantes à étudier. Ainsi, quoique l'Océan soit presque continuellement troublé par le flux et le reflux, par les vents, et enfin par les tempêtes, il est sujet aux diverses heures à moins de variations que l'air sur les continents. Tandis que sous l'équateur, la différence du jour à la nuit se trouve de 5 à 6 degrés dans l'intérieur des terres, elle n'est que de 1 degré, au plus 2 degrés sur la haute mer. On remarque les mêmes différences et de plus frappantes encore dans les latitudes moyennes ; la variation sur la mer est à peine de 2 ou 3 degrés, tandis que sur la terre la nuit devient plus froide que le jour de 10, 12 et même de 15 degrés.

On croit généralement que l'eau de la mer, des lacs et des rivières est d'une température moins élevée que celle de l'atmosphère. Il est rare en effet qu'en s'y plongeant on n'éprouve pas, même dans les mois les plus chauds, un léger saisissement de froid. Sous les tropiques, le capitaine Duperrey, ayant constaté de quatre heures en quatre heures la température de l'air de la mer, obtint ce résultat inattendu que l'eau est plus chaude que l'air. Sur 1,800 observations, l'air fut trouvé plus chaud que la mer 479 fois, et la mer

1,371 fois ; l'égalité se conserve assez ordinairement dans les latitudes moyennes, et la mer se trouve de beaucoup plus chaude dans les régions polaires. Les résultats si vraisemblables annoncés par le capitaine Duperrey, s'ils ne sont pas contredits par des observations ultérieures, peuvent aisément s'expliquer ; car, si la surface de la mer ne s'échauffe pas autant que l'atmosphère dans l'ardeur du jour, elle perd ensuite avec plus de difficulté, pendant la nuit, le calorique qui lui a été communiqué. Ainsi, on peut dès à présent admettre comme un fait acquis à la météorologie et à l'histoire des climats, que l'eau de la mer jouit d'une égalité de température plus constante que l'atmosphère ; de cette première observation, il en découlera une seconde non moins importante : c'est que l'air est plus doux à la surface des mers que sur les continents. Du reste, M. de Humboldt n'a cessé de proclamer cette vérité dans ses savants ouvrages.

La question de la température de la mer aux différentes profondeurs est assez compliquée, et d'ailleurs même les éléments qui servent de base à l'observation sont loin d'être fixes et invariables : le mouvement incessant des flots pélagiques, les courants sous-marins des pôles vers l'équateur, font varier constamment la température des mers, et donnent lieu nécessairement à des résultats parfois vagues et contradictoires : « Ces regrettables discordances, dit M. Biot, ne tiennent pas seulement aux difficultés pratiques de ce genre d'expériences, mais beaucoup plus encore à l'imperfection des instruments et à l'omission des épreuves préalables qui seraient néces-

saires pour assurer la constante justesse de leurs indications (Académie des sciences, mars 1849.) Voici
du reste les résultats les plus remarquables obtenus
sous des latitudes diverses.

Marsigli dit avoir observé qu'à dix brasses de profondeur et au-dessous, l'eau se trouve constamment à
10 degrés, et ne varie jamais de plus de 3/4 de degré.
Il en tire cette conclusion, que la température du fond
de la mer se maintient à 10 degrés environ. De Mairan
prétend de son côté que les eaux inférieures étant plus
chaudes, et par conséquent plus légères, devaient
monter continuellement, et donner ainsi à la masse
une température à peu près égale. C'était aussi l'opinion de Denis de Montfort. Il résulte toutefois des
observations de ce dernier que la température de l'atmosphère à l'ombre étant de 24°,5, celle de la mer
s'est trouvée à 18 degrés, à 16 degrés, et même seulement à 13 degrés.

Péron avait imaginé un thermomètre ingénieux pour
évaluer la température de la mer à diverses profondeurs ; voici ses conclusions principales :

1° La température de la mer à sa surface, loin des
rivages, est plus faible à midi et plus élevée à minuit
que celle de l'atmosphère observée à l'ombre. Le
matin et le soir, elles sont à peu près en équilibre.

2° On voit la température de la mer s'élever lorsqu'on approche des continents et des grandes îles.

3° Loin des rivages, la température du fond de la
mer est généralement moindre qu'à la surface, et le
froid est d'autant plus grand que la profondeur se
trouve plus considérable.

Le célèbre navigateur infère de là que les abîmes les plus profonds de l'Océan, comme les sommets des hautes montagnes, sont éternellement glacés, même sous l'équateur. Mais cette supposition est dénuée de toute preuve comme de tout fondement. Les expériences faites par le docteur Forster dans le second voyage de Cook ne présentent pas de résultats uniformes. Le 27 septembre 1772, par 24° 44′ lat. S., la surface de la mer étant à 21°,5, le thermomètre, descendu à 80 brasses, marqua 20 degrés. Le 12 octobre, par 34° 48′ lat. S., le thermomètre indiquait 15 degrés à la surface et 14°,4 à 100 brasses. Le 15 décembre, par 55° lat. S., l'eau marquait à la surface — 1°,1 ; à 100 brasses, + 1°,1. Le 23 décembre, par 52° 26′, on trouvait à la surface zéro degré, à 100 brasses + 1°,5. Enfin, le 13 janvier 1773, par 64° 1′, on avait 1 degré à la surface et zéro degré à 100 brasses.

Les expériences de lord Malgrave et celles d'Irving sont un peu confuses ; cependant ces dernières montrent que dans les mers polaires la température augmente avec la profondeur. Les observations de Scoresby et du capitaine Ross confirment ce résultat. Ainsi, ce dernier ayant trouvé à 100 brasses — 1°,11, obtint à 400 2°,28, et 3°,33 à 660. Dans les expériences de Scoresby, la surface étant à — 1°,66, l'eau, à 400 brasses, présenta 2°,22 ; dans un autre parage, il trouva zéro degré à la surface, et 3°,33 à la profondeur de 761 brasses.

Les expériences du capitaine Kotzebue nous semblent tout à fait décisives. Ainsi, dans les mers intertropicales, la surface étant à 22°,16, ce navigateur trouva à 25 brasses 13°,94; à 100 brasses, 11°,55; à 300 brasses, 6°,66. Au sud des tropiques, l'eau marquait 19°,44 à la surface, 9°,72 à 35 brasses, 3°,77 à 196 brasses. Les observations de Sabine, de Parry et de Franklin confirment les résultats si précis obtenus par Kotzebue, mais elles sont en désaccord avec celles de Beechey; ce dernier pense que sous toutes les latitudes l'eau est moins froide à la surface que dans les couches inférieures. Aux environs du détroit de Behring, tandis que le thermomètre indiquait 6°,3 à la surface, il marquait — 1 degré seulement à 20 brasses de profondeur.

Les membres de la commission scientifique, attachés à la corvette *la Recherche* dans les voyages à travers les mers boréales, ne pouvaient manquer d'étudier la question qui nous occupe. Dans les quatre traversées entre Hammerfest en Laponie (70° 40' lat. N.) et le Spitzberg jusqu'au 79° 34' lat. N., MM. Bravais, Pottier et Martins firent, pendant les étés de 1838 et 1839, 305 observations sur la température de la mer à la surface et à de grandes profondeurs. Ils tirèrent de leurs expériences les conclusions suivantes.

1° Au milieu de l'été, la température de la mer Glaciale est à peu près semblable à celle de l'air;

2° Toutefois, en moyenne, celle de la mer se trouve un peu plus élevée, ce qui tient à l'influence du *Gulf-stream*, dont la source est dans le golfe du Mexique, et dont les dernières branches se perdent sur les côtes occidentales du Spitzberg.

3° Entre 70°40' et 79° 33' lat. N., la température de

mer Glaciale décroît avec la profondeur pendant les mois de juillet et d'août; cependant elle reste supérieure à zéro, du moins jusqu'à 870 mètres, la plus grande profondeur atteinte.

4° La décroissance est uniforme, et en moyenne de 0°,675 pour 100 mètres. Toutefois cette uniformité et cette proportion peuvent être troublées par le voisinage des glaciers.

5° A partir de 70 mètres, la température de la couche qui recouvre le fond de la mer se trouve au-dessous de zéro.

6° En moyenne, la température de cette couche est de — 0°,75, et par conséquent supérieure à celle du maximum de densité et du point de congélation de l'eau de mer. (Académie des sciences, 13 mars 1848.)

Des faits précédents on peut conclure avec certitude que sous les tropiques et dans les latitudes moyennes, la température des mers décroît avec la profondeur jusqu'aux limites de 4°,44. Quoique les sondes atteignent rarement le fond, il est permis de conjecturer que cette température est en général celle des abîmes. Toutefois l'amiral Dupetit-Thouars, sous les zones intertropicales et tempérées, a trouvé à une certaine profondeur 3°,2, 2°,8 et même 2°,5 seulement ; on doit attribuer ces résultats, ainsi que ceux de MM. Bravais, Pottier et Martins, à des courants sous-marins des pôles vers l'équateur. Aucune autre cause d'ailleurs ne pourrait expliquer le refroidissement de la mer dans ces régions ; car, suivant la remarque de M. de Humboldt, l'abaissement de la température de l'air dans la zone torride n'est jamais assez considérable pour que des molécules d'eau refroidies à la surface puissent tomber par leur propre densité jusqu'aux abîmes pélagiques. M. Arago a expliqué d'une manière ingénieuse pourquoi le fond de la Méditerranée n'offre pas de basses températures : le courant inférieur, dit ce savant, empêche les eaux polaires de pénétrer dans son bassin.

La plupart des observations prouvent que dans les mers polaires, presque constamment couvertes de glaces, la température, au contraire, s'accroît avec la profondeur, quoique dans des limites restreintes, et probablement jusqu'à 4°,44 seulement. Comment expliquer ce résultat dans des latitudes où règnent constamment des froids rigoureux, où le thermomètre se maintient presque toute l'année au-dessous de 20, de 30 et même de 40 degrés? Le mélange des eaux de l'Océan par les courants suffit-il pour en rendre compte? Nous ne le pensons pas. Il est très vraisemblable que ces températures douces proviennent, en partie du moins, de la chaleur terrestre elle-même.

CHAPITRE VIII.

DES GLACES POLAIRES.

—

Le froid excessif qui règne dans les zones voisines des pôles doit inévitablement produire la congélation de la mer sur une surface immense. Cependant certains observateurs ont prétendu que ses eaux ne pouvaient point se congeler ; ils se fondaient sur ce que l'on ne voit pas ce phénomène se manifester dans nos ports à la température où les fleuves gèlent. Les glaçons recueillis à la surface de l'Océan ne donnant que de l'eau douce, on en inférait qu'ils étaient fournis sans doute par des rivières ayant leur embouchure dans le voisinage des pôles, ou par des sources surgissant des bas-fonds de l'Océan. Mais ces vues hypothétiques ne reposent sur aucun fondement solide ; l'énorme accumulation des glaces dans les mers polaires comprend plusieurs degrés de latitude et ne peut provenir que des mers elles-mêmes. Du nord de la Nouvelle-Zemble au cap Taimura, les glaces forment, même en été, une digue infranchissable. Dans les contrées du cap Taimura, qui atteignent probablement le parallèle de 78 degrés et demi, près de l'embouchure de la Yana, la température moyenne de l'année descend à plus de —16 degrés, celle de l'hiver est de —38 degrés et demi.

Suivant Ure, l'eau de la mer se congèle d'autant

plus difficilement qu'elle se trouve chargée d'une plus grande proportion de principes salins. On doit aussi tenir compte du grand mouvement des vagues, qui est un obstacle à la formation des glaces. Voici la table extraite du dictionnaire de ce savant.

De la congélation des eaux suivant le degré de salure.

L'eau ordinaire. . . . . se congèle à 0°,00 cent.
95,84 parties d'eau et 4,16 parties de sel marin, *id.* — 2,50
93,75   *id.*   6,25   *id.*   *id.* — 3,66
90,   *id.*   10   *id.*   *id.* — 10,27
83,9   *id.*   16,1   *id.*   *id.* — 12,50
77,8   *id.*   22,2   *id.*   *id.* — 13,77
75,   *id.*   25   *id.*   *id.* — 15,55

Cette table montre qu'au degré extrême de salure, c'est-à-dire à 25 centièmes de matières salines, la congélation n'arrive qu'à —15°,55. Or, la température de l'air sous les pôles, dépassant —20 et —30 degrés pendant plus de neuf mois de l'année, suffit pour expliquer la formation des glaces.

La glace rapportée des mers polaires n'ayant fourni en fondant que des eaux douces, on peut se demander ce que devient le sel dont elles étaient saturées auparavant. Il est à présumer qu'elles l'abandonnent aux couches liquides; un passage de l'amiral Wrangell ferait supposer qu'il peut aussi, dans certaines circonstances, former une enveloppe aux glaçons. Dans ses excursions sur la mer polaire, il rencontra souvent des champs de glace unie couverts d'une couche saline et de petits cristaux de sel. Il fait observer que les navigateurs et les aventuriers n'emportent pas de sel pour préparer leurs aliments, certains d'en trouver sur les glaces.

Dans un appendice à son *Voyage au nord de la Sibérie,* le savant amiral présente quelques remarques intéressantes sur la formation des glaces. Il en est apporté à la mer une quantité considérable par les nombreuses rivières qui s'y rendent. Vers les côtes, dans les parties peu profondes, la glace est permanente. La haute mer ne gèle solidement qu'à la fin d'octobre, et c'est au mois de juillet seulement que s'opère le brisement ; mais, avant cette époque et parfois même en hiver, il s'y forme des crevasses suffisantes pour disloquer cette croûte glacée que les vents achèvent ensuite de rompre.

« La mer Glaciale, en hiver, dit l'amiral Wrangell, a le même aspect que les régions glacées du nord de la Sibérie, c'est-à-dire que l'on y aperçoit de vastes toundras complétement nues, coupées çà et là par des chaînes de montagnes. La surface de ces plaines est ondulée, et elles sont couvertes d'une neige profonde aussi dure que la glace. Des espaces ouverts pareils à de vastes lacs, à des marécages, se rencontrent de distance en distance, soit dans la plaine, soit dans les cavités situées entre les montagnes de glace. »

Les chasseurs, les chercheurs de dents de mammouth, les voyageurs intrépides, s'aventurent sur ces champs périlleux. Ils y dressent des tentes, ils y campent, y allument des feux. Les ours polaires, les isatis, viennent quelquefois leur livrer une guerre terrible ; mais ce danger est encore moins menaçant que l'élément redoutable qui a englouti tant de victimes. Le champ glacé prend les formes les plus bizarres. Du sommet des éminences qu'on y rencontre, l'horizon se découvre au loin et semble former des chaînes de montagnes d'une couleur bleuâtre. Les contours montueux se dessinent à la vue, on croit distinguer les vallées, les rochers; on se félicite d'avoir découvert la terre cherchée, on avance avec courage. La terre fantastique n'était qu'une vapeur sortie de la mer, et que le vent emporte dans un horizon lointain.

En été, lorsque ces masses viennent à se briser, on assiste à un spectacle terrible et majestueux. La mer se débarrasse alors des glaces qui l'ont enchaînée pendant tout l'hiver. On voit des amas immenses de glaçons s'élever au sommet des vagues, s'y heurter avec fracas pour disparaître dans l'abîme couvert d'écume. Rien ne saurait donner une idée de cette effroyable destruction. La surface de la mer, naguère encore morne et immobile, s'ébranle tout à coup, se rompt avec un bruit épouvantable; et des montagnes de glace soulevées par la vague sont lancées vers le ciel comme de légers éclats de bois.

Au delà de ces masses brisées, de ces toroses énormes, on découvre quelquefois une mer libre que les habitants de la Sibérie appellent *Polina*. Dans ces espaces ouverts flottent d'immenses glaçons sur lesquels viennent parfois s'abattre des volées innombrables de canards noirs; en Sibérie, ces oiseaux annoncent la fin de l'hiver. Au retour d'une expédition sur les mers polaires, l'amiral Wrangell décrit ainsi le bonheur qu'il éprouva de revoir le rivage désolé de la Sibérie : « Après quarante-six jours de voyage dans les plaines désertes de la mer Glaciale, au milieu des neiges et des glaces éternelles, ayant à lutter sans cesse contre la misère et les dangers, manquant de bois pour allumer du feu, et n'ayant pour abriter nos membres roidis par le froid et les tempêtes du pôle qu'une légère tente, nous saluions avec joie la terre et les collines avoisinantes. Malgré leur aspect sauvage, elles paraissaient à nos yeux fatigués et belles et pittoresques. Une mousse qui commençait à verdir, des buissons nains et le gazouillement de quelques petits oiseaux nous annonçaient la prochaine arrivée du printemps et notre retour dans une contrée habitée. » Et cette contrée que l'amiral Wrangell et ses compagnons saluaient avec amour, c'était la Sibérie ! Tant le bonheur est relatif dans nos vies accidentées ; tant nos joies se composent de contrastes, et tant le simple souvenir des maux passés donne un charme consolateur à l'âme qui ne souffre plus !

Le capitaine Scoresby, qui a fait douze voyages dans les mers arctiques, n'a pas décrit avec moins de vigueur le spectacle que lui offraient les glaces polaires sur les côtes du Spitzberg et du Groënland. D'après ce navigateur célèbre, ce champ, dont on n'aperçoit pas les limites du haut des mâts des vaisseaux, n'a pas moins de 300 à 400 lieues carrées d'étendue. Quelquefois la surface est tellement unie, qu'un carrosse y ferait aisément de 30 à 40 lieues sans obstacles ; d'autres fois ce sont des éminences présentant les contours les plus variés et les plus pittoresques, et qui ont la belle couleur bleu verdâtre des plus brillantes topazes. La hauteur des glaçons, tantôt soulevés sur les flots et tantôt submergés, n'a pas moins de 40 à 60 mètres. On dit en avoir rencontré dans la baie de Baffin qui s'élevaient de plus de 40 mètres au-dessus de la surface des eaux, ce qui suppose plus de 200 mètres de hauteur totale. Le 9 février, Dumont d'Urville, dans son voyage au pôle antarctique, vit une masse de glace de 11,000 toises de longueur sur 100 pieds de hauteur, à parois parfaitement verticales ; quelques glaçons s'élevaient à 150 pieds au-dessus de la mer (1). L'expédition envoyée en 1851 à la recherche de sir John Franklin, après avoir fait une relâche à Opernavik, sur les côtes du Groënland, s'aventura plus au nord dans la baie de Baffin, et parvint, à travers mille dangers, au 75° degré de lat. N. Les montagnes de glace, dit M. Bellot, lieutenant de marine, qui accompagnait le capitaine Kennedy dans cette périlleuse entreprise, avaient de 200 à 300 pieds au-dessus des eaux ; leur navigation se trouva parfois entravée par des bancs de quinze à vingt lieues carrées (2).

Le voyage presque fabuleux du capitaine Weddel pourrait faire supposer que dans les régions antarctiques la mer est plus profonde et la température plus douce que dans l'hémisphère boréal ; car, après avoir

(1) Suivant quelques observateurs, la partie qui surnage est à la partie submergée comme 1 est à 4 ; d'après Dumont d'Urville, comme 1 est à 7 ; selon d'autres, enfin, comme 1 est à 12.

(2) Notre courageux compatriote faisait partie d'une nouvelle expédition envoyée dans les mers arctiques. Les derniers rapports annoncent qu'en allant d'une station à l'autre pour porter une dépêche, M. Bellot, renversé par un coup de vent, a été précipité dans une crevasse de glace où il a trouvé la mort.

franchi les Orcades et les Nouvelles-Schetland, il rencontra une mer libre qu'il croit se prolonger ainsi jusqu'au pôle. Mais les rapports des autres voyageurs sont loin de confirmer ceux de Weddel. Son audace aura probablement été favorisée par des circonstances tout exceptionnelles qui ne se représentent sans doute qu'à de longs intervalles. Cook n'a pu pénétrer au delà du 71ᵉ degré de latitude sud, et tandis qu'au mois de mai les glaces fondent quelquefois au 81ᵉ degré de latitude nord, elles subsistent toute l'année sous le 60ᵉ degré dans l'océan Austral ; on rencontre quelquefois d'énormes glaçons au 50ᵉ et même au 48ᵉ degré.

Le voyage exécuté en 1838 par *l'Astrolabe* et *la Zélée*, sous la conduite de l'infortuné Dumont d'Urville, fournit sur les mers antarctiques des renseignements plus précis, on peut même dire plus authentiques que les précédents : « De tous les navigateurs qui m'avaient précédé, dit ce dernier, Weddel était le seul dont je pouvais suivre la trace avec quelques chances de succès pour faire des progrès vers le sud. En effet, en 1775, après avoir pu pénétrer assez avant sur d'autres points du globe, Cook s'était trouvé arrêté par les glaces dès le parallèle de 60 degrés, aux environs des îles Sandwich ; en 1820, Bransfield vit sa route barrée par des champs de glaces un peu avant le 65ᵉ degré ; en 1821, l'entreprenant Cowel ne put pénétrer au delà de 62° 30' ; enfin, tout récemment Biscoe, après diverses tentatives sur d'autres méridiens, laissa tout cet espace inexploré, et sa route fut arrêtée près des îles Sandwich, à peu près au même point où le fut celle de Cook. Weddel, au contraire, en 1823, préten-

dait avoir atteint le 74ᵉ degré sans difficulté, et, ce qui
est plus surprenant, sans avoir rencontré aucune barrière ni même aucun banc de glace ; en outre, son
récit annonçait, par ces hautes latitudes, des mers
assez belles, et des températures modérées. Toutes ces
considérations devaient donc me porter à suivre la trace
de ce navigateur pour atteindre ses limites, et même
les dépasser si les circonstances me favorisaient. »

Toutefois, le 15 janvier, Dumont d'Urville rencontra les premières glaces par 59° 30'. Il dépassa
pourtant la zone où Cowel avait été arrêté, et atteignit le sillon tracé par Weddel. Mais, le 22 février,
par 64 degrés lat. S. et 47° 30' long. O., il découvrit
une barrière de glaces compactes qui, à perte de
vue, lui barrait complétement le passage. Des masses
de toutes les grosseurs, de toutes les formes, se
trouvaient disséminées sur une immense étendue, et
affectaient les apparences les plus singulières quand
les rayons du soleil venaient les éclairer. Tantôt on
eût dit une grande ville avec ses palais, ses dômes
et ses tours ; d'autres fois de jolis villages situés sur le
bord d'une grève tranquille et entourés de bouquets
d'arbres, le plus souvent de vastes carrières de marbre
parsemées d'une foule de blocs diversement tra-
vaillés. Dumont d'Urville tenta tous les moyens que
le courage et l'audace même peuvent suggérer. Plus
d'une fois enfermées dans un cercle de montagnes de
glaces, les deux corvettes furent sur le point d'être
brisées. Retenu cinq jours entiers entre des glaçons
d'une épaisseur formidable qui s'étaient soudés autour
des navires, après des manœuvres désespérées, il

parvint enfin à se dégager et put reprendre la mer. Le thermomètre ne marquait cependant que 5 et 6 degrés. Dumont d'Urville fit de nouveaux efforts tout aussi infructueux pour avancer vers le pôle. Le 15 février, par 62 degrés lat. S., il se trouva précisément dans l'espace où Weddel avait dû circuler librement du 5 au 6 février 1823 ; mais tous ces points furent reconnus impraticables, et il ne put franchir le 64e degré.

La relation des principaux navigateurs tend donc à infirmer les rapports de Weddel. Ainsi que nous l'établirons plus loin, il est même très probable que l'hémisphère austral se trouve, à latitudes égales, plus froid que l'hémisphère boréal. Toutefois, ce ne sont pas les glaces polaires, comme on l'entend souvent répéter, qui déterminent cet abaissement de température ; c'est plutôt l'abaissement de température, dont il serait extrêmement curieux de découvrir la cause, qui provoque la formation et l'accumulation de ces énormes masses de glaces sur toute l'étendue des mers antarctiques.

CHAPITRE IX.

DES MOUVEMENTS OU OSCILLATIONS DE LA MER.

Les contrées maritimes jouissent d'un climat plus doux et de températures plus uniformes que les régions continentales. Londres et Varsovie se trouvent situées sous le même parallèle; la température moyenne annuelle s'élève dans la première de ces villes à 9°,8, et dans la seconde à 7°,4 seulement. L'archipel des îles Féroë, placé sous le 62ᵉ degré, ne voit presque jamais de glace, tandis qu'à Saint-Pétersbourg, situé sous la même latitude, la Néva reste gelée six mois entiers, et qu'à Iakoutsk le thermomètre se maintient au-dessous de — 30 degrés pendant la plus grande partie de l'année. Ces étonnants contrastes proviennent de la différence qui existe sur tous les points du globe entre les climats marins et continentaux.

En transportant de grandes masses d'eau des pôles vers l'équateur et de l'équateur vers les pôles, les courants pélagiques ont pour résultat évident d'adoucir les extrêmes de température, de réchauffer les régions glacées et de diminuer l'ardeur des zones brûlantes. Indépendamment de ces effets, l'agitation continuelle des flots de la mer entretient la salubrité et conserve ainsi la vie des nombreuses espèces animales qu'elle renferme. Les mouvements de la mer consistent dans les marées et dans les courants généraux et particuliers. L'attraction de la lune sur la masse mobile des eaux produit ces oscillations périodiques auxquelles on donne le nom de marées. Le soleil exerce aussi sur elles une certaine influence, moins forte toutefois que celle de la lune, en raison de son grand éloignement. L'action comparée de ces deux astres est dans le rapport de 2 à 5. Cependant il y a tous les jours deux marées lunaires et deux marées solaires; ces deux sortes de marées coïncident entre elles à l'époque des syzygies, pendant les nouvelles et les pleines lunes; alors les marées se trouvent de beaucoup augmentées par l'action combinée de la lune et du soleil. Dans les quadratures, l'opposé arrive : les eaux sont abaissées par l'attraction du soleil, soulevées par celle de la lune. Celle-ci, à la vérité, l'emporte, mais son intensité est diminuée d'environ un tiers par l'action solaire. Ainsi les petites marées ont lieu au premier et au dernier quartier de la lune. Les marées varient selon la distance des deux astres à la terre, et elles sont d'autant plus considérables que la lune et le soleil se trouvent plus rapprochés de la terre et du plan de l'équateur; c'est ce qu'on observe ordinairement aux équinoxes.

L'effet des deux marées n'est produit complétement qu'après vingt-quatre heures quarante-huit minutes; ce retard recule d'autant leur retour, qui suit le mouvement synodique de la lune. Certaines perturbations locales n'ont pu être bien connues et déterminées que par l'expérience. D'une nouvelle lune à une autre, il y a donc cinquante-sept flux et autant de reflux. On donne le nom de *flux* aux vagues qui montent, leur plus grande hauteur s'appelle la *pleine mer;* la retraite des eaux est le *reflux*, et leur plus grande dépression la *basse mer.*

On doit à Laplace une théorie des marées qui permet de les calculer avec assez de précision pour les prédire d'avance, et se garantir ainsi des malheurs qui pourraient résulter d'inondations imprévues (1). Les marées sont à peine sensibles dans la Méditerranée, si ce n'est à Malte et à Venise. Elles sont nulles dans la mer Noire et la mer Caspienne, quoique cependant l'attraction luni-solaire s'exerce évidemment sur toutes les molécules de la matière.

L'histoire des courants pélagiques offre le plus haut intérêt, particulièrement au point de vue de la navigation; connus et décrits d'une manière imparfaite jusqu'à ce jour, ils sont moins suffisamment expliqués encore, quoique Christophe Colomb les eût déjà signalés. « Les courants, dit M. de Humboldt, présentent au milieu des mers un singulier spectacle : leur largeur est déterminée; ils traversent l'Océan comme des fleuves dont les rives seraient formées par l'eau en repos. » Le premier de ces courants est celui qu'on nomme équatorial ou de rotation, et qui faisait dire à Colomb : « Je tiens pour certain que les eaux de la mer se meuvent comme le ciel, de l'est à l'ouest. » Un second courant transporte les eaux chaudes des basses vers les hautes latitudes. Enfin, un troisième vient des

____

(1) *Mécanique céleste,* t. I, p. 289.

pôles ; les couches profondes arrivent jusqu'aux régions équatoriales.

Le gulf-stream est le plus remarquable des courants pélagiques. Il prend naissance dans la mer des Antilles, parcourt le golfe du Mexique, débouche par le détroit de Bahama et côtoie l'Amérique septentrionale jusqu'au banc de Terre-Neuve. De là le gulf-stream se dirige vers le nord-est, va frapper les côtes de l'Irlande et de la Suède, et se perd enfin dans la mer du Nord ; l'une de ses branches se dirige au sud des Açores et le long des côtes occidentales de l'Afrique.

Le courant de rotation qu'on rencontre entre les tropiques peut être attribué aux vents alizés ; le mouvement des eaux des pôles vers l'équateur est dû probablement à la différence de densité qui existe entre des couches dont la température est inégale. Pour expliquer les courants, soit généraux, soit particuliers, on a invoqué aussi l'action des marées, le mouvement de rotation de la terre, ainsi que les variations de la pression atmosphérique ; mais la réunion même de ces causes paraît insuffisante pour rendre compte d'un phénomène aussi compliqué. Toutefois, en s'appuyant uniquement sur l'inégalité de la température des eaux à diverses latitudes, M. Biot a prouvé par les principes généraux de la mécanique, qu'il doit exister à la surface et à l'intérieur des mers des courants perpétuels toujours dirigés dans le même sens à de grandes profondeurs, et qui, dans les couches plus rapprochées de la surface seulement, peuvent éprouver des variations périodiques dépendantes des changements de déclinaison du soleil.

Il nous paraît fort douteux que les marées, qui se produisent successivement de l'orient à l'occident, puissent faire naître des courants dans le bassin océanique. L'explication de M. Maury, qui attribue le gulf-stream à une cause analogue à celle des vents alizés, nous semble également inadmissible. A l'exemple de M. Biot, M. Babinet a fondé sur les principes de la mécanique une théorie nouvelle et complète des courants de la mer. En prenant pour exemple la partie de l'Atlantique comprise entre l'équateur et le cercle polaire, ce savant établit que les eaux tropicales, dilatées par la chaleur, doivent s'élever et former une couche dont la partie supérieure dépassera le niveau des mers plus septentrionales et tendra à se déverser sur les eaux du nord. Celles-ci, en vertu de l'excès de pression résultant pour elles de la nouvelle masse d'eaux qui les a recouvertes, et du déficit produit par ce transport même dans la pression des colonnes tropicales, tendront à affluer vers le sud par un courant inférieur, en sorte que si la terre n'avait point de mouvement de rotation, on observerait, d'une part, un courant supérieur du sud au nord, dans toute la longueur de l'Atlantique, et un autre opposé du nord au sud, dans les plaines basses de l'Océan. Un courant analogue serait produit dans les quatre autres bassins que présente la géographie terrestre. Mais en conservant la vitesse de rotation vers l'est des masses situées à la surface de la terre, dans les régions voisines de l'équateur, le courant chaud supérieur doit non seulement marcher vers le nord, mais encore vers l'est : tel est en effet le phénomène que présente le gulf-stream. Un mouvement

contraire sera opéré par les eaux se rendant des latitudes moyennes vers l'équateur ; car ce mouvement,
moins considérable vers l'est, produira un transport
réel vers l'ouest. Cette marche est bien celle de
l'Océan dans la partie équatoriale de ce grand circuit,
qui, après s'être produit de l'ouest à l'est par les latitudes moyennes, s'infléchit vers le sud dans les parages de l'Europe et de l'Afrique, pour aller retrouver la
côte est de l'Amérique tropicale, en traversant l'Atlantique dans sa plus grande largeur. Si l'on jette les
yeux sur la carte du capitaine Duperrey, on reconnaît,
suivant M. Babinet, que les courants des cinq bassins
océaniques justifient son opinion. Les espaces intermédiaires sont sans agitation ; la seule théorie aurait
pu, *à priori*, annoncer un pareil résultat.

D'après M. Babinet, on peut admettre deux autres
circuits circumpolaires qui embrassent et contournent,
l'un le pôle nord, l'autre le pôle sud, en marchant de
l'ouest à l'est : « L'influence des vents alizés qui, entre
les tropiques, tendent à porter la mer vers l'occident, et celle des contre-courants nord et sud des
vents alizés qui tendent au contraire à porter vers l'est
les mers extratropicales, viendront s'ajouter, dit ce savant, à l'influence prédominante des forces qui naissent
du déplacement de masses liquides de l'équateur vers
les pôles, et réciproquement. Cette même direction
des vents réglés doit beaucoup refroidir les côtes orien-
tales des continents dans les latitudes moyennes, et
réchauffer, au contraire, les côtes occidentales. » Suivant la théorie ingénieuse du même physicien, l'excès
de température de l'hémisphère boréal sur l'hémi-

sphère austral s'expliquerait par la prépondérance des deux circuits septentrionaux sur les trois circuits méridionaux ; prépondérance résultant de leur plus grande surface, de la plus grande chaleur de leurs eaux tropicales, et enfin de leur plus grande excursion en latitude. (Voy. *Acad. des sciences*, séance du 18 juin 1849.)

CHAPITRE X.

DE LA PHOSPHORESCENCE DES MERS.

La plupart des navigateurs ont parlé avec admiration de ces lueurs enflammées qui sillonnent la surface des mers, principalement entre les tropiques, lorsque les vagues se trouvent dans un état de vive agitation. On a remarqué souvent le même phénomène sur les côtes de la mer à Boulogne, au Havre et dans un grand nombre de ports. Du reste, la propriété dont jouissent certains corps, et en particulier quelques substances animales, de répandre de la lumière dans l'obscurité, est un phénomène si général et si curieux, que Percy et Laurent appellent la phosphorescence un *météore animal*. Aussi avons-nous pensé que quelques détails sur un sujet encore si nouveau, et qui se rattache à la fois à la physique et aux sciences médicales, ne seraient pas dépourvus d'intérêt.

Dans la première partie de cet ouvrage, nous avons indiqué que certains minéraux, le sulfate de baryte, le muriate et le nitrate de chaux, etc., exposés au contact de la lumière solaire, deviennent phosphorescents. Il suffit d'un simple frottement pour rendre lumineux la blende, la dolomie, le diamant et quelques pierres quartzeuses. Mais la phosphorescence des végétaux a fixé plus particulièrement l'attention des observateurs. Pline rapporte (*Hist. nat.*, liv. XVI) qu'on trouvait sur le sommet des arbres glandifères des Gaules un champignon blanc, l'agaric, qui reluit dans l'obscurité, *nocte relucens;* c'est pendant la nuit qu'on le cueillait à la faveur même de sa lumière. Toutefois les plantes privées de vie ou qui ont subi un commencement de décomposition présentent surtout cette clarté phosphorique. Le 7 janvier 1790, des soldats du régiment d'Alsace, étant occupés le soir à préparer des pommes de terre pour le repas du lendemain, en trouvèrent une qui avait déjà subi la première fermentation nécessaire à la germination, et, après l'avoir incisée, ils la rejetèrent dans un panier d'osier destiné à recevoir les épluchures. Après qu'ils se furent tous couchés, la lumière étant éteinte, l'un d'eux, en dirigeant les yeux du côté de ce panier, y vit une clarté si vive, qu'il craignit que ce ne fût un charbon embrasé. Il se leva pour l'éteindre et prévenir tout accident. Son illusion était telle qu'il n'y porta d'abord la main qu'avec un sentiment de crainte. Mais, enhardi par l'absence de la douleur, il saisit l'objet lumineux : quelle fut sa surprise, en reconnaissant à la clarté qu'elle répandait la pomme de terre gâtée ! Cette lumière était si vive, qu'ayant pris un livre, il en distingua parfaitement les caractères. Ses camarades s'étant partagé la pomme de terre, chaque tranche devint très lumineuse au bout de quelques secondes. L'un des officiers du régiment, passant par hasard devant cette chambre, fut témoin du phénomène. Le lendemain, il se fit apporter deux tranches de cette pomme de terre pour les examiner avec attention, et voici ce qu'il observa. L'intérieur en était peu farineux, de couleur grisâtre et veiné de filets blancs. On voyait à la surface une multitude de points brillants comme des parcelles métalliques, mais presque imperceptibles à la simple vue. Cette pomme de terre avait une sorte d'odeur d'éponge. Elle dégagea dans l'obscurité une clarté moins vive que la veille. Cette lueur s'affaiblit encore le 9, sans que la substance même du tubercule eût éprouvé d'autre changement que la dessiccation, et une coloration plus foncée. Le 10, enfin, la dessiccation était presque complète et toute lumière avait disparu.

Spallanzani, ayant cru reconnaître que la phosphorescence du bois luisant était plus vive dans l'oxygène, attribuait ce phénomène à une véritable combustion ; mais les expériences de Carradori et de Trommsdorff, ne sont pas favorables à l'hypothèse de Spallanzani : ces observateurs ont vu le phénomène se produire avec la même intensité sous l'eau, sous l'huile et même dans le vide ; aussi admettent-ils que le végétal doué de phosphorescence *attire, absorbe et retient mécaniquement la lumière*. Il paraît démontré toutefois que la propriété, inhérente au phosphore, de répandre une fumée blanche et lumineuse dans l'obscurité, est due à une combustion lente et à la formation de l'acide phosphoreux. Mais il n'est pas prouvé que d'autres substances ne puissent aussi, quoique à un degré moins prononcé, émettre spontanément de la lumière.

Les animaux présentent plus fréquemment la phosphorescence que les végétaux, et ils l'offrent avec des caractères plus merveilleux encore. Chez un grand nombre d'entre eux, ce phénomène peut se produire pendant la vie ; on l'observe quelquefois dans certains états maladifs, ou bien enfin il résulte de la putréfaction. Percy et Laurent en ont cité plusieurs exemples remarquables dans l'article PHOSPHORESCENCE du grand *Dictionnaire des sciences médicales.*

On voit souvent des flammes légères, des feux follets, voltiger le long des rivages de la mer, au-dessus des terrains humides où se trouvent des matières animales qui se putréfient, et particulièrement dans le voisinage des cimetières. Combien de fois ces lueurs éphémères n'ont-elles pas éveillé des terreurs superstitieuses dans les âmes pusillanimes ou criminelles ! Il s'en dégage quelquefois subitement à l'ouverture des anciens sépulcres ; et comme autrefois on plaçait au fond des tombeaux des lampes allumées, les esprits crédules s'imaginèrent que leur clarté était inextinguible. On rapporte que sous le pontificat de Paul III, élu pape le 13 octobre 1534, on trouva dans la voie Appienne un ancien tombeau avec cette inscription : *Tulliolæ filiæ meæ.* Au premier souffle d'air, le corps de la fille de Cicéron fut réduit en poussière, et *une lampe encore allumée s'éteignit,* dit-on, *après avoir brûlé plus de quinze cents ans.* Certains corps ensevelis depuis longtemps furent même trouvés (Raulin, *Observ. de médec.,* p. 393) brillant dans leur cercueil d'une lumière phosphorescente. Le criminel d'État Freburg, ayant été condamné au gibet, par suite de ses longues prévarications, on vit pendant plusieurs nuits sa tête environnée d'une auréole lumineuse, et quelques Danois, trompés par cette sorte de prodige dont ils ne connaissaient pas la cause naturelle, la regardèrent comme une preuve d'innocence.

Il n'est pas toujours facile de distinguer les lueurs phosphorescentes des feux Saint-Elme, produits par la lumière électrique. Ceux-ci se trouvent ordinairement accompagnés d'une sorte de crépitation, tandis que les lueurs phosphorescentes ne dégagent aucun bruit. Ces dernières sont exemptes de toute chaleur appréciable ; on peut les toucher impunément.

La chair musculaire devient parfois phosphorescente avant même toute espèce de putréfaction : on a vu, disent Percy et Laurent, des boucheries entières, éclairées la nuit comme en plein soleil. Le *Journal des savants* du mois de juin 1683 fait mention de celle d'Orléans où toutes les viandes, même les plus fraîches, brillaient d'un commun éclat ; on attribua cette lumière phosphorique à la présence d'une multitude d'animalcules que personne cependant ne parvint à découvrir.

Fabrice d'Aquapendente rapporte qu'en 1592, à Pavie, trois de ses disciples avaient acheté un agneau récemment tué pour célébrer la pâque. En ayant mangé la moitié, ils accrochèrent l'autre, restée crue, au plafond de leur chambre commune. Quelle fut leur stupéfaction lorsqu'à la chute du jour, ils virent cette chair resplendir d'une lumière argentine, *argentino splendentem nitore*, et quand ayant osé la toucher, cette lumière, devenue de plus en plus vive, s'attacha à leurs doigts et put être communiquée à tous les objets. L'un d'eux, tout éperdu, courut avertir

Fabrice, qui arriva accompagné d'un grand concours de curieux. Le célèbre anatomiste fit de vains efforts pour persuader à la foule émerveillée que le phénomène dont ils étaient témoins provenait d'une cause naturelle, et ne pouvait être considéré comme un miracle.

Au mois d'avril 1641, pendant que Thomas et Gaspard Bartholin se trouvaient à Montpellier, une femme du peuple avait fait à la boucherie sa provision de viande, et l'avait suspendue à un mur, aux pieds de son lit. S'étant éveillée pendant la nuit, elle vit de la lumière, et craignit d'avoir oublié d'éteindre sa lampe ; mais elle reconnut bientôt que la clarté qui remplissait sa chambre provenait de la muraille où sa viande était accrochée. Aussitôt des idées superstitieuses vinrent assaillir son esprit. Elle songea d'abord à l'âme de son mari défunt envers lequel, de son vivant, elle pouvait avoir eu quelques torts ; puis elle se figura que le ciel avait choisi sa chaumière pour opérer quelque grand prodige. Les voisins accoururent pour en être témoins. Thomas et Gaspard Bartholin parvinrent à voir la viande lumineuse. On en porta chez le prince Henri de Condé, gouverneur de la province, un morceau qui brilla sur sa table pendant plus de trois heures. La lueur qui s'en échappait était assez semblable à celle des étoiles dont elle imitait la scintillation, tantôt en formant comme elles cinq rayons lumineux, et tantôt en présentant seulement quatre qui figuraient une croix. Grâce aux sages éclaircissements donnés par la Faculté de médecine de Montpellier, les idées superstitieuses que cet événement avait fait naître s'évanouirent bientôt. (Th. Bartholin, *De luce animalium.*)

Pendant la nuit, les amphithéâtres d'anatomie sont fréquemment le siége de lueurs phosphorescentes. Pelletan avait remarqué qu'elles se dégagent principalement des muscles aux deux tiers desséchés. Ce phénomène était fréquemment observé par le célèbre Mascagni ; son laboratoire presque toujours jonché de cadavres se trouvait souvent illuminé, et pendant plusieurs des nuits qu'il avait consacrées à ses travaux sur le système lymphatique, il s'était servi de ces clartés singulières pour des dissections assez délicates. Boyle se procurait du poisson putréfié pour faire ses expériences sur la lumière phosphorique dans le vide.

Dans son traité *De luce animalium,* Th. Bartholin cherche à prouver, à l'aide de faits nombreux, que les différentes parties du corps de l'homme et des animaux sont susceptibles de présenter le phénomène de la phosphorescence. On l'a remarqué principalement dans les excrétions des personnes qui ont fait usage de phosphore ; Pictet et Jurine, de Genève, l'ont observé plusieurs fois sur eux-mêmes, et dans les urines d'un assez grand nombre de malades dont quelques uns n'avaient jamais pris de phosphore. Horstius rapporte qu'à la fin de chaque accès arthritique, les jambes du goutteux Ant. Godefroy paraissaient pendant la nuit, et surtout durant le sommeil, radieuses et comme embrasées. Enfin, Percy a signalé le premier à l'attention des observateurs la phosphorescence des plaies ; il en a recueilli quatre exemples seulement dans le cours d'une pratique étendue, mais il est disposé à croire que de tels faits ne sont pas isolés : « Rarement on visite et l'on panse une plaie dans l'obscurité, dit ce chirurgien célèbre. C'est en plein jour, ou à l'aide d'une lumière artificielle qu'on y procède. Alors on ne peut savoir si une plaie est phosphorescente. » La rencontre de ce phénomène ayant été toute fortuite, Percy regarde comme infiniment probable qu'un examen plus attentif des blessés qu'il a traités pendant une guerre de vingt-cinq ans lui eût fait découvrir un nombre beaucoup plus considérable de faits. Du reste, Fournier Pescay avait rencontré aussi deux cas de plaies phosphorescentes, parmi les blessés du combat de la montagne de Fer dirigés sur Bruxelles. Voici le résumé des quatre observations de Percy.

Un jeune volontaire du bataillon du Louvre, blessé d'un coup de feu à la jambe gauche quelques jours auparavant, était dirigé sur l'hôpital de Leistroff, par une nuit d'hiver des plus sombres. La balle n'avait intéressé que les téguments et l'aponévrose, dans une étendue de huit pouces. Pendant la route, on fit remarquer à Percy qu'il y avait du feu dans la voiture du convoi, et l'on craignit qu'un fumeur imprudent n'en eût allumé la paille. Il n'en était rien ; la clarté provenait de la plaie, sur laquelle on avait appliqué le premier appareil au retour du champ de bataille. Dans les journées précédentes, le blessé l'avait humecté plusieurs fois avec son urine chaude. Mais ce n'était point à cette circonstance qu'était due la phosphorescence ; car, nettoyée et tenue très proprement, la plaie n'en continua pas moins de luire dans l'obscurité jusqu'au seizième jour, où sa clarté, diminuée successivement, cessa enfin d'être perceptible.

Pendant le siége de Manheim, un lieutenant de la 13e demi-brigade avait reçu à la jambe gauche une large blessure que Percy faisait panser, suivant son usage, avec des compresses imbibées d'eau fraîche renouvelées de trois en trois heures. Le matin du neuvième jour, ce chirurgien étant allé visiter le malade sous les voûtes du château, l'officier lui raconta, encore tout effrayé, que, pendant la nuit, en ôtant les linges de dessus la plaie pour les remouiller, il l'avait vue chaque fois couverte d'un feu follet, dont on pouvait encore apercevoir quelques restes. Percy l'ayant visité de nouveau le même soir, et six autres fois de suite, vit très distinctement ce phénomène remarquable. La clarté vaporeuse qui s'élevait de la plaie ressemblait parfois à un nuage blanc, transparent et tranquille, mais plus souvent à la flamme bleuâtre de l'alcool enflammé. Du reste, la suppuration était de bonne nature, et la cicatrisation se fit avec rapidité.

Un tambour de quatorze ans, ayant les cheveux rouges, se trouvait en proie à une fièvre ardente, résultant d'une large plaie à la cuisse, qui avait été traversée par un éclat d'obus. L'appareil s'étant dérangé pendant la nuit, l'infirmier appelé pour le replacer fut frappé de l'éclat d'une lumière qui semblait sortir par jets de plusieurs points de la plaie. Percy vint s'assurer de la réalité de ce fait extraordinaire. Le pourtour de la plaie formait un cercle lumineux qui régnait principalement sur le tissu adipeux et sur les débris de l'aponévrose *fascia lata*. Chaque portion tendineuse paraissait aussi un foyer de lumière, et les clartés réunies pouvaient se voir d'un bout de la salle à l'autre. Contrairement à ce qui avait été remarqué dans l'observation précédente, la plaie, cette fois, exhalait une odeur insupportable. La nature de la suppuration amena la prostration des forces ; dès lors la phosphorescence diminua sensiblement, et le jeune tambour ne tarda pas à succomber.

Le quatrième exemple a pour sujet un sous-officier de pontonniers dont le genou droit fut fracassé par un éclat de rocher dans le pays des Grisons. Rien ne put décider le blessé à l'amputation jugée indispensable. Le lendemain matin, le chirurgien chargé de le panser s'étant trouvé un moment auprès de lui sans lumière, vit jaillir de sa plaie des bluettes et des éclairs. Le jour d'après, la clarté avait beaucoup augmenté, surtout à l'angle supérieur de la plaie où s'étaient retirés les restes du ligament capsulaire de la rotule. En cet endroit, dit Percy, la lumière était rayonnante et diaphane ; plus bas elle ressemblait à celle d'un flambeau placé au milieu d'un brouillard blanc d'automne. Pendant les premières semaines, la lueur phosphorescente se montra presque constamment, mais sous des formes variées, en raison du plus ou moins de fièvre, et suivant même la quantité de vin ou de quinquina donnée au blessé. Toutefois le malade survécut à ces accidents formidables ; la jambe se sépara du reste du membre, et l'on remarqua que, malgré son état complet de putrescence, les parties mortifiées ne devinrent jamais lumineuses.

Nous avons dit précédemment que la phosphorescence ne change en rien la température des parties qui en sont le siége. On ne saurait révoquer en doute que ce phénomène ne soit occasionné par le dégagement du phosphore ; cette substance brûle alors au contact de l'air ou se combine avec l'hydrogène, en formant le gaz hydrogène percarboné. S'il se reproduisait plus fréquemment, on arriverait à découvrir les conditions particulières qui déterminent son apparition, les tempéraments, les idiosyncrasies qui y prédisposent. Mais jusqu'ici les observations sont en trop petit nombre pour hasarder même des conjectures sur une question encore si obscure.

Nous avons donné quelques détails sur la phosphorescence résultant de la décomposition des corps et sur celle qui se produit à la suite de certaines maladies. Il nous reste à examiner ce phénomène chez les êtres vivants à l'état physiologique. Par une chaude nuit d'été, chacun de nous, en se promenant dans la campagne, a vu sur le bord des chemins et sur la lisière des bois la clarté vive et verdâtre des vers luisants. En regardant de près ces petits animaux, on reconnaît que la lumière réside dans le tiers inférieur du corps, et qu'elle provient d'une matière visqueuse sécrétée par des organes spéciaux. Cette matière laisse sur les corps étrangers une trace lumineuse qui se dissipe lentement comme les flammes phosphoriques. On attribue la clarté des vers et des autres insectes luisants à une véritable combustion. Elle diminue ou s'éteint dans le vide et dans l'acide carbonique. La phosphorescence des insectes a été considérée comme un signal d'amour ; mais on peut objecter qu'elle ne cesse jamais pendant la vie de ces animaux, du moins durant l'été, car on ignore ce qu'ils deviennent aux approches de l'hiver, époque à laquelle nous les voyons disparaître. J'ai conservé pendant plusieurs semaines des vers luisants dans une cage où j'avais soin d'entretenir de l'herbe fraîche, et j'ai constaté qu'ils continuent encore à luire plusieurs jours après leur mort.

Les insectes phosphorescents se rencontrent avec profusion dans les contrées méridionales, mais surtout entre les tropiques. En arrivant à la Trinidad de Cuba, M. de Humboldt fut témoin d'un spectacle curieux : « Nulle part ailleurs, dit ce savant, je n'ai vu cette innombrable quantité d'insectes phosphorescents que le séjour des tropiques aurait dû me rendre familiers. Les herbes qui couvraient le sol, les arbres et le feuillage des arbres, tout brillait de ces lumières rougeâtres et mobiles dont l'intensité varie selon la volonté des animaux qui les produisent. On aurait dit la voûte étoilée du firmament abattue sur la savane. Dans la case des habitants de la campagne les plus pauvres, une quinzaine de cocuyos placés dans une calebasse criblée de trous servent à chercher les objets pendant la nuit. Il suffit de secouer fortement le vase pour exciter l'animal à augmenter l'éclat des disques lumineux qui se trouvent placés de chaque côté du corselet. Le peuple dit avec une vérité d'expression très naïve, que les calebasses remplies de cocuyos sont des lanternes qui restent toujours allumées. Elles ne s'éteignent en effet qu'avec la maladie ou la mort des insectes, qu'il est aisé de nourrir au moyen d'un peu de canne à sucre. » (*Essai philosophique sur l'île de Cuba.*)

Les contrées tropicales elles-mêmes, où brillent un essaim d'insectes phosphorescents, ne présentent jamais ce phénomène dans une proportion et avec des circonstances aussi extraordinaires que la mer. D'après M. Tessan, c'est entre le 3e et le 4e degré de latitude australe et boréale que la phosphorescence a plus d'éclat et de continuité. On cherche à l'expliquer par les courants qui accumulent dans ces parages une grande masse de zoophytes et de crustacés, dont la réunion produit ce brillant phénomène (*Acad. des sciences*, novembre 1839). Cook l'a décrit avec une grande vivacité d'expression. « Le 29 octobre 1768, faisant route pour le Brésil quatre jours après avoir passé la ligne, il fut témoin pour la première fois de la phosphorescence de l'Océan. Les jets de lumière, dit-il, ressemblent exactement à ceux des éclairs, quoiqu'ils soient un peu moins considérables. Leur fréquence est telle qu'on en voit quelquefois huit à dix presque dans le même moment. Nous conjecturâmes que ce phénomène était dû à la présence de quelque animal lumineux. » Cook rapporte encore que, dans sa seconde expédition, se trouvant à la hauteur du cap Finistère, tout à coup la mer brilla d'un vif éclat, surtout au sommet des vagues et dans le sillage du vaisseau ; des masses d'une lumière pure éclairaient la surface des flots, d'où s'échappait un nombre infini de brillantes étincelles. On revit le même phénomène avec des circonstances particulières, en voguant de l'île des Amis à la Nouvelle-Zélande. « La nuit, dit-il, plusieurs méduses passèrent près des vaisseaux ; nous les reconnûmes à leur éclat phosphorique : elles étaient si lumineuses, que le fond de la mer semblait contenir des étoiles plus lumineuses que celles du firmament. » Dans une autre circonstance, Cook ne se contenta pas d'admirer et de décrire ce qu'il voyait ; il voulut en connaître la cause, et voici ce qu'il observa : « C'était le 29 octobre 1772, à la hauteur du cap de Bonne-Espérance ; un brouillard épais obscurcissait le ciel. Entre huit et neuf heures du soir, la mer se trouva subitement éclairée. Ce coup d'œil était le plus magnifique et le plus singulier qu'on puisse imaginer : dans toute l'étendue de l'horizon, l'Océan paraissait être en flammes ; le sommet de chaque vague répandait une lueur pareille à celle du phosphore, et les flancs du vaisseau traçaient sur la mer un éclatant sillon. De grandes masses de lumière s'agitaient dans l'eau à côté de nous, tantôt avec vitesse, tantôt plus lentement, ajoute Cook ; notre esprit était saisi d'étonnement, et pour ma part je ne me rassasiais pas de contempler l'Océan. » Ce navigateur célèbre fit puiser plusieurs seaux d'eau ; on y découvrit d'abord une quantité innombrable d'animalcules globuleux de la grosseur d'un tête d'épingle ordinaire, et absolument transparents. Après que l'eau fut reposée, le nombre des bluettes diminua ; mais en l'agitant, elle devenait de nouveau lumineuse. Cook l'ayant remuée avec la main, quelques étincelles brillantes s'attachèrent à ses doigts. Examinés au microscope, les animalcules ne donnaient aucun signe de vie ; ils étaient formés d'une substance gélatineuse un peu brunâtre.

Au centre de cet atome on découvrait l'orifice d'un petit tube. Du reste, après deux heures de repos, l'eau tirée de la mer avait perdu son éclat; la mer elle-même cessa d'être lumineuse, et l'eau qu'on y puisa de nouveau ne contenait plus d'animalcules phosphorescents.

Dans la Méditerranée comme dans l'Océan, il est peu de parages où l'on n'ait observé le phénomène de la phosphorescence. L'abbé Dicquemare l'attribue à de petits animaux ronds qu'il a reconnus au microscope ; il rapporte que jamais leur nombre ne s'est trouvé aussi considérable, dans le port du Havre, que le 20 mai 1778. Ce jour-là, ils rendaient la mer trouble et comme couverte d'une couche épaisse d'huile. Sur les dix heures du soir, l'eau qu'il y puisa, versée dans un autre vase, lui parut un torrent de flammes ; il en répandit un peu sur le plancher, elle resta étincelante pendant plus de trois minutes. La lumière, reflétée de toutes parts, était assez vive pour permettre de lire une écriture fine.

En rendant compte de la phosphorescence de la mer dans le port de Boulogne, Bertrand met en doute si cette propriété est due à la présence des plantes marines, des mollusques ou des zoophytes, ou bien aux molécules de l'hydrochlorate de chaux. La première supposition lui semble toutefois la plus probable, attendu, dit-il, que la phosphorescence diminue à mesure que l'eau est filtrée un plus grand nombre de fois. Bertrand a signalé ce fait remarquable, qu'en foulant aux pieds la plage, d'où la mer vient de se retirer, il en jaillit souvent des milliers d'étincelles.

Dans un Mémoire lu en 1708 à l'Académie des sciences, Rigaud attribue à des polypes la phosphorescence de la mer. Au moment de la production de ce phénomène, s'étant procuré de l'eau lumineuse, il y découvrit une grande quantité de ces petits animaux et parvint à les dessiner. Ces polypes sont à peu près sphériques, dit Rigaud, et presque aussi diaphanes que l'eau. Ils ont un quart de ligne de diamètre, et un seul bras d'environ un sixième de ligne de longueur ; ils le meuvent avec beaucoup de lenteur. Il suffit de filtrer l'eau dans laquelle ils nagent pour qu'elle cesse d'être lumineuse. Mais si l'on écrase avec les doigts les polypes restés dans les pores du filtre, ils reprennent aussitôt tout leur éclat. Rigaud, ayant placé dans un verre de cristal de l'eau lumineuse, y versa quelques gouttes d'un acide ; il vit à l'instant s'agiter et briller des points phosphorescents ; mais, un moment après, les polypes se précipitèrent au fond du vase, et y moururent privés de toute lumière.

En 1835, M. Ehrenberg publia un Mémoire dans lequel il assure que la phosphorescence observée à Helgoland, dans la mer du Nord, est due à un animalcule nommé par lui *Mammaria*. Suivant ce célèbre micrographe, ces petits animaux possèdent un organe chargé de produire la lumière, comme l'appareil des gymnotes et des torpilles dégage de l'électricité. En 1841 et 1842, M. de Quatrefages, ayant eu l'occasion d'étudier la phosphorescence de certains animalcules marins sur les côtes de Bretagne et de Normandie, arriva à des conclusions analogues. Plus tard il soumit à de curieuses expériences les petits animaux qui donnent parfois un aspect lumineux aux eaux du port et surtout au parc aux huîtres de Boulogne. D'après M. de Quatrefages, l'instantanéité de la lueur produite pourrait difficilement s'expliquer par une combustion dans l'eau. Il reconnut au microscope que chaque point lumineux se compose d'un nombre infini de petites étincelles qui se trouvent au voisinage de certains muscles en action. Elles sont d'autant plus vives et multipliées que la contraction musculaire est plus énergique, et elles vont en s'affaiblissant jusqu'à ce que l'animal s'arrête comme épuisé par ces décharges de lumière. La chaleur a une certaine influence sur la production du phénomène : il devient très intense à partir de 25°, et s'éteint à 40°. Divers agents chimiques, et notamment l'acide sulfurique, font briller ces petits animaux d'un éclat extraordinaire ; mais dans ces expériences la lueur excitée s'éteint bientôt pour ne plus reparaître.

En résumé, les lueurs que présentent certaines substances végétales et animales en décomposition doivent être attribuées soit à la simple prédominance du phosphore dans ces matières, soit à des circonstances extérieures particulières qui en favorisent le dégagement. Quant à la phosphorescence dont un grand nombre d'animalcules vivants, soit terrestres, soit marins, nous offrent l'exemple, il ne faut voir dans ce phénomène qu'une variété de formes, d'organisations et de richesses que la nature déploie dans ses œuvres, et dont elle seule s'est réservé le secret.

CHAPITRE XI.

DE LA SALURE DES MERS.

Ce n'est pas seulement comme problème de géologie, mais c'est plus particulièrement encore comme question de philosophie naturelle, qu'il importe de considérer la salure des mers. Il y a des eaux presque pures, où l'on découvre à peine quelques atomes de matière saline : telles sont les sources de l'Auvergne et d'un grand nombre de pays de montagnes ; dans certaines autres, au contraire, l'abondance des sels est remarquable ; toutes peuvent du reste contenir en dissolution un cinquième de leur poids.

La plupart des contrées du globe renferment des lacs dont la salure égale et surpasse même celle des mers. Ceux d'Elton et de Bogdo, près de la mer Caspienne, donnent en abondance un excellent sel. Les lacs salés sont nombreux en Crimée, en Arménie, dans le gouvernement d'Orenbourg, dans le pays des Baschkirs et dans les immenses plaines de la Mongolie. Dans la Russie d'Asie, le lac Inderskoï, qui a 19 lieues de tour, fournit un sel de bonne qualité. Au nord de la petite Tartarie se trouve le lac salé de Tor. D'après Barrow, on rencontre à l'est du Cap de grands lacs dont le fond est couvert de couches épaisses de sel gemme.

Les lacs sont parfois remplacés par des mines solides de sel ; la montagne de Cordone en Catalogne, l'Armengranilla dans la Manche, en sont presque entièrement formées. Le Portugal, la Sardaigne, l'Italie, fournissent un sel excellent. Les mines de Wielitska, en Pologne, ont une grande célébrité ; dans l'épaisseur des couches, on a construit des allées spacieuses, une chapelle, un autel, une chaire ; on y a taillé des statues d'un sel transparent comme le cristal ; elles occupent 1,000 travailleurs. Celles de Northwich fournissent 1,200,000 quintaux ; des piliers de sel soutiennent les toits ; dans les Carpathes, on en fait des gradins. En Moldavie, une montagne laisse voir le sel à nu en plusieurs endroits. On trouve en Transylvanie une vallée dont le sel pur forme le fond et les bords. L'île d'Ormuz, à l'entrée du golfe Persique, est un immense rocher de sel. En Perse, en Géorgie, on en exploite des carrières ; il s'en rencontre aussi à l'ouest de l'Égypte, au sud de la Cyrénaïque. Hérodote parle de quelques maisons de la Libye construites en sel.

L'analyse des eaux de la mer laisse beaucoup à désirer. Marcet y trouva de l'ammoniaque, de la potasse, du sulfate de soude, du chlorure de calcium ; Lavoisier, une trace d'oxyde de fer ; Gaubius, de l'hydrochlorate d'alumine ; Kruger, de l'iode ; Balard, du brome. MM. Malagutti, Durocher et Sarzeaud ont découvert de l'argent, du plomb et du cuivre dans l'eau de mer puisée à plusieurs lieues des côtes, ainsi que dans les fucus des rivages ; ils en ont du reste également rencontré dans le sel gemme et dans les êtres organisés. Les analyses ne font mention ni du pétrole, ni du phosphore, ni de matières oléagineuses et animalisées, dont cependant la présence est démontrée par la putrescence que prend rapidement l'eau de la mer privée de mouvement. Un fait constant, c'est que l'hydrochlorate de soude forme environ les deux tiers de la masse totale des matières salines, et c'est à juste titre qu'on lui a donné le nom de sel marin. Voici l'analyse de Bouillon-Lagrange et Vogel, dont se rapprochent plus ou moins celles de Marcet, Bergmann, Laurens, Bertrand, Lavoisier et Lichtenberg ; ils ont trouvé par litre d'eau :

	Dans l'océan Atlantique.	Dans la Méditerranée.
Acide carbonique, litre.	0,230	0,100
Chlorure de sodium, grammes.	26,646	26,646
Chlorure de magnésium.	5,853	7,203
Sulfate de magnésie.	6,465	7,020
Sulfate de chaux.	0,150	0,150
Carbonate de magnésie et de chaux.	0,200	0,150
	39,314	41,140

La salure de la Méditerranée est donc plus forte que celle de l'Océan ; on attribue cette circonstance à ce qu'elle perd par l'évaporation plus d'eau qu'elle n'en reçoit par les rivières et les pluies. On comprend, du reste, combien l'analyse doit offrir de différences et d'anomalies, selon que l'eau est recueillie à la surface ou à de grandes profondeurs, près des côtes ou en pleine mer, à l'embouchure des rivières, ou loin du cours des eaux fluviales, après des pluies abondantes ou à la suite de longues sécheresses, etc.; aussi les contradictions des auteurs sont-elles flagrantes. Denis de

Montfort, dans son *Histoire des sèches,* dit que de l'eau puisée à 200 pieds de profondeur lui parut presque potable; mais les autres observations présentent un résultat tout opposé. En 1816, Stevenson ayant entrepris des expériences dans le port d'Aberdeen et au-dessous de Wolwich, reconnut que les couches les plus profondes contiennent une proportion de sel plus considérable. L'examen des eaux de mer à différentes profondeurs, entrepris par MM. Darondeau et Frémy pendant le voyage de *la Bonite,* prouve également que la densité de l'eau et le degré de salure augmentent à mesure qu'on s'éloigne de la surface. Cette dernière observation a souffert une seule exception ; ces savants ont également constaté que la proportion d'air et d'acide carbonique était moindre à la surface.

On s'accorde à reconnaître que l'Océan et la Méditerranée sont plus chargés de sels que la mer Noire, la Caspienne et l'Aral. Mais le lac Asphaltite (mer Morte) offre un degré de salure bien supérieur à celui des autres mers. D'après Lavoisier, Macquer et Lesage (*Académie des sciences,* 1778), la proportion des sels s'y trouve de 38 livres 64 grammes sur 100 livres; sa pesanteur spécifique est telle qu'un homme ne peut s'y enfoncer entièrement. Plus récemment, Gay-Lussac a repris l'analyse des eaux de cette mer (voyez *Ann. des mines,* t. V). A la température de 17 degrés, leur pesanteur spécifique est de 1,2283; un homme peut facilement surnager sans faire de mouvement; en se tenant debout, il ne s'y enfoncerait que des 81 centièmes de sa hauteur. Le même savant présume que cette mer est parvenue à son point fixe de

salure. Des sondages récents, jusqu'à la profondeur
de 600 brasses, ont fait découvrir dans le fond d'immenses cristaux de sel. Ces conditions sont restées les
mêmes depuis deux mille ans, et les anciens disaient
que tout homme, bœuf et chameau, pouvaient marcher sur les flots de la mer Morte sans enfoncer au delà
de la cheville ; ils prétendaient aussi, mais à tort, que
nul oiseau ne voltige à sa surface ; suivant saint
Jérôme, aucun poisson ne vit au fond de ses eaux.
D'après M. Douville, le lac Kalouga, dans l'Afrique
septentrionale, reproduit sur une large échelle tous
les phénomènes offerts par la mer Morte. Couvert de
bitume et de naphte, les poissons ne peuvent y vivre,
et les exhalaisons fétides qui s'en élèvent provoquent
une toux suffocante.

On a prétendu que la salure de l'eau s'opposait à sa
décomposition et à sa putréfaction. Le fait est inexact.
Retirée de la mer, l'eau ne se conserve pas et se cor-
rompt aussi promptement que l'eau douce. Ce qui la
maintient dans sa pureté, dans sa vie, si l'on peut
s'exprimer ainsi, c'est le grand excitateur de la production et de la conservation des êtres et des corps,
le mouvement. L'agitation des vagues que le vent soulève, les courants sous-marins, le flux et le reflux, le
travail invisible, mais incessant, de l'évaporation, le
retour des eaux que rapportent les fleuves après avoir
sillonné et fertilisé les continents ; toutes ces causes
réunies entretiennent la salubrité des mers et conservent ainsi les espèces innombrables qui vivent dans
les abîmes profonds de l'Océan.

A quelle cause faut-il donc attribuer la salure des

mers ? L'opinion la plus accréditée est celle de Halley, cet astronome non moins célèbre par ses hardies hypothèses que par l'amitié de Newton. Il suppose que primitivement la mer n'était que peu ou point salée, mais qu'elle l'est devenue toujours davantage, à mesure que les fleuves lui ont apporté, avec le tribut de leurs eaux, les sels qu'ils enlèvent dans leur parcours. D'après cette hypothèse, la salure des mers doit augmenter tous les jours jusqu'à leur saturation. Il conclut de là, et Buffon paraît admettre cette supposition, qu'en faisant des expériences pour connaître la quantité de sel dont un fleuve est chargé, et en calculant celle de tous les fleuves du globe, on parviendrait à déterminer l'ancienneté du monde par le degré de salure des mers. Toutefois Halley et ceux qui ont pu être séduits par son système n'ont point osé entreprendre cette fabuleuse chronologie, et se sont bornés à émettre une brillante mais vague hypothèse. Environnés sans doute de quelques ténèbres, les premiers siècles du monde ne se cachent pourtant pas sous une profondeur impénétrable. Aussi haut que nous puissions remonter dans les âges historiques, nous ne voyons pas que la salure des mers fût alors moins considérable que de nos jours. Leur constitution actuelle nous paraît d'accord avec les récits des anciens poëtes et des naturalistes. Et, d'ailleurs, ce n'est point l'abondance ou le nombre des fleuves qui rendent le bassin des mers plus ou moins chargé de sels. La mer Noire est moins salée que la Méditerranée et l'Océan ; et cependant, en proportion de son étendue, c'est dans son bassin que se rendent les plus grandes masses liquides. Qua-

rante fleuves y versent les eaux de l'Europe et de l'Asie ;
et parmi ces fleuves se trouvent le Danube, le Dniester,
le Borysthènes, le Phase, etc. La salure des mers provient
très probablement du sol lui-même ; elle est proportionnée à l'épaisseur des couches salines qu'elles contiennent ; nous en avons signalé plusieurs de cette nature sur les continents. La salure ou la non-salure des
lacs s'expliquent de même, soit que ces petites mers
intérieures aient été abandonnées par le grand Océan
au moment de sa retraite, soit qu'ils aient été tous
formés aux mêmes âges de la nature, soit enfin qu'ils
proviennent de la simple accumulation des eaux fournies par les sources et les rivières.

Les fleuves n'apportent-ils donc aucune matière
saline à l'Océan? Mais s'ils ne lui apportaient rien,
son volume, tout immense qu'il est, s'épuiserait par
des pertes incessantes. Comment la mer pourrait-elle
fournir et alimenter toutes les productions qui sortent
de son sein, animaux, écailles, plantes, coraux, madré-
pores, etc.? Et qu'on le remarque bien, il s'agit ici
d'une perte énorme, d'un travail immense. Les Chinois,
dit Macartney, tirent la chaux des coquillages marins ;
les Arabes des bancs de coraux qui bordent les rivages
de la mer Rouge. La plupart des îles de l'océan Indien
sont également environnées de ces mêmes bancs
qui en rendent souvent l'approche dangereuse. Un
rocher de corail escarpé, de 3 ou 4 mètres d'élévation,
forme la côte d'Annamooka, l'une des îles des Amis.
L'île Palmerston est composée de neuf ou dix îlots
que l'on peut regarder comme les sommets du récif
de corail qui les réunit; dans toute son étendue le

rocher forme la base, et le sol est un sable de corail auquel se sont mêlés les détritus des végétaux.

Quelques unes de ces îles sont dues à des soulèvements volcaniques. Suivant même une théorie populaire, dont Darwin a prouvé le peu de fondement, les récifs qui les entourent comme une ceinture se sont élevés sur le sommet des volcans, le cratère correspond au lac et l'extrémité à la ceinture de terre. Dans cette hypothèse, le lit de l'Océan serait parsemé de cratères : on en compterait jusqu'à soixante-dix dans un seul archipel ; et plusieurs auraient, au moins, cinquante milles de diamètre. On peut opposer à cette théorie, que depuis leur découverte il n'a été observé aucune éruption aux Marquises, aux îles Gambier, ni aux îles de la Société. La plupart de ces îles tirent leur origine des masses de coraux s'accumulant d'âge en âge, et du sable, des détritus marins que les hautes marées et les vagues tempêtueuses jettent sur ces terres nouvelles.

La forme particulière des récifs a frappé d'étonnement les premiers navigateurs. Leur étendue ne doit pas moins surprendre le naturaliste ; certains récifs de corail ont plus de 1,000 pieds d'épaisseur. L'île Métia s'élève de 25 à 30 pieds au-dessus du niveau de la mer, sa profondeur au-dessous est au moins double. A Manaïa, l'île principale du groupe Harvey, le roc de corail a plus de 300 pieds d'élévation au-dessus de l'Océan.

Si la mer ne recevait rien des fleuves pour compenser ses pertes, où puiserait-elle le calcaire indispensable à la formation de ces îles et de ces archipels

gigantesques? Où aurait-elle pris les matériaux de ces
débris marins que, dans ses déplacements, elle a
laissés sur les continents, et ces amas de coquillages
qui forment souvent des couches épaisses de plusieurs
lieues? « Il y a dans les mers du Sud, dit M. Dumas,
des îles qui s'élèvent peu à peu du fond de l'Océan ;
qui, bornées d'abord, s'étendent ensuite, comme une
coupe dont les bords épaissis et étalés agrandiraient
sans cesse le contour. Formées par des polypiers, par
des coraux, ces îles, envahies par quelques plantes,
deviennent le siége d'une végétation active ; le terreau
s'amasse au fond de leur cratère et le remplit. Les
animaux, l'homme s'en emparent, et le germe d'un
nouvel empire apparaît sur la terre. Pourquoi ces polypiers dirigent-ils leur travail incessant de dedans en
dehors? Quelle est la particularité de leur organisation?
quelle est la loi imposée à leur immense famille, qui
les soumet à se ranger à une règle si favorable aux
conquêtes que la terre fait tous les jours sur l'empire
de Neptune?... Ces polypiers ont besoin de calcaire
pour construire leur demeure; ils en trouvent en dissolution dans l'eau des mers ; ils s'en emparent à mesure
que celle-ci traverse leur tissu serré. En dedans de
la coupe immense qui s'élève du fond des eaux, le
calcaire est donc rare; en dehors il abonde : voilà,
d'après M. Forchammer, tout le secret de cette forme
providentielle, de cette tendance excentrique de leurs
travaux ; voilà la mesure du rôle que la matière mi-
nérale, en général, que le calcaire, dans ce cas particulier, peuvent jouer dans le développement des êtres
organisés. »

« N'est-ce pas un spectacle plein de grandeur, continue ce savant, que celui que la nature nous offre dans la sublime simplicité de ses moyens? L'eau des pluies chargée de l'acide carbonique de l'air tombe sur nos collines calcaires; elle s'y charge de carbonate de chaux qu'elle verse dans leur sein. Porté dans l'Océan, des courants réguliers l'entraînent bientôt, et saisi par des animaux microscopiques, il ajoute une pierre imperceptible à l'édifice de ces empires nouveaux qui s'y préparent pour l'avenir de l'humanité. » (*Discours de rentrée de la Faculté de médecine.*)

Ainsi, dans ses lois, dans ses transformations, la nature entière semble liée par chacune de ses parties à un tout harmonique; elle paraît avoir un seul but, l'entretien des espèces organiques, la conservation de la vie sur tous les points de la surface du globe. La terre, l'air, la mer, s'empruntent sans cesse, se rendent à chaque heure du temps, se communiquent les matériaux de leurs créations, chacun fournissant son travail à l'œuvre universelle. Combien le rôle de la mer est grand dans le développement des phénomènes physiques et organiques! Elle produit par l'évaporation les pluies qui fécondent les continents; elle adoucit, elle équilibre les températures extrêmes. Les vents, si nécessaires à la salubrité de l'air, prenent souvent naissance sur les masses agitées de l'Océan, et transportent d'un monde à l'autre les germes fécondants. On trouve sur les côtes de Norvége, les drupes du cocotier, les noix de l'acajou, les gousses gigantesques du *Mimosa scandens*, et sur les côtes du Malabar les cocos des Seychelles. Ces fruits nautiques révélèrent peut-être au génie de Christophe Colomb le continent américain. Enfin, la mer nourrit, dans ses abîmes, des espèces dont le nombre est supérieur à celui des animaux qui vivent dans l'air ou à la surface du globe. Dans ses profondeurs il existe des forêts dont les vagues ou les sondages ne nous apportent que de faibles débris. Mais ces couches, déposées sur les continents et jusque sur le sommet des plus hautes montagnes, nous montrent que le Créateur confia sans doute à l'Océan les premiers êtres organisés, et qu'il entretient encore dans son sein des espèces animées aussi nombreuses que les grains de sable de ses rivages.

TROISIÈME PARTIE.

DE L'ATMOSPHÈRE.

—

CHAPITRE PREMIER.

SUR LA COMPOSITION ET LA PESANTEUR DE L'AIR.

—

L'atmosphère est cette couche d'air qui enveloppe la terre de toute part ; on désigne sa couleur azurée sous le nom de firmament ; il devient d'un bleu plus foncé à mesure qu'on s'élève sur les hautes montagnes. A une plus grande hauteur encore, le ciel ou l'espace doit paraître noir. L'atmosphère, semblable au globe terrestre qu'elle embrasse et suit dans sa rotation diurne et sa translation dans l'espace, présente sans doute comme lui la forme d'un sphéroïde aplati aux pôles et renflé à l'équateur.

La hauteur de l'atmosphère n'a pu être fixée que d'une manière approximative ; on l'évalue à la trois-centième partie du diamètre de la terre. Les couches dont elle se compose sont d'épaisseurs différentes, ainsi que le prouvent les observations faites sur les montagnes. Laplace a calculé que l'air, à douze lieues de hauteur, doit être aussi rare que sous le récipient d'une machine pneumatique où l'on a fait le vide. Les recherches de M. Biot sur la constitution physique de l'atmosphère offrent des résultats presque analogues. Ce savant base ses calculs sur les séries d'observations barométriques, thermométriques et hygrométriques de MM. Boussingault, de Humboldt et Gay-Lussac, et il s'appuie principalement sur ce fait, constaté par ce dernier, que l'air diminue de 1/267ᵉ de son volume par chaque degré de refroidissement. D'après cette décroissance, M. Biot arrive à fixer la limite de l'atmosphère à 47,000 mètres ; ses calculs, déduits des observations de M. de Humboldt sur le Chimboraço, et de M. Boussingault sur l'Antisana, donnent même 43,000 mètres pour limite supérieure à l'atmosphère. Encore l'hypothèse d'un décroissement de température, à peu près uniforme selon la hauteur, suppose-t-elle le calme et la sérénité de l'air ? Car la récente ascension aérostatique de MM. Barral et Bixio a montré qu'à la hauteur de 7,094 mètres, au milieu d'un épais nuage, le thermomètre était descendu à 39°,7 c'est-à-dire 30 degrés au-dessous de la température que Gay-Lussac avait rencontrée à la même élévation sous un ciel serein.

L'air qui forme l'atmosphère est composé de 21 parties d'oxygène et de 79 d'azote, ou plus exactement, d'après les récents travaux de MM. Dumas et Boussingault, de 20,8 volumes d'oxygène et 79,2 d'azote. Il renferme en outre de l'acide carbonique dans la proportion variable de 0,01 à 0,005, des traces d'acide nitrique, d'ammoniaque, d'iode, et enfin d'hydrogène provenant, selon toute apparence, de la décomposition de l'eau à de grandes hauteurs.

Outre ses principes essentiels, l'air atmosphérique contient de la vapeur d'eau à des degrés variables depuis 0,0033 jusqu'à 0,0166 de son poids, selon la température, la hauteur et les latitudes, des débris terreux et organiques, et sans doute aussi des miasmes inconnus, insaisissables qu'engendrent en se décomposant les matières animales et végétales. Quelques unes de ces substances sont portées par les vents à de grandes hauteurs, à des distances immenses, de l'équateur aux pôles et des pôles jusqu'aux régions tropicales.

On s'est demandé si, depuis l'origine des siècles, l'air atmosphérique n'avait subi aucun changement, et si sa composition était la même à toutes les hauteurs, sous toutes les latitudes, ainsi qu'à toutes les époques de l'année. Les analyses faites par MM. Dumas et Boussingault sur l'air de Paris, et sur les échantillons d'air recueillis par M. Boussingault dans les Andes, par MM. Brunner et Martins au sommet du Faulhorn, prouvent qu'à toutes les élévations cette composition reste la même : elle n'a point changé, d'une manière appréciable, depuis les analyses faites il y a quarante-cinq ans par Gay-Lussac et M. de Humboldt. La raréfaction de l'air ne change donc rien à sa composition, et il n'est pas juste, comme le pensait Dalton, que la proportion d'azote s'accroît à mesure qu'on s'élève dans l'atmosphère.

Toutefois, malgré le mérite des premiers observateurs, il restait encore des doutes dans l'esprit des savants sur l'une des questions les plus importantes de la physique du globe. L'appareil eudiométrique, imaginé par Regnault, a permis de faire en peu de temps des analyses sur de petits volumes de gaz, avec une précision supérieure à celle qui avait été obtenue jusqu'ici. Quoique les événements politiques aient empêché ce savant d'exécuter en son entier le vaste programme qu'il s'était tracé, il a pu, indépendamment d'une centaine d'analyses exécutées en 1848 sur l'air recueilli à Paris ou dans les environs, analyser en outre un grand nombre d'échantillons provenant de divers points de la France, de l'Espagne, de la Suisse ; quelques uns même lui avaient été apportés des régions polaires et des brûlantes contrées de l'Inde et de l'Amérique.

La plus forte quantité d'oxygène trouvé dans l'air de Paris s'élève à 20,999 ; la plus faible est de 20,913 ; la moyenne générale atteint le chiffre de 20,960 environ. Bien que la différence extrême soit de 0,086 seulement, elle est presque quadruple de celle qui peut résulter des erreurs de l'analyse. On a trouvé les mêmes variations pour l'air recueilli dans les pays voisins ; mais les contrées lointaines en ont présenté de plus considérables. Ainsi l'air recueilli le 8 mars 1849, au moment de l'invasion du choléra, sur le Gange, auprès de Calcutta, renfermait 20,390 et 20,387 d'oxygène ; le temps était alors très brumeux pendant la nuit, et les bords du fleuve, exposés durant le jour à l'ardeur du soleil, étaient couverts de boue et de débris putréfiés provenant de substances animales et végétales.

L'air recueilli dans les mers polaires par le capitaine Ross s'éloigne peu de la composition de l'air

I.   29

normal ; les analyses faites en Islande par M. Bunsen présentent les mêmes résultats ; cependant M. Lévy, dans une traversée du Havre à Copenhague, trouva dans l'air recueilli sur la mer une proportion un peu moindre d'oxygène. D'après l'ensemble des recherches contenues dans le mémoire de M. Regnault, on est en droit de conclure que l'air de notre atmosphère offre dans sa composition des variations sensibles, quoique très faibles ; car la proportion d'oxygène oscille généralement entre 20,9 et 21 pour 100. Mais dans les exemples fournis par les contrées chaudes de l'Inde, au moment de l'invasion d'une épidémie redoutable, on a vu la quantité d'oxygène descendre jusqu'à 20,3.

Toutefois, dans les lieux étroits, renfermés, infects, la composition de ce fluide change et s'altère plus profondément encore ; l'air recueilli dans un égout de Paris fournit à l'analyse :

Oxygène	13,79
Azote	81,21
Acide carbonique	2,01
Hydrogène sulfuré	2,99

Respirer cet air méphitique, serait s'exposer à une mort certaine. Dupuytren a expérimenté qu'il suffisait de 1/800ᵉ d'hydrogène sulfuré dans l'air respiré, pour tuer des oiseaux en quelques secondes ; il produit même déjà des accidents, dans la proportion de 1/1000ᵉ.

Indépendamment des gaz délétères accidentellement contenus dans l'air, et dont l'analyse a permis de constater l'existence, ce fluide renferme encore des principes insaisissables, agents de maladies et de

mort, qui pénètrent dans les voies respiratoires, em-
poisonnent le sang et déciment les populations. Personne ne doute aujourd'hui que le *mauvais air* ne soit
la cause des terribles fièvres de marais. Comment se
rendre compte des épidémies meurtrières ? Vous élevez
en vain des barrières contre le fléau, vous avez beau
vous renfermer dans les places crénelées inaccessibles ;
l'ennemi invisible se joue de vos précautions, et aucune
retraite n'est assez cachée, à la surface de la terre,
pour vous mettre à l'abri de ses atteintes.

Aristote avait soupçonné la pesanteur de l'air ;
cependant, n'ayant trouvé aucune différence dans le
poids d'une outre vide et puis gonflée d'air, il en conclut que celui-ci n'est pas pesant. Tout le monde sait
que des fonteniers de Florence, ayant demandé à
Galilée pourquoi l'eau ne s'élevait pas au-dessus de
32 pieds dans une pompe, ce grand homme répondit
que la nature n'avait horreur du vide que jusqu'à
32 pieds. Toutefois, cette raison, bonne pour des fonteniers, ne l'était point pour Galilée, et la pesanteur
de l'air fut découverte. Mais c'est à Torricelli, son
disciple, et à Otto de Guericke, bourgmestre de
Magdebourg, l'un inventeur du baromètre, et l'autre
de la machine pneumatique, qu'il était réservé d'en
fournir les preuves ; Pascal, Boyle et Mariotte la confirmèrent par leurs expériences.

Un litre d'air pèse $1^{gr},3$, et par conséquent 1 mètre
cube 1,300 grammes. Sa pesanteur spécifique, celle
de l'eau étant représentée par 10,000, est, suivant
Brisson, comme 1 est à 811,5, et, selon Duluc, comme
1 est à 760. Au niveau de la mer, la pesanteur de la

colonne atmosphérique se trouve égale à celle d'une colonne de mercure de 28 pouces ou de 32 pieds d'eau : le poids total de l'atmosphère représente donc celui d'une couche de mercure de 28 pouces ou de 757^{mm},96 enveloppant tout le globe terrestre. L'air exerce une pression constante et considérable sur tous les corps à la surface de la terre et des eaux ; il est lui-même soumis à celle des couches supérieures, et quoiqu'il résiste à la pression en vertu de sa force élastique, on peut le réduire au dixième de son volume, ainsi qu'on le voit dans l'expérience du briquet à air.

D'après ces données, on estime qu'un homme de moyenne taille supporte un poids atmosphérique équivalent à 17,000 kilogrammes. Les poissons vivent dans les profonds abîmes de la mer : or, 32 pieds d'eau représentent le poids de l'atmosphère ; il en résulte qu'ils sont soumis à une pression cinquante et peut-être cent fois plus considérable ; et cependant, leurs fonctions s'exécutent librement, et ils se meuvent avec facilité. Comment ces animaux pourvus d'une structure délicate peuvent-ils la supporter, non seulement sans être brisés, mais encore sans inconvénient et sans en avoir la conscience ? Cette pression, répondent les physiciens, s'exerce dans tous les sens, et, en vertu des lois de la statique, avec une égalité parfaite de dehors en dedans, et de dedans en dehors. Il y a chez tous les êtres organisés des fluides élastiques à l'état de liberté dans les poumons et les intestins, ou à l'état de dissolution dans le sang et les humeurs. D'un autre côté, les liquides sont à peu près incompressibles. Il suit de là, que la résistance intérieure peut être considérée comme infinie à cause de l'incompressibilité des liquides, et comme égale à la pression atmosphérique quand elle dépend d'un gaz.

Le baromètre représente exactement le poids de la colonne d'air. Toute simple qu'elle est, la construction de cet instrument, qui depuis Torricelli jusqu'à nous a reçu des perfectionnements successifs, nécessite des soins infinis pour avoir une exactitude suffisante. A cet effet, on prend un tube de verre d'un mètre de longueur, de 7 à 8 millimètres de diamètre, fermé à l'un des deux bouts au moyen de la lampe d'émailleur. On le remplit jusqu'au tiers de mercure bien purifié, que l'on fait bouillir sur un fourneau à cet usage, afin de chasser l'air et l'humidité ; puis on ajoute une quantité pareille de mercure, et enfin une troisième que l'on fait successivement bouillir, pour qu'il ne reste plus un atome ni d'air, ni d'eau, à l'intérieur du tube. Celui-ci étant complétement plein, on laisse refroidir le mercure ; on le ferme très exactement avec le doigt, afin d'empêcher toute introduction d'air ; puis on le retourne, et on le plonge dans une cuvette à mercure. Au moment où l'on ôte le doigt, le mercure du tube descend, et laisse à la partie supérieure un espace vide ; on a le baromètre. Sa hauteur, faisant équilibre à la colonne d'air, est en moyenne de 76 centimètres au bord de l'Océan. Mais le mercure donnerait, selon sa température, une hauteur différente, et dès lors des indications inexactes ; on a donc ramené la colonne barométrique à la hauteur qu'elle aurait si le mercure était à zéro. Le baromètre à cuvette, le plus simple de tous, perfectionné par

Fortin au commencement de ce siècle, porte le nom de cet habile artiste. Le baromètre à siphon, de Gay-Lussac, modifié par Bunten, est celui que les physiciens préfèrent, et dont l'usage est le plus sûr pour les observations météorologiques.

Dans l'état le plus ordinaire, au niveau de l'Océan, la pression atmosphérique est représentée par 28 pouces ou 0^m,76 de la colonne mercurielle. Mais l'expérience prouve ce que le raisonnement faisait soupçonner : le poids de l'air varie par diverses causes météorologiques ; ce poids diminue à mesure qu'on s'élève dans les hauteurs de l'atmosphère, et augmente dans les mines profondes. Torricelli avait découvert le baromètre en 1643 ; pour démontrer que la pression de l'air soutient réellement la colonne de mercure, Pascal, en 1648, fit porter l'un de ces instruments au sommet du Mont-Dore, tandis qu'il en observait un second au pied de la montagne. Le baromètre était descendu de 85 millimètres sur le Mont-Dore.

A la hauteur de 300 mètres au-dessus du niveau de la mer, on a sous les pieds un trentième de toute la masse atmosphérique ; à 3,200 mètres, hauteur moindre que celle de l'Etna, un tiers ; enfin à 5,600 mètres, hauteur du volcan d'Aréquipa, on a sous les pieds la moitié du poids de l'atmosphère. Sur les montagnes peu élevées, on a trouvé que le mercure baisse de 1 millimètre par 10^m,5 de hauteur, ce qui correspond à la différence du poids spécifique de l'air et du mercure, qui est comme 1 est à 10,500, ou d'après l'*Annuaire du bureau des longitudes*, comme 1 est à 10,366. Mais à de fortes élévations, un abaissement de 1 millimètre correspond à une plus grande hauteur que 10^m,5, ce qui doit être attribué à la diminution progressive de la densité de l'air. En 1753, Bouguer, d'après ces faits, imagina une méthode pour mesurer la hauteur des lieux par le baromètre. Elle a été étendue et perfectionnée par Deluc, Ramond et surtout par Laplace. Ce dernier fit entrer dans sa formule un grand nombre de considérations, et principalement l'influence de la température, la latitude et la diminution de la pesanteur. D'après l'*Annuaire du bureau des longitudes*, la table d'Oltmanns est la plus commode de celles qui ont été publiées jusqu'ici pour faciliter le calcul des hauteurs, du moins lorsqu'on renonce à l'usage des logarithmes.

DE LA PRESSION MOYENNE DE L'ATMOSPHÈRE.

Le baromètre, ainsi que nous le verrons plus loin, est sujet à des variations continuelles. Pour obtenir la moyenne journalière de la pression atmosphérique dans un lieu donné, on doit observer le baromètre à toutes les heures du jour, et diviser par vingt-quatre le produit additionné de toutes les observations. On suit la même marche pour avoir les moyennes d'un mois, d'une saison. d'une ou de plusieurs années. Toutefois il a été reconnu que certaines heures du jour donnent une moyenne très approximative. A Paris, on fait cinq observations, à quatre et neuf heures du matin, à midi, à trois et neuf heures du soir ; deux observations, l'une à neuf heures du matin et l'autre à trois heures de l'après-midi, fourniraient très approximativement le même résultat : l'heure qui approche le plus de la moyenne est celle de midi et demi pour les climats tempérés, et celle d'une heure du soir pour les régions équatoriales.

La hauteur d'un lieu au-dessus du niveau de l'Océan pouvant être mesurée très approximativement par le baromètre, on devrait croire qu'il indique la même moyenne sur tous les rivages de la mer, en tenant compte des différences de température et en les réduisant toutes à 0 degré. Il résulterait aussi de là que le niveau des eaux se trouverait le même par tout le globe ; mais cet accord n'existe pas, ainsi que le prouve une table curieuse de Schouw publiée par Poggendorff sur la moyenne barométrique de plusieurs villes situées sur le rivage des mers à diverses latitudes.

Hauteur moyenne du baromètre au niveau de la mer à 0°.

	Latitude.	Non corrigée de la pesanteur. Millim.	Corrigée de la pesanteur. Millim.
Cap.	33° S.	763,01	762,20
Rio-Janeiro.	23°	764,03	762,65
Christianborg.	5° 30' N.	760,10	758,16
La Guayra.	10°	760,17	758,32
Saint-Thomas	19°	760,51	758,95
Macao	23°	762,99	761,61
Ténériffe.	28°	764,21	763,10
Madère.	32° 30'	765,18	764,34
Tripoli.	33°	767,41	766,60
Palerme	38°	762,95	762,47
Naples	41°	762,34	762,06
Florence.	43° 30'	761,93	761,81
Avignon	44°	762,02	761,95
Bologne.	44° 30'	762,18	762,13
Padoue.	45°	762,18	762,18
Paris.	49°	761,41	761,68
Londres	51° 30'	760,96	761,41

	Latitude.	Non corrigée de la pesanteur. Millim.	Corrigée de la pesanteur. Millim.
Altona	53° 30'	760,42	761,01
Dantzig.	54° 30'	760,10	760,76
Kœnigsberg.	54° 30'	760,49	761,14
Apenzade.	55°	759,58	760,71
Edimbourg.	56°	758,25	759,00
Christiania.	60°	758,64	759,63
Hardanger	60°	756,94	757,04
Bergen.	60°	757,01	758,00
Reikiavig.	64°	752,00	753,20
Godthaab.	64°	751,94	753,13
Eyafiord	66°	753,58	754,89
Godhaven	68°	753,76	755,16
Opernavick.	73°	755,18	756,80
Ile Melville.	74° 30'	757,08	758,75
Spitzberg.	75° 30'	756,76	758,48

On voit, d'après ce tableau, que la pression atmosphérique, ou la hauteur moyenne du baromètre au niveau de la mer, se trouve de 761^{mm},35 environ. A l'équateur elle est de 758 millimètres seulement, et de là va en augmentant jusqu'au 40e degré de latitude, où elle s'élève à 762 et même 764 millimètres. A partir du 40e degré, elle diminue sans cesse et n'est plus que de 760 millimètres au 50e; enfin, dans les contrées plus septentrionales, la hauteur moyenne du baromètre descend à 756 millimètres. Dans l'hémisphère austral, le décroissement se manifeste déjà après le 25e degré. A latitude égale, la pression moyenne de l'atmosphère est de 3^{mm},50 plus forte sur l'océan Atlantique que dans la mer Pacifique. Ce défaut apparent d'équilibre dans la colonne aérienne n'a point été expliqué d'une manière satisfaisante; on ignore aussi quelle est son influence sur le niveau moyen des mers.

CHAPITRE II.

DES OSCILLATIONS PÉRIODIQUES OU DIURNES DU BAROMÈTRE.

La colonne barométrique est sujette à des oscillations continuelles, les unes périodiques ou diurnes, les autres accidentelles ou variables. Les premières sont plus marquées sous l'équateur, les secondes sont plus caractérisées dans les zones moyennes et les hautes latitudes. En 1666, Beale publia un Mémoire où il avance que le baromètre est plus haut le matin et le soir qu'à l'heure de midi. Mais Godin, envoyé au Pérou avec Bouguer et la Condamine, pour déterminer la figure et la mesure de la terre, fut le premier qui, à Surinam, observa des oscillations diurnes dans le baromètre. La Condamine les constata au pied des Cordillères, Moseley aux Antilles, le P. Boudier à Chandernagor (1740), Balfour à Calcutta. En 1761, Chanvalon reconnut que le baromètre était entièrement inutile à la Martinique pour indiquer les variations du temps; mais il s'aperçut bientôt qu'il montait insensiblement pendant la matinée, qu'ensuite, après un certain temps d'arrêt, il commençait à baisser jusqu'au soleil couchant; puis, il restait de nouveau quelque temps stationnaire, pour remonter jusqu'à dix heures du soir. La régularité de ces mouvements n'était jamais troublée par les pluies, les vents et les orages.

Adanson, à qui Chanvalon fit part de ces curieuses particularités, constata les mêmes mouvements au Sénégal ; plus tard, M. de Humboldt les retrouva sous l'équateur : « Ces oscillations, dit ce savant, s'exécutent avec une constance et une précision telles, qu'elles indiquent l'heure presque comme une horloge. » Coutelle ignorait ces faits, lorsque, chargé par l'Institut d'Egypte des observations météorologiques, il lui suffit d'un séjour de quelques semaines au Caire pour reconnaître la périodicité des oscillations barométriques par 30° 3′ de latitude boréale. Ajoutons toutefois qu'Horsburg prétend qu'à Bombay cette périodicité est interrompue par les pluies, et se rétablit aussitôt que le ciel reprend sa sérénité. Sous la même latitude, dit-il encore, la périodicité est très sensible en pleine mer et disparaît sur les côtes.

Les observations de Ramond et du P. Cotte en France, de Van Swinden en Hollande, sur les oscillations périodiques du baromètre, confirmèrent les résultats obtenus dans les régions tropicales ; mais, dit Ramond, les moments de la variation diffèrent suivant les saisons : pour l'hiver, les *heures tropiques* sont à neuf heures du matin, trois heures après midi, et neuf heures du soir. En été, l'abaissement paraît commencer dès huit heures du matin, se prolonger jusqu'à quatre heures, et ne recommencer qu'à dix heures du soir.

Les oscillations périodiques du baromètre diminuent à mesure qu'on avance vers les pôles, et d'après le capitaine Parry elles sont nulles déjà à 74 degrés de latitude. A Saint-Pétersbourg, elles présentent à peine le 20ᵉ de l'étendue qu'ont ces oscillations dans les basses latitudes. Chose remarquable! sous l'équateur même, elles diminuent à mesure qu'on s'élève; elles sont insensibles à la hauteur de 3,000 mètres. Une série d'observations faites, par M. Daniel à Genève et sur le grand Saint-Bernard, par M. Horner à Zurich, par M. Eschmann sur le Rigi, et par MM. Kaemtz, Bravais, Martins, Wachsmuth, Peltier sur le Faulhorn, montrent que les lois de la variation diurne du baromètre changent suivant les hauteurs.

Ainsi qu'on l'aura remarqué, les heures des oscillations ne sont pas les mêmes sous les zones diverses : « C'est un fait établi par vos travaux et vérifié par les nôtres, écrit M. Boussingault à M. de Humboldt, qu'entre les tropiques le mercure atteint son maximum entre huit heures et dix heures du matin, qu'il descend ensuite jusque vers quatre heures, et qu'il est au minimum entre trois et cinq heures de l'après-midi; qu'il remonte alors jusqu'à onze heures du soir, sans arriver cependant à la même hauteur à laquelle il était à neuf heures du matin; enfin, qu'il redescend jusqu'à quatre heures du matin, sans parvenir aussi bas qu'il l'était à quatre heures après midi. » Du reste, à Santa-Fé de Bogota, sur plus de douze cents observations, la plus grande hauteur barométrique observée était de 563ᵐᵐ,88, et la plus petite 557ᵐᵐ,68.

Il résulte d'un grand nombre de faits recueillis à Paris par Bouvard, que le baromètre y atteint sa plus grande élévation à neuf heures du matin, et qu'il redescend ensuite jusqu'à trois heures; puis il remonte, et arrive à son maximum à neuf heures du soir, pour

redescendre encore. Chaque jour présente le même
mouvement périodique. La deuxième oscillation a
moitié moins d'étendue que la première; la période
de trois à neuf heures du soir n'éprouve que des variations insignifiantes. Mais il n'en est pas ainsi de celle
de neuf heures du matin à trois heures; elle atteint
son maximum dans les mois de février, mars, avril, et
son minimum en novembre, décembre et janvier; les
six autres mois présentent un état moyen. Du reste,
l'étendue des oscillations est moitié moindre en France
qu'entre les tropiques.

A quoi peut-on attribuer les oscillations diurnes du
baromètre? Leur constance dans presque toutes les
contrées du globe, autant que leur périodicité invariable, prouve l'existence d'une loi physique d'où
elles dérivent. Le baromètre représente exclusivement
le poids de l'atmosphère ; ses oscillations diurnes sont
en réalité des marées atmosphériques, et naturellement
on a dû les rapporter à la double influence qui détermine les marées océaniques. « La matière en mouvement qui entoure notre globe, dit Mead, cède plus facilement à l'attraction que les corps plus pesants; il
résulte de là que la lune produit un flux bien plus
marqué sur l'air que sur les eaux. » Toutefois ce savant
ne saurait passer sous silence une objection très grave
qui est soulevée par l'un des partisans déclarés de son
propre système, le célèbre Ramazzini. Les marées,
fait remarquer ce dernier, atteignent leur plus grande
élévation au temps de la nouvelle et de la pleine lune;
on devrait donc observer alors quelque changement
notable dans la pesanteur de l'atmosphère. Mais,

ajoute-t-il, ce qu'il y a de vrai, c'est que dans les nouvelles et pleines lunes de chaque mois, je n'ai aperçu presque aucune différence dans la hauteur du mercure ; je n'ai rien observé non plus de remarquable dans ceux où il n'y avait pas de lune. La réponse de Mead ne détruit en rien la force de l'objection ; il soutient même que les variations barométriques sont plus sensibles dans les pays méridionaux que dans les climats du nord. Dans les premiers, ajoute-t-il, les tourbillons de vent sont beaucoup plus fréquents, et aux époques où les vents règnent, la hauteur du mercure change presque sur-le-champ. Mead confond ici les variations accidentelles du baromètre et ses oscillations diurnes. Il est évident que les marées se règlent d'après le passage de la lune au méridien, les oscillations barométriques n'obéissent nullement à la même loi ; elles s'exécutent tous les jours aux mêmes heures, tandis que les marées retardent de cinquante minutes. Le mouvement de rotation de la terre, celui de sa translation dans l'espace, ne peuvent aucunement rendre raison de ce phénomène. Il paraît plus naturel d'en chercher l'explication dans l'influence de la chaleur solaire sur les couches de l'atmosphère. L'amplitude des oscillations diurnes décroît de l'équateur aux pôles ; dans les zones tempérées, elle atteint son minimum l'hiver, son maximum pendant l'été. Ces observations ont un rapport évident de cause à effet ; aussi Bouguer, de Laplace et Ramond ont-ils admis cette explication. Mais si l'on est conduit à l'adopter d'une manière générale, il n'en reste pas moins difficile, pour ne pas dire impossible, de faire concorder les *maxima* et les *minima* des oscillations avec ceux de la température. Dove a émis une autre hypothèse dans les *Annales de Poggendorff* (t. XXII, p. 231). Il attribue toutes les oscillations à la pression de l'air sec et de la vapeur d'eau, et ayant calculé la tension de la vapeur, à chaque heure du jour, il a reconnu qu'il existait un *maximum* et un *minimum* diurnes. Mais Dove n'a pas fait un assez grand nombre d'observations, et les anomalies sont trop fréquentes pour qu'il soit possible d'admettre son ingénieuse hypothèse.

CHAPITRE III.

DES VARIATIONS ACCIDENTELLES DU BAROMÈTRE.

Si les oscillations diurnes ou périodiques du baromètre sont très prononcées sous les tropiques, et puis diminuant progressivement, deviennent presque imperceptibles au delà du 70ᵉ degré de latitude, il en est tout autrement des variations accidentelles. Celles-ci sont extrêmement faibles sous les tropiques ; les vents et les pluies n'y déterminent jamais ces mouvements rapides et irréguliers du baromètre que nous remarquons dans nos climats. L'amplitude des variations accidentelles va en croissant de l'équateur aux pôles, et tandis que sous la ligne elles sont à peine de quelques millimètres, elles atteignent et dépassent 40 millimètres dans les hautes latitudes.

Peu de temps après la découverte du baromètre, on reconnut l'influence marquée de certains vents sur la hauteur de la colonne du mercure. En prenant pour base vingt-sept années d'observations faites par Messier, de 1773 à 1801, Burckhardt chercha à calculer la valeur numérique des changements que la direction ou le règne de chaque vent imprime au baromètre. Ainsi, à Paris, sa hauteur moyenne est de 756,61.

Voici, comparée à cette moyenne, celle qui correspond
aux différents rumbs du vent :

		Millim.
Vent du sud , le baromètre baisse de.		3,1
— du sud-ouest.	*Id.*	2,9
— d'ouest.	*Id.*	0,4
— du nord-ouest, le baromètre monte de. .		1,3
— du nord.	*Id.*	2,0
— du nord-est.	*Id.*	2,6
— de l'est.	*Id.*	1,1
— du sud-est.	*Id.*	0,8

Bouvard a renouvelé le même travail sur la série
d'observations recueillies à l'Observatoire de Paris,
de 1816 à 1831. Voici le résultat comparé à la
moyenne de la hauteur barométrique :

		Millim.	Observations.
Vent du sud, le baromètre baisse de. . . .		3,7	2944
— du sud-ouest.	*Id.*	3,0	2847
— d'ouest.	*Id.*	0,8	3402
— du nord-ouest, le baromètre monte de.		2,0	1533
— du nord.	*Id.*	3,2	2140
— du nord-est.	*Id.*	3,2	1390
— de l'est.	*Id.*	1,7	1248
— du sud-est.	*Id.*	1,7	893

Malgré leur concordance sur les résultats généraux,
ces deux tables offrent cependant quelques différences ; pour arriver à des chiffres rigoureux, il faudrait que l'échelle des observations embrassât un plus
grand nombre d'années encore. Toutefois, on y voit
de la manière la plus évidente qu'à Paris, la moyenne
du baromètre monte par les vents du nord, du nord-est,
du nord-ouest et de l'est, et qu'elle baisse par les vents
du sud, sud-ouest, sud-est et d'ouest. Il en résulte

encore ce fait remarquable, que, prenant la moyenne des vents opposés, on obtient la moyenne annuelle de la hauteur barométrique à Paris, c'est-à-dire 756,61 environ. Dans la table de Bouvard, le plus grand écartement de la colonne mercurielle entre les deux vents opposés sud et nord se trouve de $6^{mm},9$; cette différence est moindre de $1^{mm},2$ dans les observations de Messier. A Paris, la hauteur moyenne du baromètre n'éprouve annuellement que de faibles différences. Depuis 1810, la plus forte a été de moins de 4 millimètres. Une seule fois, depuis qu'on observe le baromètre, il s'est élevé à **781** millimètres; il est tombé une fois à **719** millimètres; ce maximum et ce minimum ont eu lieu en février et en décembre 1821.

Il ne faut point s'attendre à rencontrer partout les mêmes influences exercées par la direction du vent sur la hauteur barométrique. Ainsi dans un recueil d'observations faites pendant neuf années à l'école d'artillerie de Metz, on ne trouve entre les extrêmes qu'une différence de $4^{mm},8$ seulement. A Marseille même, l'influence de la direction du vent est presque nulle, et lorsqu'elle se fait sentir, elle donne des résultats contraires à ceux des observations recueillies à Paris. Ainsi le vent du sud-ouest y fait monter le baromètre qui descend par celui de nord-ouest. Cependant, lorsqu'on examine la table des hauteurs barométriques dans les principales villes d'Europe, on reconnaît l'influence manifeste exercée par la direction des vents. On voit également, ainsi qu'on l'a observé pour Paris, que la colonne mercurielle monte pendant le règne des vents compris entre le nord et l'est, et baisse par la direction des vents entre le sud et l'ouest. On peut aussi conclure de là qu'en Europe le baromètre s'élève sous l'influence des vents continentaux, et descend sous celle des vents océaniques. Cependant on doit s'attendre à quelques anomalies, et, dans l'état de la science, renoncer à les expliquer.

La plupart des observations recueillies jusqu'ici se rapportent à l'hémisphère boréal ; le petit nombre de celles qui concernent l'hémisphère austral fournissent des résultats analogues, en changeant l'ordre des vents. Dove a consigné dans l'*Annuaire* de Schumacher pour 1841, un certain nombre de faits d'après lesquels on reconnaît que dans l'Amérique méridionale, le baromètre monte par les vents d'ouest, sud-ouest, sud et principalement sud-est, tandis qu'il baisse par ceux d'est, nord-est, nord et surtout nord-ouest. On peut donc conclure de toutes ces observations, qu'il existe un rapport très évident entre la hauteur barométrique et la direction du vent. Il est probable que la température joue ici un rôle important : dans nos contrées, l'air, refroidi par les vents nord et nord-est, se condense, devient pesant, tandis qu'il se dilate et se raréfie sous l'influence de la chaleur et des vents méridionaux. Toutefois, nous le répétons, une telle conclusion est loin d'être rigoureusement démontrée ; car on pourrait soutenir, avec non moins de vraisemblance, que les différences survenues dans le poids de l'atmosphère sont elles-mêmes les causes probables des vents, ou que les deux phénomènes, quoique liés et concomitants, sont les effets connexes d'une même cause qui nous échappe.

DE L'ÉTAT DU BAROMÈTRE PENDANT LA PLUIE.

Lors de l'invention du baromètre, on pensa que son élévation annonçait la pluie, par la raison que l'air chargé de vapeurs aqueuses devait être plus lourd. Mais on reconnut bientôt que l'hypothèse opposée était plus près de la vérité. En général, le baromètre s'élève d'autant plus que l'air se trouve plus serein et plus sec, tandis qu'il baisse par les temps de pluie, et surtout à l'approche des ouragans. On a donc coutume d'indiquer sur la colonne mercurielle des points correspondant à tel ou tel état de l'atmosphère d'après les coïncidences fréquemment observées. Toutefois la loi établie sur ces rapports se trouve assez souvent en défaut, ce qui fait taxer le baromètre d'inexactitude. On pourrait citer de nombreux exemples de ce manque de précision ; nous nous contenterons de mentionner le suivant. Le 10 avril 1853, le baromètre marquait 767 millimètres, c'est-à-dire *beau fixe*, tandis que depuis le matin jusqu'à deux heures, il tomba une pluie fine et continuelle à Paris et aux environs. Lorsque le baromètre indique *variable*, on voit tantôt un temps de pluie et tantôt un beau temps assez continu, surtout pendant l'été et aux équinoxes. La pluie survient encore quand la colonne mercurielle est assez haute, et le beau temps lorsqu'elle est médiocrement abaissée. Mais ces cas sont exceptionnels, et ces fausses indications durent peu. Ainsi, généralement dans les zones tempérées, à Paris par exemple, il fait beau, très beau, très sec, à mesure que la colonne mercurielle s'élève et atteint sa plus grande hauteur. Le baromètre vient-il à baisser, le ciel se couvre de nuages et la pluie ne tarde pas à survenir. Aussi, quoique le baromètre ne réponde pas toujours aux indications marquées, on n'en doit pas moins reconnaître que ses variations accidentelles sont d'une grande importance et d'une véritable utilité pratique.

Deluc, et après lui quelques physiciens, ont cherché à expliquer les variations barométriques accidentelles par une hypothèse dont Gay-Lussac, Dalton et de Saussure ont montré le peu de fondement. La vapeur d'eau, disait-il, étant plus légère que l'air, celui-ci se dilate, se raréfie en raison du volume de vapeur d'eau contenue dans l'atmosphère. Ainsi, lorsque l'air chargé de vapeurs arrive sur le continent, la pression atmosphérique diminue, le baromètre commence à baisser. Accumulées dans une contrée, ces vapeurs s'élèvent, les nuages se forment, les vésicules qui les constituent se rapprochent, se réunissent, et la pluie tombe. Il pleut avec les vents du sud et du sud-ouest, qui amènent un air humide, et le baromètre baisse; puis, il remonte sous l'influence des vents secs du nord et de nord-est. Lorsque les vapeurs de l'air se précipitent à la surface du globe, s'il survient un vent froid et sec, soit du nord, soit des parties supérieures de l'atmosphère, la pluie est de courte durée, et le baromètre s'élève. Mais si le vent humide continue à souffler, la pluie devient abondante, et le baromètre ne remonte pas. Lorsque, dans une contrée, les vapeurs d'un air humide ont formé des nuages sur un point, si ces nuages sont poussés vers une autre région par un vent soufflant dans le haut de l'atmosphère, il peut arriver que la pluie ne tombe pas dans la contrée où le baromètre est bas, mais bien dans la seconde, où le baromètre est élevé, etc. Déjà de Saussure avait adressé à cette hypothèse plusieurs objections ; il prouva que les variations barométriques étaient loin de correspondre aux quantités de vapeur d'eau contenues dans l'air. Si cette théorie était vraie, ce serait dans le voisinage de l'équateur qu'on devrait observer les plus fortes variations barométriques, à cause de l'énorme évaporation qui s'y opère. Il est vrai qu'à tension égale, un volume d'air humide se trouve moins pesant que le même volume d'air sec ; mais dans les cas les plus ordinaires, l'évaporation tranquille de l'eau n'exerce aucune influence sur les mouvements de l'atmosphère. Plusieurs gaz pouvant être contenus dans un même espace sans se gêner l'un l'autre, pourquoi le poids de l'air ne s'ajouterait-il pas à celui des vapeurs aqueuses? Ainsi, le baromètre devrait plutôt s'abaisser dans une atmosphère privée d'humidité, et s'élever au contraire lorsque l'air contient un volume notable d'eau. Ce n'est donc pas uniquement à la quantité de vapeur contenue dans l'atmosphère qu'il faut attribuer les variations accidentelles du baromètre. Nous avons constaté l'influence du vent régnant, ou plutôt la coïncidence entre la direction des vents et les différences de pesanteur dans la colonne atmosphérique. Mais, nous le répétons, on ignore si les vents sont cause ou effet dans la production de ce phénomène.

DE L'ÉTAT DU BAROMÈTRE PENDANT LES TEMPÊTES.

C'est à l'approche des tempêtes et des ouragans, ou pendant leur durée, que se manifestent les plus forts abaissements du baromètre; ordinairement, de grandes variations s'opèrent alors avec rapidité et à de courts intervalles. Si la tempête est violente et prolongée, le baromètre reste très bas. Pendant celle qui éclata le 7 janvier 1839, il descendit à Edimbourg, à 702^{mm},30, à cinq heures et demie du matin. Le 9 février 1783, durant la tempête qui se fit sentir dans toute l'Europe, les variations furent très différentes selon les localités. Ainsi, à Rome et à Saint-Pétersbourg, il baissa de 7 millimètres au-dessous de la moyenne; à Marseille, de 11 millimètres; au Saint-Gothard, à Prague et à Ratisbonne, de 13 millimètres; à Stockholm, de 16 millimètres; à Copenhague, de 18 millimètres; à Paris, de 27 millimètres; à Amsterdam et dans plusieurs villes d'Allemagne, de 30 millimètres; enfin dans le centre de l'Angleterre, il descendit même de 31 millimètres. Les variations extraordinaires du baromètre dans un pays annoncent des perturbations atmosphériques très étendues. Par suite d'observations comparées, on découvrira sans doute un jour que toute forte dépression dans certaines contrées correspond à une élévation proportionnée dans des régions plus ou moins éloignées. Il faut s'attendre à des pluies abondantes, et quelquefois torrentielles, à la suite de violentes tempêtes; on croit avoir remarqué aussi qu'elles déterminent des changements notables dans la température. En 1821, le baromètre subit une forte dépression à Paris, vers le solstice d'hiver ; cette saison fut très douce en France, et en général dans l'Europe occidentale. Pendant l'été, il y eut une chaleur de quelques degrés plus grande qu'à l'ordinaire. L'hiver de 1833, l'un des plus doux dans nos climats, avait été précédé de variations barométriques très étendues. Cependant des observations plus multipliées seraient nécessaires pour formuler une règle générale, ou pour avoir même une forte probabilité.

Quoi qu'il en soit, le baromètre est d'une utilité incontestable, principalement pour les navigateurs. Un fort abaissement, annonçant avec certitude des vents impétueux et des tempêtes prochaines, suggère aux pilotes sages les mesures de précaution nécessaires pour prévenir le danger. Scoresby et l'amiral Krusenstern assurent qu'ils ont dû aux indications barométriques et à leur fidélité à les suivre, une grande partie du bonheur qui les a toujours suivis dans leurs longs voyages.

CHAPITRE IV.

DE L'INFLUENCE DE LA PRESSION ATMOSPHÉRIQUE SUR LE CORPS HUMAIN.

L'homme est dans un rapport tellement immédiat, tellement intime, avec la plupart des agents extérieurs, qu'on ne saurait en rien modifier leur action, sans porter le trouble dans son organisme, ou sans anéantir même : son existence. Que la constitution de l'air soit modifiée, il n'y a plus de respiration, plus de calorification ; le principe animateur du corps est frappé d'inertie, la circulation s'arrête, et le sentiment s'évanouit. La pression atmosphérique n'est pas moins indispensable à l'entretien de la vie que l'oxygène lui-même ; une diminution considérable du poids de l'air a pour effet immédiat de convertir les liquides en fluides aériformes ; un animal placé sous le récipient de la machine pneumatique, où l'on fait le vide, périt rapidement dans un état de tuméfaction extraordinaire.

Mayow et la plupart des physiologistes, après lui, ont comparé justement le mécanisme de la respiration au jeu d'un soufflet. Sous l'influence des muscles inspirateurs, la poitrine s'agrandit en suivant les parois qui s'écartent ; l'air contenu dans les cellules bronchiques se dilate, et dès lors l'air extérieur, plus pesant, se précipite dans les poumons. L'expiration s'exécute par le relâchement des muscles inspirateurs, et surtout par l'élasticité des poumons due elle-même à la contraction des fibres musculaires, décrites par Reisseisen. Haller avait reconnu que l'étendue des mouvements respiratoires se trouve favorisée par la densité de l'air ; celui-ci entre plus facilement et par sa propre élasticité dans les poumons, tandis qu'un air plus rare ne peut surmonter la réaction des bronches. Aussi, à mesure que l'atmosphère se raréfie, survient-il de la dyspnée, et d'après les observations faites sur les hautes montagnes, doit-on attribuer les malaises, la faiblesse et le trouble de la respiration à la diminution de l'élasticité de l'air plutôt qu'à l'insuffisance de l'oxygène.

Nous avons vu précédemment que le volume d'air contenu dans l'eau varie suivant la pression atmosphérique. D'après M. Biot, la quantité en poids des gaz dissous dans un liquide croît proportionnellement à la pression que ces gaz supportent. On serait naturellement porté à croire que le degré variable de la densité de l'air n'est pas sans action sur les phénomènes chimiques de la respiration ; mais les expériences de Lavoisier ne sont pas favorables à cette supposition : ce savant a prouvé qu'en faisant respirer de l'oxygène pur à des animaux, l'absorption de ce gaz, non plus que la production de l'acide carbonique, ne diffèrent point de celles qui ont lieu dans l'air normal. On trouve des résultats semblables dans les expériences plus récentes de MM. Regnault et Reiset. Il paraît donc rationnel de conclure avec Burdach, qu'il existe un état de saturation du sang par l'oxygène correspondant à l'intégrité des fonctions vitales, et que la quantité relative de ce gaz, dans l'air respiré, ne saurait modifier l'hématose. Toutefois on regarde comme probable que l'endosmose de l'air et de l'oxygène se trouve favorisée par la pression atmosphérique, et qu'il se manifeste une exhalation plus considérable d'acide carbonique à la suite d'un bain d'air comprimé.

Suivant M. Poiseuille, les circulations artérielle, capillaire et veineuse, n'éprouvent, sous les pressions les plus diverses, ni accélération ni ralentissement. Mais les observations microscopiques de ce savant, sur de jeunes mammifères mutilés, ne sauraient conduire à des conclusions aussi absolues. Tous les voyageurs rapportent que le pouls éprouve une vive accélération dans l'air raréfié des montagnes : MM. Pravaz et Tabarie ont vu d'ailleurs très fréquemment le bain d'air comprimé réduire des deux cinquièmes le nombre des pulsations artérielles.

On a pensé, et non sans fondement, que la pression atmosphérique fait pénétrer à l'intérieur les substances placées aux extrémités béantes des veines; sans nul doute, la pression de l'air est indispensable à l'absorption, et, sans elle, cette fonction s'affaiblit et s'arrête. Dans un air très raréfié, tous les fluides du corps humain ont une tendance irrésistible à se porter à la périphérie, à s'échapper de leurs canaux et même à se volatiliser. C'est à la pression atmosphérique qu'est due l'absorption des gaz par la peau, en admettant toutefois la réalité de cette fonction, ainsi que les expériences de Bichat et de Chaussier paraissent la démontrer. En effet, les animaux placés dans des gaz délétères périssent rapidement, quoiqu'ils aient la tête hors du vase ; le séjour dans un laboratoire d'anatomie, alors même qu'on respire l'air extérieur au moyen d'un tube, communique aux gaz intestinaux une odeur caractéristique.

Les deux frères Weber, de Munich, ont prouvé que les surfaces articulaires coxo-fémorales sont maintenues en rapport immédiat par la pression atmosphérique ; en perforant le plancher de la cavité cotyloïde, et en introduisant de l'air, la tête du fémur cède au poids du membre et descend d'une certaine quantité. M. J. Guérin s'est assuré, par des expériences directes, que le mécanisme constaté par les deux habiles physiologistes de Munich ne se borne pas à l'articulation coxo-fémorale, mais que la pression atmosphérique tend, comme agent principal, à maintenir en rapport les surfaces de toutes les articulations arthrodiales. De ce fait, ainsi généralisé, l'ingénieux médecin a su tirer de lumineuses conséquences. Il a vu que, dans certains mouvements, il se forme à l'intérieur des articulations une sorte de vide, ou du moins l'ampliation d'un espace existant ; dès lors, l'équilibre entre la pression extérieure et la pression intérieure se trouve rompu, et il se produit un effort de succion à la surface interne des parois. Ce qui s'accomplit pour les synoviales, s'opère à l'intérieur des membranes séreuses : dans l'abdomen, par les mouvements de cette région ; dans la plèvre, par les efforts de respiration ; dans le péricarde, par les contractions du cœur ; dans l'arachnoïde, enfin, par les mouvements du cerveau, pendant l'acte respiratoire. Ce qu'une suffisante analogie indiquait déjà, M. J. Guérin l'a démontré, en adaptant dans les cavités séreuses un tube recourbé et gradué contenant, jusqu'à la moitié des deux branches, un liquide qui peut s'élever et s'abaisser par la pression inégale des deux milieux en rapport avec chaque colonne de ce liquide. Que conclure de ces faits? Ils établissent expérimentalement que, dans les articulations et les cavités séreuses, il se forme des creux, un espace, en vertu desquels la pression intérieure est sensiblement moindre que celle du dehors. Les liquides sont exhalés par une aspiration analogue à celle de la pompe ou de la ventouse, et d'un autre côté, la pression atmosphérique refoule à l'intérieur les fluides qui établissent par leur exhalation l'équilibre entre les deux pressions.

Ces faits font comprendre la fatigue, la difficulté à mouvoir les articulations que l'on éprouve sur les hautes montagnes ; ils expliquent aussi comment la parfaite immobilité est une condition essentielle pour obtenir l'ankylose des surfaces articulaires. On savait empiriquement combien était dangereuse l'introduction de l'air dans les cavités séreuses. Les expériences de M. J. Guérin ont prouvé qu'une grande partie des accidents qui se manifestent alors dépendent de la perturbation profonde apportée dans la sécrétion des fluides et de la synovie dans ces cavités (1).

(1) Voy. *Mémoire sur l'intervention de la pression atmosphérique dans le mécanisme des exhalations séreuses*, lu à l'Académie des sciences le 13 janvier 1840, par M. J. Guérin.

Il nous paraît démontré que la pression atmosphérique doit être rangée dans la classe des agents ou des phénomènes indispensables au jeu des organes et à l'entretien de la vie. Mais la question que nous voulons examiner est celle-ci : Une différence de pression de l'air a-t-elle de l'influence sur le corps humain? Dans quelles limites et dans quelles circonstances cette action se manifeste-t-elle? Le pic le plus élevé de l'Asie et de tout le globe a 8,588 mètres ; le Névado de Sorata, en Amérique, 7,696 mètres ; le Mont-Blanc, 4,810 mètres ; le pic de Ténériffe, 3,710 mètres ; ces points extrêmes sont inhabités. Les deux plus hautes ascensions aérostatiques exécutées dans un but scientifique sont celles de Gay-Lussac, qui, en 1804, partit du Conservatoire des arts et métiers et s'éleva à 7,012 mètres, et celle de MM. Barral et Bixio, qui parvinrent à 7,094 mètres. A cette hauteur, le baromètre descend à 328 millimètres. On connaît les accidents qui se déclarent dans ces hautes régions de l'air ; la vie n'est pas compromise : il est vrai que le séjour dans un tel milieu a toujours été momentané. Cependant il y a eu en Amérique des villes à plus de 4,000 mètres au-dessus du niveau de la mer : telles sont Calamarca et Potosi ; au xviii\u00b0 siècle, cette dernière comptait, dit-on, 150,000 habitants. Il est inutile de citer encore la ville de Puno, à 3,900 mètres ; la Paz de Bolivie, à 3,700, Laxamarca, au Pérou, à 2,860 ; et enfin la Plata, à 2,844 mètres. Dans tous ces lieux, la population se développe, les sociétés se conservent, l'homme déploie son activité, et les voyageurs ne signalent aucun phénomène particulier, soit dans les conditions, soit dans la durée de l'existence. « Quand on a vu le mouvement qui a lieu dans des villes comme Bogota, Micuipampa, Potosi, etc., qui atteignent 2,600 à 4,000 mètres de hauteur, dit M. Boussingault; quand on a été témoin de la force et de la prodigieuse agilité des toréadors dans un combat de taureaux à Quito, élevé de 3,000 mètres; quand on a vu enfin des femmes jeunes et délicates se livrer à la danse pendant des nuits entières dans des localités presque aussi élevées que le Mont-Blanc, là où le célèbre de Saussure trouvait à peine assez de force pour consulter ses instruments, et où ses vigoureux montagnards tombaient en défaillance en creusant un trou dans la neige; si j'ajoute encore qu'un combat célèbre, celui de Pichincha, s'est donné à une hauteur peu différente de celle du Mont-Rose (4,736 mètres), on m'accordera, je pense, que l'homme peut s'accoutumer à respirer l'air raréfié des plus hautes montagnes. »

Ainsi l'observation montre que l'homme peut exister dans toutes les contrées du globe, et que partout, à l'exception de certains lieux où se trouvent des causes d'insalubrité bien connues, les fonctions essentielles s'exécutent avec intégrité. A quoi tient ce privilége accordé à l'homme seul et refusé à la plupart des animaux? On doit l'attribuer, sans le moindre doute, à une sorte d'acclimatement, et pour ainsi dire d'adaptation aux conditions physiques qui l'environnent. Sur ces hauteurs comme partout, l'homme se modifie, s'accommode aux divers agents naturels. Sous l'influence de la force vitale, qui tend à conserver le corps soumis à son pouvoir, les fonctions se mettent en rapport avec le milieu où elles s'exercent ; et par ce fait il est démontré avec évidence, que l'espèce humaine pourrait vivre sans grand inconvénient dans une atmosphère plus ou moins dense, plus ou moins volumineuse, fût-elle double ou seulement moitié de celle qui nous enveloppe. Dans les plaines, comme sur les hautes montagnes, les indigènes n'ont à subir aucun travail d'acclimatement ; ce dernier ne devient nécessaire que si l'homme change le milieu qu'il habite. Les perturbations qu'on éprouve dans les ascensions aérostatiques prouvent le danger de ces brusques changements. MM. Boussingault et le colonel anglais Hall étant parvenus, le 16 décembre 1831, à une hauteur de 6,009 mètres sur le Chimborazo, n'avaient éprouvé pendant l'ascension qu'une lassitude extrême et une légère difficulté à respirer ; mais ces faibles inconvénients cessaient avec le mouvement, et une fois en repos, ils se trouvaient dans leur état normal. Ce savant attribuait à son séjour prolongé dans les villes élevées des Andes son insensibilité aux effets de l'air raréfié.

Faut-il conclure des observations précédentes que l'homme puisse impunément abandonner le séjour des plaines pour l'habitation des hautes montagnes ? L'expérience prouve que ces transitions doivent être ménagées, et qu'en général on n'adopte pas sans inconvénient des habitudes trop opposées au genre de vie ordinaire. Il m'a été rapporté qu'on changeait fréquemment les religieux du mont Saint-Bernard : on avait reconnu qu'un séjour trop prolongé abrégeait leur existence, et qu'ils n'y vivaient pas au delà de dix années.

Du reste, la plupart de ceux qui se sont élevés à de grandes hauteurs, ont parlé des effets singuliers que cette ascension produit sur le corps humain ; Dacosta, qui les a signalés l'un des premiers, donne à l'ensemble de ces phénomènes le nom de *mal des montagnes*. Toutefois, certaines constitutions présentent une tolérance remarquable ; quelques voyageurs ont atteint la cime du Mont-Blanc sans que leur respiration fût sensiblement affectée par la raréfaction de l'air à cette hauteur ; M. Bravais s'en trouva fort peu incommodé, et M. le comte de Tilly n'éprouva absolument rien. MM. Agassiz, Desor, Meyer et de Luc disent également n'avoir ressenti aucun phénomène particulier, non plus que leurs dix compagnons, pendant l'ascension de la Yung-Frau, élevée à 4,180 mètres au-dessus du niveau de l'Océan ; aussi prétendent-ils que les symptômes produits par la raréfaction de l'air n'ont ordinairement ni l'intensité, ni la généralité que de Saussure leur attribue ; ils seraient dus, d'après ces savants, à l'émotion que l'on éprouve en parcourant des lieux bordés de précipices. On peut répondre à de telles assertions qu'il en est du mal des montagnes comme du mal de mer ; un très petit nombre de personnes sont réfractaires à cette influence ; en voyant des phénomènes aussi caractéristiques se reproduire dans les mêmes circonstances sur toutes les parties du globe, on ne saurait les attribuer qu'à une cause physique indépendante de la volonté et de l'imagination.

De Saussure, le premier qui soit parvenu à la cime

du Mont-Blanc, accompagné du docteur Paccard, de Chamouni, a décrit avec détail les phénomènes qu'il avait éprouvés dans ce voyage aventureux (1). Suivant ce naturaliste célèbre, ordinairement le mal des montagnes se manifeste tout à coup et non par degrés, mais à des hauteurs différentes suivant les individus et même suivant les latitudes. Sur le Mont-Blanc, à une élévation de 3,898 mètres, ses guides pouvaient difficilement soulever cinq à six pelletées de neige; l'un d'eux se trouva mal, et passa la nuit dans les angoisses les plus pénibles; près de la cime, de Saussure ne pouvait faire quinze ou seize pas sans reprendre haleine; il éprouvait même un commencement de défaillance qui le forçait à s'asseoir. Parvenu au sommet et disposant ses instruments, il se trouvait à chaque instant obligé d'interrompre son travail et ses observations pour ne s'occuper que du soin de respirer. Après quatre heures de repos, de Saussure compta les battements artériels de ses guides, et trouva chez l'un 98 pulsations, chez l'autre 112 ; son propre pouls battait 110 fois par minute. De retour à Chamouni après le même temps de repos, les trois pouls n'offraient plus que 49, 60 et 72 pulsations.

Le genre de fatigue occasionné par la raréfaction de l'air paraît absolument insurmontable; elle est telle que, pour éviter le danger le plus imminent, on ne ferait pas, à la lettre, quatre pas de plus, et peut-être pas même un seul. Et cependant les forces se réparent aussi promptement et en apparence aussi complète-

____

(1) Voy. *Bibliothèque de Genève*, juin 1823.

ment qu'elles ont été épuisées, et après trois ou quatre
minutes de repos on croirait pouvoir, tout d'une haleine, monter jusqu'à la cime de la montagne.

La plupart des voyageurs qui, à l'exemple de de Saussure, ont exécuté l'ascension du Mont-Blanc, ressentirent comme lui une lassitude extrême, de l'oppression,
et une accélération extraordinaire de la circulation.
Tous furent tourmentés par une soif ardente, l'appé
tencê de l'eau fraîche, le dégoût des aliments et des
boissons alcooliques.

Mademoiselle d'Angeville, qui nous a raconté elle-
même les détails de son ascension, éprouva auprès de
la dernière cime une sorte d'agonie occasionnée par
un sommeil presque insurmontable. M. Atkins eut une
épistaxis qui dura trois jours entiers.

On trouve dans le compte rendu de l'Académie des
sciences du 27 avril 1845 le récit des symptômes que
MM. Bravais, Martins et Lepileur éprouvèrent pendant l'ascension du Mont-Blanc en 1844. Ainsi que
nous l'avons déjà fait observer, le premier de ces savants se montra à peu près insensible à l'influence du
mal des montagnes. Il n'en fut pas de même de
MM. Martins et Lepileur, qui, indépendamment de la
fatigue, des palpitations, des vertiges et du besoin impérieux de sommeil, furent tourmentés de nausées,
de vomissements, en un mot, d'un malaise analogue
à celui du mal de mer.

Nous retrouvons les mêmes symptômes et les mêmes
malaises dans le récit des ascensions sur les hautes
montagnes de l'Asie et de l'Amérique. En 1811,
Parrot, gravissant le Kazbek, fut pris de nausées à

la hauteur de 3,800 mètres. Toutefois, Moorcroft ne sentit sa respiration devenir haletante, dans l'Himalaya, qu'à 5,500 mètres ; à une plus grande élévation, la dyspnée s'accrut, et le besoin de dormir survint. Dans trois endroits de l'Himalaya, à 5,000, 5,800 et 6,000 mètres, le lieutenant Gérard et ses compagnons ressentirent une fatigue extrême et de grands maux de tête. Le capitaine Webb et le capitaine Fraser disent avoir éprouvé en outre une tendance à l'apoplexie.

Pendant l'expédition au Pichincha et au Pambamarca, Bouguer et La Condamine furent atteints d'anhélation, de défaillances, de nausées et de vomissements ; Bouguer eut plusieurs hémorrhagies. Bonpland et de Humboldt étant parvenus à 5,574 mètres sur le Chimborazo, commencèrent à souffrir de la difficulté de respirer et de nausées accompagnées de vertiges. Leurs conjonctives étaient injectées, leurs gencives et leurs de lèvres saignantes. Dans une expédition au volcan Pichincha, à la hauteur de 4,481 mètres, M. de Humboldt s'étant séparé de ses compagnons, fut pris de vertiges et d'un mal d'estomac si violent, qu'on le trouva étendu à terre sans connaissance.

Les phénomènes que l'on éprouve dans les ascensions aérostatiques ont la plus grande ressemblance avec le mal des montagnes. A la hauteur de 7,009 mètres, M. Gay-Lussac ressentit un grand froid, de la difficulté à respirer, une vive accélération du pouls. Madame Blanchard trouva un froid de — 25 degrés, et eut une épistaxis abondante à une élévation de 7,600 mètres. Les malaises sont, il est vrai, plus considérables et plus nombreux pendant l'ascension des montagnes ; mais on doit remarquer qu'ils se trouvent occasionnés ou du moins fort accrus par la marche, tandis que le repos les dissipe comme par enchantement.

On voit, dans les observations précédentes, que les troubles physiologiques attribués à la raréfaction de l'air se manifestent à de moindres hauteurs en Europe que sur les pics élevés de l'Himalaya et des Cordillères. Ainsi, M. Boussingault et le colonel Hall atteignirent, sans éprouver aucune influence fâcheuse, la hauteur de 6,009 mètres, et cessèrent de monter alors seulement que leur baromètre marquait 0,35. Le premier de ces observateurs, ayant du reste toujours éprouvé une sensation plus pénible en gravissant les pentes couvertes de neige qu'en s'élevant sur les roches nues, était disposé à attribuer le mal des montagnes, au moins en partie, à l'action encore inconnue de la neige, et peut-être à l'air vicié qui s'en dégage. On concevrait dès lors pourquoi les phénomènes physiologiques ne se déclarent qu'après avoir franchi la limite des neiges perpétuelles. Cette limite, comme on sait, varie suivant les latitudes. Mais les analyses auxquelles se livra M. Boussingault ne vérifièrent pas cette supposition ; elles lui prouvèrent même que l'air contenu dans les interstices et l'eau de neige renferme approximativement la même proportion d'oxygène que l'atmosphère.

Le mal des montagnes ne saurait donc être attribué à l'insuffisance de l'oxygène dans l'air respiré ; il est simplement dû à la diminution de la pression atmosphérique ; les hémorrhagies, les vertiges, les nausées, l'injection des conjonctives et des autres membranes muqueuses, les défaillances, la tendance à l'apoplexie trouvent une explication facile dans la diminution de cette pression. Ainsi que nous l'avons dit précédemment, un air trop raréfié, ne pouvant surmonter la réaction des bronches, produit inévitablement l'anhélation et la difficulté de respirer. Enfin, si l'on ajoute à ces causes le défaut d'équilibre entre les gaz contenus à l'intérieur de nos organes et la pression extérieure, on comprendra tous les désordres fonctionnels qui se manifestent dans les hautes régions de l'air. Néanmoins, pour expliquer toutes les anomalies, il faut tenir compte des idiosyncrasies et d'une influence nerveuse qui a quelque analogie avec les phénomènes du mal de mer.

M. Rey a signalé ce fait curieux : Sur six Anglais qui, avant le capitaine Sherwill, avaient atteint la cime du Mont-Blanc, trois furent atteints d'aliénation mentale ; l'un d'eux, le docteur Clarke, ne put séjourner plus de trois minutes sur le sommet de cette montagne, et fut contraint, par un malaise extraordinaire, de descendre en toute hâte aux *Grands Mulets* avec trois guides. Mais M. Rey se demande si ces voyageurs n'avaient point une disposition à la folie avant leur ascension : l'idée même d'une expédition semblable, devenue au moins inutile quand on ne l'entreprend pas dans le but d'ajouter aux belles expériences faites par de Saussure, serait-elle déjà l'indice d'un cerveau dérangé?

Le mal des montagnes, avons-nous dit, doit être

attribué à une cause physique et non à l'imagination ou à la crainte du danger. Les animaux, eux-mêmes, le ressentent comme l'homme. Le capitaine Webb rapporte que sur l'Himalaya les chevaux et les yaks éprouvaient de l'oppression, des angoisses et une lassitude extrême. Un chien, que l'un des guides de M. Atkins avait emmené avec lui au Mont-Blanc, s'arrêtait souvent comme affaissé, tombait de côté et s'endormait aussitôt; il regardait constamment autour de lui avec un sentiment d'inquiétude très marqué; il vomit à la hauteur du grand plateau.

Dans une ascension aérostatique qui eut lieu à Paris, le 7 juillet 1850, un intrépide aéronaute monta sur un double poney d'une grande vivacité; il rapporte que, parvenu à une grande hauteur, où régnait un froid insupportable, le cheval eut une émission abondante de sang par la bouche; mais il en fut, du reste, très peu incommodé; car, trois quarts d'heure après, lorsque le ballon rasa la surface de la terre, l'animal tondit avidement le feuillage des chênes et les extrémités des moissons.

A côté de ces phénomènes nous en placerons encore un certain nombre qui, sans avoir la même importance que les précédents, ne sont pas cependant moins curieux. On sait qu'à de grandes hauteurs l'air se trouve extrêmement sec; au sommet du Mont-Blanc il contient six fois moins de vapeur humide qu'à Genève. De Saussure ne se garantit des effets pénibles de cette sécheresse, qu'en se couvrant le visage d'un crêpe. M. Atkins perdit entièrement la peau du visage; il en fut de même de M. Pidwell qui resta longtemps méconnaissable, et faillit en outre perdre la vue; quant à M. Hedzengen, leur compagnon, il éprouva une violente inflammation des yeux, et la peau de son visage tomba jusqu'à trois fois.

Clissold dit avoir cruellement souffert d'un froid de — 7 degrés Réaumur, à la hauteur de 3,225 mètres. De son côté de Saussure trouva qu'au sommet du Mont-Blanc l'action du soleil était insupportable, quoique la température ne fût que de 2 degrés Réaumur. Il explique cette sensation par une moindre pression de l'air sur le système vasculaire, tandis que la chaleur tend à dilater les liquides renfermés dans les vaisseaux.

Sur les hautes montagnes, indépendamment de certains phénomènes attribués à la réfraction, la lumière présente quelques particularités remarquables. La couleur du firmament paraît d'un bleu foncé; la raréfaction de l'air accroît sa transparence, et la vue s'étend à des distances incroyables. Dans la province de Quito, élevée de 3,000 mètres au-dessus de l'Océan, on peut distinguer à l'œil nu le manteau blanc d'un voyageur à cheval, éloigné de six à sept lieues sur un plan horizontal. Dans une ascension aérostatique faite à Amiens, le 20 juin 1850, l'aéronaute, parvenu à 2,200 mètres, fut saisi d'admiration devant le magnifique panorama qui se présenta à ses yeux. Malgré la hauteur, il distinguait parfaitement les objets à la surface du sol. Les maisons, les arbres, les routes, tout était dessiné avec une netteté remarquable, et comme une sorte de miniature. Deux amis suivaient, sur des chevaux au galop, la direction du ballon ; il prétend les avoir reconnus parfaitement.

Dans un air condensé le son a plus de force et se transmet à de grandes distances. Le capitaine Parry, étant aux régions polaires, constata que par un temps calme, le thermomètre marquant —30 degrés, deux personnes placées à une demi-lieue l'une de l'autre pouvaient facilement entretenir une conversation. L'effet contraire se remarque dans l'air raréfié des montagnes; l'explosion d'une arme à feu ne produit qu'un bruit insignifiant. Dans un mémoire curieux publié par la *Revue médicale* (1843), M. Rey rapporte le fait suivant qui prouve la faiblesse des vibrations sonores dans les hautes régions de l'atmosphère. M. Fellowes, le premier voyageur qui soit retourné au Mont-Blanc après M. Sherwil, ayant vaincu tous les périls de l'entreprise, et étant enfin parvenu au sommet, voulut célébrer sa victoire par un chant triomphal. Il réunit ses guides en cercle autour de lui, et leur proposa d'entonner le chant national des Anglais, le fameux *God save the king;* mais ces braves gens n'en connaissaient ni l'air ni les paroles; il fallut se rabattre sur un chant du pays, et le *Ranz des vaches* fut celui qui se présenta le plus naturellement à l'idée ; mais, dès que l'on voulut commencer, il se manifesta une difficulté à laquelle on n'avait pas songé d'abord : chacun des concertants, s'entendant à peine lui-même, n'entendait ni son voisin, ni, à plus forte raison, les chanteurs plus éloignés; tous croyaient articuler des paroles accentuées, mais les sons expiraient dans l'air, dès qu'ils étaient émis ; et comme l'oreille ne percevait aucune des modulations émanées de la voix des autres concertants, il y avait impossibilité absolue qu'il s'établît ni mesure, ni ensemble dans l'exécution d'un morceau de chant noté pour le mouvement *staccato*. C'était une cacophonie dans toute la vérité de l'expression. Aussi n'y avait-il rien de plus ridicule que le spectacle d'hommes disposés en rond, debout, face à face, la bouche toute grande ouverte et ne disant rien, chantant et ne s'accordant pas, criant sans qu'on les entendît, et ayant l'air d'être là uniquement pour se faire l'un à l'autre des grimaces.

Les thérapeutistes ont cherché plusieurs fois à utiliser, dans l'intérêt des malades, les modifications naturelles ou artificielles de la pression atmosphérique. En général, on range au nombre des causes de l'hémorrhagie l'habitation des lieux élevés, l'ascension sur les montagnes et la diminution subite dans la pesanteur de l'air. Saucerotte (*Mélanges de chirurgie*), dit avoir observé un grand nombre de métrorrhagies et d'avortements chez les femmes qui habitaient les points les plus élevés des Vosges. Il était parvenu souvent à prévenir ces accidents fâcheux en faisant descendre les femmes dans les vallées. L'emploi des ventouses remonte à une haute antiquité. A notre époque, M. Junod a introduit dans la pratique médicale et expérimenté dans les hôpitaux l'usage des grandes ventouses, qu'on doit ranger dans la classe des dérivatifs les plus énergiques ; l'un des effets les plus curieux, c'est la facilité avec laquelle elles provoquent la syncope, que l'opérateur, du reste, peut faire cesser immédiatement.

En 1838, M. Tabarié soumit à l'Académie des

sciences un mémoire sur les principaux résultats hygiéniques et thérapeutiques qu'il avait obtenus, par un ensemble de moyens usuels propres à modifier utilement la pression que l'atmosphère exerce sur le corps humain. Ces procédés comprennent : 1° la condensation générale de l'air sur toute l'économie ; 2° la condensation locale sur les membres ; 3° la raréfaction locale sur les membres ; 4° la condensation et la raréfaction alternatives et locales ; 5° la raréfaction sur toute l'habitude du corps, sauf la tête ; 6° enfin, le jeu des condensations et des raréfactions alternatives sur toute l'habitude du corps, sauf la bouche. M. Tabarie croyait pouvoir établir avec évidence que la condensation de l'air, telle qu'il l'appliquait, est douée d'une vertu fortifiante et sédative, tellement certaine qu'on peut toujours l'opposer avec avantage aux accidents inflammatoires et fébriles. Suivant cet observateur, elle dissipe avec une grande puissance toute chaleur insolite des organes thoraciques, diminue la fréquence des mouvements circulatoires, en précise le rhythme, calme l'exacerbation encéphalique, et se montre éminemment propre à combattre le délire et l'ivresse, bien loin de les exciter ainsi qu'on l'a prétendu. A l'appui de ces faits, il cite quarante-neuf guérisons ou améliorations remarquables des organes de la respiration ; ce résultat l'autorise à considérer la condensation de l'air comme susceptible de devenir le spécifique de ces redoutables affections ; elle opère sur les battements du cœur une réduction instantanée et durable de 10, 15, 20 pulsations par minute, et réussit dans des cas très variés, tels que l'aphonie, l'hystérie, la céphalalgie, les fièvres intermittentes. Un membre de l'Institut, M. Francœur, s'étant soumis à ce traitement, vérifia l'une des assertions contenues dans le mémoire de M. Tabarié ; atteint d'aphonie depuis six semaines, il parlait dès la deuxième séance, et à la onzième il pouvait chanter. La pression qu'il supporta correspondait à celle d'une colonne de mercure de 38 pouces.

Le docteur Pravaz a donné une plus grande extension encore au traitement des maladies par l'usage de l'air condensé. Ce savant, dont le corps médical déplore la fin récente, avait été conduit à ses premières applications thérapeutiques par des observations sur les phénomènes de la vie et sur les lois physiologiques universellement admises. La plupart des maladies chroniques et des diathèses lui paraissant dues à un vice de nutrition, à un défaut d'équilibre entre l'assimilation et l'élimination, il pensa que le bain d'air comprimé serait un puissant moyen d'action, soit par son influence générale sur les forces nerveuses, soit en perfectionnant l'hématose, soit enfin en activant les fonctions nutritives et éliminatrices. Un grand nombre de faits vinrent plus tard confirmer cette théorie rationnelle. Pravaz rapporte plusieurs observations de scrofules, de phthisies pulmonaire et laryngée, complétement guéries par le bain pneumatique ; il l'appliqua avec non moins de succès au traitement du mal de Pott, des arthralgies strumeuses, du rachitisme du premier âge, de quelques déformations récentes, de la chlorose, de l'asthme et des gastralgies.

Les observations de MM. Hamel et Colladon, sur les phénomènes qu'on éprouve sous la cloche à plongeur, fournirent la première idée que l'air comprimé pourrait servir de remède dans les cas de surdité provenant de l'obstruction de la trompe d'Eustache. A 4 ou 5 pieds au-dessous de la surface de l'eau, le docteur Hamel commença à ressentir une douleur dans les oreilles, qui devint de plus en plus vive à mesure qu'il descendait. Enfin, au moment où elle avait acquis un degré presque intolérable, l'air ayant pénétré par la trompe d'Eustache, il entendit une détonation comme un coup de pistolet, et toute douleur cessa aussitôt. Dans un mémoire présenté en 1841 à l'Académie des sciences, M. Triger rapporte un fait plus concluant encore que le précédent. Cet ingénieur habile, ayant employé l'air comprimé à plusieurs atmosphères pour le percement d'un puits, aux mines de Châlonnes-sur-Loire, observa qu'un ouvrier mineur, devenu sourd au siége d'Anvers, entendait toujours plus distinctement dans l'air comprimé que tous ses camarades.

Ces faits étaient propres assurément à frapper l'attention des médecins; toutefois les premiers résultats thérapeutiques sur le traitement de la surdité, au moyen de l'air comprimé, sont dus au docteur Pravaz, et ce savant prouva, par des guérisons assez nombreuses, que le bain pneumatique ne se montre pas seulement efficace contre les dysécées résultant d'une maladie de la caisse et d'une obstruction des trompes d'Eustache, mais qu'on peut l'employer avec non moins de succès contre celles qui proviennent d'une lésion nerveuse ou d'un état congestionnel des vaisseaux du labyrinthe.

Ainsi que nous l'avons dit précédemment, la pression atmosphérique est indispensable à l'exercice des fonctions vitales ; il nous paraît démontré également que la thérapeutique peut trouver dans l'air comprimé des ressources précieuses pour la guérison de maladies diverses. La question que nous voulons examiner maintenant est celle-ci : Une différence dans les degrés de pression atmosphérique, ou, en d'autres termes, les oscillations journalières et les variations accidentelles du baromètre ont-elles de l'influence sur le corps humain ? Dans quelles circonstances et par quelles symptômes cette action se manifeste-t-elle ? Richerand (1) se prononce pour la négative : « Les variations de pesanteur, appréciables par le baromètre, dit ce savant, sont très peu importantes pour le physiologiste et même pour le médecin. » Pelletan émet une opinion tout opposée à celle de Richerand : « Les moindres variétés qui surviennent dans le degré de la pression atmosphérique, dit ce physicien, modifient toutes les fonctions d'une manière très sensible. Si le baromètre s'élève, elles s'exécutent avec plus d'énergie ; l'homme et les animaux éprouvent un sentiment d'hilarité et d'aptitude à tous les mouvements. On conçoit en effet que la pression extérieure étant accrue, le ressort des parois membraneuses est favorisé par cet excès de pression ; les fluides circulants se trouvent mus avec plus de facilité et *de vitesse,* ce qui entraîne une plus

(1) *Nouveaux éléments de physiologie,* t. II, p. 4, 10ᵉ édition.

prompte et plus complète exécution de toutes les fonctions influencées par la circulation. S'il arrive au
contraire que le baromètre baisse d'une quantité un
peu considérable, nous éprouvons un sentiment de
gêne et de fatigue, une propension au repos ; cet effet
se conçoit parfaitement quand on considère que nos
liquides tiennent quelques gaz en dissolution, et tendent d'ailleurs à se vaporiser par la température propre
du corps ; en sorte que la pression extérieure diminuant, ces liquides se dilatent plus ou moins et disten-
dent leurs vaisseaux, ce qui doit gêner ou ralentir tous
les genres de circulation ; c'est ce qui arrive dans ce
qu'on nomme la *pléthore*, quelle qu'en soit la cause.
Le ralentissement des fonctions, qui est la suite de ce
trouble, nous rend plus pénible toute espèce de mouvement ; et rapportant alors à l'air qui nous environne
le sentiment produit dans nos organes mêmes, nous
avons coutume de dire, par une singulière opposition,
que l'*air est lourd*, précisément parce qu'il est trop
léger. Lorsque la diminution de la pression atmosphérique devient accidentellement très considérable,
comme il arrive sur les hautes montagnes, ou dans les
voyages aériens, le trouble qui en résulte dans nos
fonctions est beaucoup plus marqué, et s'annonce par
de nouveaux symptômes. Le sang que le cœur continue
à pousser dans nos artères ne trouve plus une résistance suffisante à l'extrémité des vaisseaux des membranes muqueuses ; il s'en échappe et produit des
hémorrhagies. La respiration elle-même devient laborieuse et pénible par la nécessité d'introduire dans le
poumon un plus grand volume d'air qui puisse com-

penser la diminution de sa densité, et fournir la proportion d'oxygène nécessaire à l'entretien de la vie. Il y a même des limites assez bornées à la faculté que possède l'homme de supporter de moindres pressions, et cette seule cause suffirait pour l'empêcher de s'élever à de très grandes hauteurs dans l'atmosphère, puisqu'on voit les animaux du même ordre périr promptement et dans un état de tuméfaction extraordinaire, sous le récipient d'une machine pneumatique où l'on fait le vide (1). »

Entre ces deux opinions opposées, le plus grand nombre des observateurs partagent celle de Richerand, et ne tiennent même aucun compte des variations journalières ou accidentelles de la pression atmosphérique manifestées par le baromètre. Nous avons dit que le poids total supporté par un homme de taille moyenne est de 17,000 kilogrammes; la différence de pression, pendant les variations atmosphériques les plus extrêmes, se trouve à peine de 2,000 à 2,400 livres, c'est-à-dire d'environ un douzième. On ne suppose pas qu'un changement aussi faible ait quelque influence sur le corps humain, lorsque celui-ci supporte, sans inconvénient, l'habitation des lieux élevés et les voyages dans les montagnes où la différence dans la pression est beaucoup plus considérable. Nous sommes persuadé, toutefois, qu'une observation plus attentive eût amené de tout autres convictions. Au milieu des influences diverses que nous subissons, la pression atmosphérique n'est qu'un des éléments du problème

____

(1) *Traité de physique*, t. I, p. 484.

et se confond dans l'action des causes communes. La température, l'électricité de l'air, son degré de sécheresse ou d'humidité, tout doit être pesé, tout concourt à la conservation des êtres et à l'entretien de la vie, et il devient très difficile d'isoler et d'apprécier à sa juste valeur l'action spéciale de la pesanteur de l'air.

Faut-il admettre, avec Pelletan, que toutes les fonctions s'exécutent avec plus d'énergie lorsque le baromètre s'élève, et qu'elles se troublent et deviennent pénibles quand il baisse d'une manière notable? Quoique vraie, en général, cette opinion nous paraît trop absolue et a le tort de n'envisager que l'un des côtés de la question. Jaeger attribue les effets les plus désastreux à la condensation de l'air dans les mines profondes : *Aer summo gradu condensatus*, dit ce savant, *subitam mortem causare potest, quippe apoplexiam sanguineam cum hemorrhagia producit, eo quod refluxum sanguinis in partibus superioribus et corde impedit.* L'expérience n'a point confirmé les assertions gratuites du médecin allemand. Les observations de Sturmius et de Halley établissent même qu'aucun des ouvriers descendus au fond de la mer sous la cloche à plongeur n'a éprouvé de tendance ni à l'apoplexie ni aux hémorrhagies. Le docteur Hamel ressentit une vive douleur dans les oreilles; quelques ouvriers sont affectés de céphalalgie ou de coliques, et se sentent comme épuisés à la fin de leur travail. A part ces légers accidents, qui d'ailleurs durent peu de temps, toutes les fonctions s'exécutent avec intégrité sous la cloche à plongeur comme au fond des puits des mines. Le docteur Hamel s'attendait à éprouver quelque effet pénible pour la respiration, résultant de la pression de l'air augmentée du poids d'une atmosphère presque entière ; mais il ne ressentit aucune incommodité de ce genre. L'un des ouvriers dont parle M. Colladon, respirant habituellement avec une grande difficulté, se trouva même complétement guéri, peu de temps après avoir entrepris le travail de la cloche. Enfin, tous les ouvriers des mines de Chalonnes, travaillant sous une pression de trois atmosphères, étaient moins essoufflés en montant les échelles dans l'air comprimé qu'à l'air libre. Ainsi que Pravaz l'a fait remarquer, l'accroissement de la pression atmosphérique a pour résultat de régulariser les phénomènes respiratoires et de développer sans doute la capacité des poumons.

On croirait à priori que la pesanteur de l'air, en modérant l'exhalation des fluides, doit s'opposer à la perte des forces, et rendre moins impérieux le besoin de les réparer à l'aide des aliments. Jaeger cite, à l'appui de cette opinion, la catastrophe terrible survenue, le 28 février 1812, dans la mine de Beaujon en Belgique. Cent vingt-sept mineurs, surpris par l'invasion des eaux, se trouvèrent renfermés dans un étroit espace, sous une pression de trois atmosphères, et restèrent privés de toute nourriture pendant sept jours et sept nuits, travaillant sans cesse à leur délivrance. Toutefois il paraît démontré par les observations de Pravaz, que l'air condensé imprime une grande activité au mouvement de composition et de décomposition organiques. Sous la cloche à plongeur, dit M. Colladon, l'appétit augmente considérablement ; la vie pénible des ouvriers exige trois repas solides par jour. Ils se trouvent bien de prendre une certaine quantité de liqueurs spiritueuses.

Dans une atmosphère raréfiée, comme celle des hautes montagnes, plusieurs fonctions éprouvent de graves perturbations ; on ressent une faiblesse et une prostration plus ou moins considérables ; suivant Pravaz, l'appétit est nul, les substances azotées, les liqueurs spiritueuses sont repoussées avec dégoût et deviennent nuisibles. Ces assertions sont empreintes d'une exagération évidente. Dans l'air raréfié des montagnes l'exhalation augmentée, la décomposition rapide amènent un prompt épuisement. L'appareil digestif participe à la langueur de toutes les fonctions ; mais ces effets sont passagers, et l'appétit comme le travail de la nutrition se réveillent et reprennent bientôt toute leur activité. Si les forces sont languissantes quand le baromètre baisse, on ressent constamment le besoin de les réparer par une nourriture abondante et substantielle. Ainsi, le médecin habile peut également employer la condensation ou la raréfaction de l'air, pour combattre certaines dispositions morbides et seconder la rénovation organique.

Tandis que l'air condensé accroît la vigueur des organes, et n'engendre jamais de fâcheux accidents, l'air raréfié des montagnes produit souvent les plus graves désordres. Mead cite plusieurs exemples fort remarquables de l'influence produite par une simple diminution de la pression atmosphérique. Suivant ce médecin célèbre, dans le mois de février 1687, le baromètre tomba à un degré où jamais on ne l'avait vu descendre : le professeur Cockburn mourut subitement d'une hémoptysie; le même jour, à la même heure, Pitkarn et plusieurs autres personnes éprouvèrent des épistaxis et diverses hémorrhagies dangereuses que rien n'avait annoncées, et qui n'avaient été précédées que d'un sentiment de lassitude et de faiblesse. Le 2 septembre 1658, il s'éleva une tempête violente, et Mead prétend qu'elle fut l'une des causes de la mort d'Olivier Cromwell.

Ces observations sont peu nombreuses, sans doute; elles le seraient davantage si l'attention des médecins avait été plus souvent fixée sur un tel sujet. Ils auraient reconnu qu'un changement, même très léger, dans la pression atmosphérique produit quelquefois des accidents. Tout Paris a connu une jeune et célèbre cantatrice qui perdit subitement la voix dans tout l'éclat et presque au début de sa carrière. Après sa retraite du théâtre, je l'ai entendue, parfois encore, chanter d'une manière admirable; mais, le baromètre venait-il à baisser au-dessous de 28 pouces, elle se trouvait subitement enrouée, et sa voix même n'était plus juste.

Une dame octogénaire, que je soigne depuis vingt-cinq ans, a souffert toute sa vie de *maux de nerfs*, et présente cette réunion de symptômes, les uns réels, les autres imaginaires, qu'on désigne sous le nom de *vapeurs*. Elle s'est plainte constamment de manquer de forces, n'en trouvant que dans les distractions du monde, dans les salons animés et les causeries spirituelles. Il y a dix ans environ, elle devint sujette à des défaillances qui, à certaines époques, se déclarent plusieurs fois par jour, et disparaissent parfois le lendemain, sans cause appréciable. La syncope n'est jamais complète, mais la figure pâlit, le pouls devient intermittent et filiforme, la malade conçoit les plus vives appréhensions. Dans l'origine, je pensai à une lésion du cœur, dont toutefois je ne pouvais constater les signes physiques. Appelé en consultation, M. Louis vit la malade, et comme moi ne trouva aucune affection organique. Je découvris enfin la cause de ces défaillances que je constate assez souvent encore. Elles surviennent au moment même où le baromètre baisse, quand le temps va changer. Si, après être descendu de plusieurs millimètres, il reste enfin stationnaire, les défaillances continuent, sans être toutefois aussi prononcées. Elles se dissipent lorsque la colonne mercurielle s'élève et se maintient au-dessus de la moyenne ordinaire. Il m'est arrivé parfois de prédire un changement de temps très prochain, en voyant survenir les défaillances chez cette malade, et j'ai même pu annoncer, sans en être informé, ce qu'elle éprouvait, par la seule connaissance de l'état du baromètre.

La raréfaction de l'air est la cause des accidents que nous avons mentionnés jusqu'ici. Dans les observations rapportées par Perrier (*Gazette des hôpitaux*, 27 mai 1843), nous voyons deux asthmatiques dont la dyspnée était presque insensible sur les hautes montagnes, en souffrir beaucoup chaque fois qu'ils descendaient dans un pays de plaine. A ces faits curieux nous pouvons ajouter le suivant, qui ne nous semble pas moins digne d'attention. M. le marquis de *** présente le vrai type de l'hypochondrie la plus caractérisée, maladie cruelle qui, dès son jeune âge, a usé toutes les forces de son intelligence et de sa volonté à la poursuite de la santé, dont malheureusement les largesses de la fortune ne sauraient compenser la perte. Durant les hautes pressions atmosphériques, M. de *** est rudement éprouvé ; il ressent une tension douloureuse dans plusieurs organes, mais principalement à la tête et à l'épigastre, ainsi qu'un sentiment de dureté dans le cerveau, comme s'il y avait une pierre ; ses nerfs lui paraissent être des cordes tendues que l'on pince et que l'on irrite. Il devient morose, colère et même enclin au suicide. Lorsque le poids de la colonne d'air diminue sensiblement, quand le baromètre marque pluie ou tempête, les symptômes hypochondriaques subissent une sorte de transformation : M. de *** tombe dans le découragement ; il est sans force, sans énergie, sans volonté, et il emploie les expressions les plus pittoresques pour peindre sa mollesse et son incapacité. C'est entre ces deux extrêmes de l'échelle barométrique, que le pauvre hypochondriaque éprouve un peu de trêve à ses souffrances habituelles. C'est alors plus particulièrement que les remèdes manifestent leur puissance et rendent moins pénible une existence traversée par tant d'épreuves.

La pression atmosphérique nous paraît un modificateur énergique, agissant parfois à notre insu, et dont le médecin peut diriger habilement l'emploi. Il suffit quelquefois de changer les conditions physiques d'un malade pour enrayer certains désordres, rétablir l'équilibre et ramener la santé, qui est l'harmonie naturelle. Tous les printemps, un grand nombre de malades se rendent aux bains de mer ou bien à des sources thermales. Aux bords de l'Océan, la pesanteur de l'air atteint son maximum, tandis qu'un grand nombre des eaux minérales les plus salutaires sont situées sur de hautes montagnes, dans les Pyrénées, dans les Vosges, sur le Caucase, etc. Si l'on connaissait avec précision l'effet des variations de la pesanteur de l'air sur le corps humain, on devrait en tenir un compte sérieux dans les indications thérapeutiques. Nous conseillons du reste au médecin de changer fortement les conditions hygiéniques de son malade ; les bains de mer, Baréges, Cauterets, le Mont-Dore, Plombières, Loëche, Aix en Savoie, dont l'échelle barométrique s'écarte davantage des moyennes ordinaires, comptent un très grand nombre de succès. Il ne faut point les attribuer tout entiers à la vertu et à l'action souvent passagère des eaux : ils sont dus à tous les modificateurs des actions vitales, et au renouvellement des fluides qui s'opère dans ces circonstances.

Les variations extraordinaires dans la pression atmosphérique, les grands mouvements du baromètre, sont-ils sans influence sur les constitutions médicales et sur l'origine des maladies ? C'est à la suite des fortes perturbations de l'air que se manifestent les épidémies et les fléaux qui frappent tout le règne organique. L'histoire de la science est pleine de ces coïncidences, et la physiologie en fournit l'explication. Tout organe, toute fonction qu'on exerce se fortifient, mais sont exposés à des troubles et à des désordres. C'est surtout après de brusques changements que les maladies graves se déclarent ; elles sont d'autant plus intenses que les perturbations ont été plus violentes, et d'autant plus étendues que les causes ont agi sur de plus grandes surfaces.

Il est très curieux d'observer la marche du baromètre dans ses rapports avec les sensations et les facultés intellectuelles ; mais ce sujet est délicat, et demande une sérieuse attention. Que chacun s'étudie, et il reconnaîtra sans peine que le degré de pesanteur de l'air n'est pas indifférent à son bien-être et au libre jeu de ses pensées. Quelque complexe que soit l'homme, il n'est pas impossible de le suivre dans le labyrinthe de ses sensations, et de distinguer, en partie du moins, ce qui est dû aux agents extérieurs de ce qui appartient au régime et à ses passions.

Si, libre de préventions et sans idée préconçue, l'homme pouvait noter tout ce qu'il ressent dans un temps donné, il reconnaîtrait promptement qu'il est un point dans la hauteur du baromètre où ses fonctions s'exécutent avec plus de vigueur, où son esprit est mieux disposé, plus libre, plus vif, où l'étude devient plus facile et la vie plus pleine. Il ne faut pas croire, avec Pelletan, que ce point soit la plus forte pression de l'air ; bien au contraire, j'ai vu parfois alors des céphalalgies, des engourdissements, de l'irritation, le dégoût pour le travail et l'aversion pour l'étude. Ces hautes pressions peuvent convenir aux esprits lents et aux tempéraments lymphatiques. Quand le baromètre tombe très bas, les malaises sont fort souvent aussi prononcés ; *l'air est lourd ;* en d'autres termes, les fluides, mal contenus à l'intérieur, tendent à la périphérie et produisent cette sensation de gonflement, d'empâtement, de lourdeur, qui est une sorte de cauchemar dans la veille. Presque personne ne se trouve bien de ces basses pressions, à part un très petit nombre de constitutions sèches, irritables, nerveuses, véritables hygromètres, vraies cordes de violon toujours tendues et près de casser sous les moindres frottements de l'archet.

Après plusieurs années d'une observation très minutieuse, nous croyons pouvoir affirmer que dans les zones tempérées, à Paris en particulier, une hauteur moyenne de la colonne barométrique est la plus favorable à la santé du plus grand nombre d'individus, au plein exercice de leurs facultés ainsi qu'aux manifestations les plus puissantes de leur vie morale. Il ne s'agit pas néanmoins de la moyenne scientifique, qui se trouve à Paris de 761^{mm},41 ; nous voulons désigner certaines lignes intermédiaires qui s'éloignent également des extrêmes. En général, le point de la colonne barométrique où s'accomplit avec la plus entière perfection le jeu des fonctions vitales est celui de 764^{mm},73, ou 28 pouces 3 lignes. Il nous est arrivé très souvent de pouvoir indiquer la hauteur du baromètre par la conscience d'une force intérieure inaccoutumée, qui rendait facile tout travail intellectuel, et projetait sur l'avenir les plus riantes perspectives.

Quand le baromètre a dépassé cette hauteur favorable, on sent un plus grand bien-être aux heures où l'oscillation diurne descend à son *minimum*. Le baromètre, au contraire, se trouve-t-il bas, c'est aux heures où l'oscillation atteint son *maximum* que se manifeste la tendance à l'amélioration et au bien-être. Il en est de même pour les variations accidentelles.

Ces règles, ces indications, sont-elles applicables à tous ? Nous nous hâtons de déclarer que non ; et comme la sécheresse ou l'humidité, le froid ou la chaleur, sont favorables aux uns, nuisibles à d'autres, de même la différence dans la pression atmosphérique produit des effets divers, selon l'état de santé, les tempéraments et les habitudes. On voit d'ailleurs certaines constitutions soustraites à ces influences délicates ; et par exemple ces personnes, en assez grand nombre, qui sentent et pensent comme elles digèrent ; que les orages physiques, non plus que les accidents moraux, ne troublent ni ne dérangent de leur voie accoutumée, et dont la vie, renfermée dans les réalités du positivisme, ne connaît ni les écarts de l'imagination, ni les nuances multiformes de la sensibilité. Les réflexions précédentes s'appliquent principalement à ces natures, dirai-je malheureuses, dirai-je privilégiées ? pour lesquelles la somme de bonheur et de souffrances est double, par leur manière de les ressentir ; elles s'appliquent à ces sensitives intelligentes, pour qui une épine légère, physique ou morale, est un dard acéré ; à ces personnes, enfin, vouées à l'étude et à la contemplation, inquiètes du passé, soucieuses de l'avenir et plus ou moins effleurées par le *tædium vitæ*, qui pénètre dans leur cœur comme le ver dans le calice de la fleur ou dans le fruit mûri par l'été. C'est, nous n'en doutons pas, de ces personnes que le poëte Tristam Shandy disait, sans penser que par une réflexion morale il formulait une loi physique :

« *La marée de nos passions monte et s'abaisse plusieurs fois par jour.* »

FIN TOME DU PREMIER.

TABLE DES MATIÈRES

DU PREMIER VOLUME.

———

DEUXIÈME PARTIE.

Des eaux.

TROISIÈME PARTIE.

De l'atmosphère.

ANNALES
D'HYGIÈNE PUBLIQUE

ET
DE MÉDECINE LÉGALE,

PAR MM.

ADELON, ANDRAL, BOUDIN, BRIERRE DE BOISMONT,
CHEVALIER, DEVERGIE, GAULTIER DE CLAUBRY, GUÉRARD,
KERAUDREN, AMB. TARDIEU, A. TRÉBUCHET, VILLERMÉ.

Deuxième série commençant en Janvier 1854.

Les *Annales d'hygiène publique et de médecine légale* comptent aujourd'hui vingt-cinq ans d'existence.

Lorsque ce recueil, qui manquait à notre pays, fut créé en 1829, les rédacteurs fondateurs prirent l'engagement « de ne négliger aucun » moyen de rassembler avec soin, tant en France que chez l'étranger, » les faits, les découvertes, les inventions, les institutions, les mesures » administratives, les écrits et les doctrines, qui auraient une influence » réelle sur l'étude et sur l'avancement des sciences auxquelles ils con- » sacraient le nouveau journal. »

Cet engagement, les rédacteurs l'ont rempli autant qu'il a été possible de le faire; le succès des *Annales*, qui ont servi de point de départ à presque tous les travaux sérieux récemment publiés en hygiène et en médecine légale, l'autorité qu'elles ont acquise dans le monde savant, les lumières qu'elles ont concouru à répandre et les préjugés qu'elles ont contribué à détruire, ont été, avec l'estime des esprits éclairés, la récompense de leurs efforts et ceux de leurs collaborateurs.

Parvenus au *cinquantième volume* de cette publication, nous croyons utile de commencer une nouvelle série avec la présente année, et de compléter la première série que nous venons de terminer par une *Table générale alphabétique raisonnée des matières*, qui paraîtra dans le courant de l'année 1854.

Nous n'avons pas besoin d'insister ici sur les avantages de la mesure que nous adoptons. Nous nous bornerons à faire remarquer que chaque série constitue une collection complète, à peu près distincte de celles qui la précèdent ou la suivent. Par là nous facilitons le moyen de s'abonner à beaucoup de personnes qui, n'ayant pas les premières années, hésitaient à prendre un recueil dont elles ne pouvaient avoir la collection.

Dans cette nouvelle série, les rédacteurs ne s'écarteront en rien de la marche adoptée pour la première, et ils s'attacheront, comme ils l'ont toujours fait, non seulement à tenir les lecteurs au courant des progrès de leurs sciences d'adoption, mais encore à contribuer à ces mêmes progrès par leurs propres efforts.

Le Conseil de salubrité, établi à Paris, en 1802, est la première institution régulière placée comme auxiliaire et sous la main de l'administration, qui renvoie à son examen toutes les questions intéressant plus ou moins directement la santé publique.

Les services rendus par cette institution l'ont fait promptement adopter par presque toutes les grandes villes de France, et lui ont valu récemment l'honneur de servir de modèle à la nouvelle organisation qui vient d'être adoptée par le gouvernement dans la création des *Conseils d'hygiène et de salubrité*.

Les Annales d'hygiène publique et de médecine légale sont devenues comme les archives de ces deux sciences; elles ont publié les travaux les plus importants émanés du Conseil de salubrité, et enregistré toutes les découvertes concernant les sciences auxquelles elles étaient consacrées, et, par suite de l'organisation des Conseils d'hygiène, elles peuvent seules fournir l'ensemble des documents nécessaires à la solution de la plupart des questions qui sont du ressort de ces Conseils.

Les acquisitions récentes faites dans les sciences physiques et naturelles, une analyse plus rigoureuse des phénomènes de l'intelligence, ont fourni aux médecins appelés devant les tribunaux d'utiles renseignements pour la juste application des lois.

Sans entrer dans des détails sur les matières traitées dans la PREMIÈRE SÉRIE des *Annales d'hygiène*, nous nous bornerons, pour donner une idée de leur importance, à énoncer quelques unes de celles qui sont d'un intérêt général.

Aliments et boissons. — Note sur le lait vendu à Paris, *Barruel*. — Mémoires sur le lait, *Quevenne, Vernois* et *Becquerel*. — Falsifications du lait, *Quevenne, Gaultier de Claubry*. — Maladie aphtheuse des vaches laitières, *Huzard*. — Sur les bonbons colorés, *Barruel*. — Mémoire sur le café chicorée, *Chevallier*. — Effet des émanations putrides sur les aliments, *Parent-Duchâtelet*. — Altération de l'eau des puits de Chaville, *Fremy*. — Altération de l'eau pluviale, *d'Arcet*. — Filtrage des eaux par les appareils de Fonvielle et par le charbon. — Subsistance de la France. — Rendement des farines, *Hausmann*. — Analyse du blé, *Millon*. — Emploi des substances salines dans la préparation du pain, *Kuhlmann*. — Le blé contenant des charançons peut-il être vendu? — Du chaulage des grains par les substances toxiques; altération des farines; pain contenant de l'ivraie, *Chevallier*. — Fabrication mécanique du pain; moyens de reconnaître dans la farine le mélange de substances étrangères, et Rapport sur le rendement de la farine en pain, *Gaultier de Claubry*. — Inconvénients des ustensiles de zinc, *Chevallier* et *Arthaud*. — Falsifications des farines et du vinaigre, *Chevallier, Gobley* et *Journeil*. — Falsifications du sel marin, *Chevallier*. — Effets de l'abus des boissons spiritueuses, *Roesch*. — Effets des boissons froides, *Guérard*. — Empoisonnement par des viandes altérées, *Ollivier d'Angers*. — Empoisonnement par les huîtres, les moules, les crabes, *Chevallier, Duchesne*. — Empoisonnement par le cidre, *Chevallier*. — Commerce de la viande à Paris, de *Kergorlay*. — De la production et de la consommation de la viande, au point de vue de l'hygiène, *Boudin*. — Sur les effets des raisins malades, *Bourguet*. — Rapports des subsistances avec les maladies et la mortalité, *Mélier*. — Influence de l'aisance et de la misère sur la mortalité, *Marc d'Espine*.

Professions. — Mémoire sur la durée des familles nobles en France. — De la durée de la vie humaine dans les principaux Etats de l'Europe, *Benoiston de Châteauneuf*. — Mémoire sur la santé des ouvriers employés dans les manufactures de tabac, *Parent-Duchâtelet, d'Arcet, Mélier, Guérard*. — Sur les débardeurs de la ville de Paris, *Parent-Duchâtelet*. — Maladies des imprimeurs, des cérusiers, des couteliers, des ouvriers qui travaillent le cuivre, le vert arsenical, le sulfate de quinine, la nacre de perles, etc., *Chevallier*. — De la mortalité des nègres dans les sucreries de la Martinique, *Rufz*. — Influence de certaines professions sur le développement de la phthisie pulmonaire, *Benoiston de Châteauneuf, Lombard*. — Etat sanitaire et mortalité des armées de terre et de mer; Etudes hygiéniques sur le recrutement de l'armée, *Boudin*. — De la santé des ouvriers des fabriques de soie, de coton et de laine, *Villermé*. — Accidents causés par les filatures, *Pigeotte*.— Des accidents causés par les mécaniques dans les établissements industriels. — Préparation des poudres fulminantes, *Barruel, Gaultier de Claubry*. — Influence de l'industrie sur la santé des populations, *Thouvenin*. — Modifications physiques et chimiques déterminées par les professions, *Ambroise Tardieu*. — De la taille et de la croissance de l'homme, *Villermé, Quetelet*. — Des sociétés de prévoyance et de secours mutuels; des cités ouvrières, *Villermé*. — Hygiène des cités populeuses, *Chevreul*.— Des logements du pauvre et de l'ouvrier, *Joire*. — Des lois et de la statistique relative à la population, à la mortalité, etc., *Villermé, Quetelet, Boudin*. — De la prostitution, sous le rapport de l'hygiène publique, *Pelacy, Acton, Sandouville*. — Congrès d'hygiène publique.

Air, Ventilation, Miasmes, etc. — Assainissement des salles de spectacle, d'*Arcet*. — Moyen de respirer les gaz délétères, d'*Arcet, Gaultier de Claubry, Parent-Duchâtelet*. — Nomenclature et note sur les établissements insalubres, *Trébuchet*. — Curage et assainissement des égouts, d'*Arcet, Gaultier de Claubry, Parent-Duchâtelet*, etc. — De la suppression de la voirie de Montfaucon, *Gaultier de Claubry*. — Des égouts d'Angleterre, *Gaultier de Claubry*.— Gaz méphitiques des caveaux mortuaires des cimetières, *Pellieux*. — Asphyxie par le gaz de l'éclairage, *Devergie et Paulin*. — Sur les égouts de Paris, de Londres et de Montpellier, *Chevallier*. — Assainissement des salles de dissection, *Parent-Duchâtelet*, d'*Arcet*.—Chantiers d'équarrissage de Paris, *Parent-Duchâtelet*. — Désinfection instantanée des matières putrides, *Parent-Duchâtelet*. — Influence des féculeries sur la santé, *Orfila* et *Parent-Duchâtelet*. — Influences des marais sur la vie, *Villermé*. — Influence des localités marécageuses sur la production de la phthisie et de la fièvre typhoïde, *Boudin*. — Ventilation des hôpitaux, *Poumet* et *Papillon*. — Ventilation des édifices publics, *Guérard, Boudin*. — Chauffage des établissements publics, *Boudin, Guérard, Gaultier de Claubry, Deschamps*. — Mémoire sur les marais salants, *Mélier*.—Acclimatement dans les pays chauds, *Aubert-Roche*.—Acclimatement en Algérie, *Perrier* et *Boudin*.— Etudes d'hygiène publique sur l'Angleterre, *Ostrowski*. — Travail des enfants dans les houillères de la Grande-Bretagne et de la Belgique, *Ducpetiaux, Villermé*. — Améliorations à introduire dans le travail des fosses d'aisance, *Parent-Duchâtelet, Chevallier, Labarraque, Gaultier de Claubry*. — Fonte des suifs, *Gaultier de Claubry*. — Nettoiement de la ville de Paris; Police et distribution des eaux dans Paris, *Chevallier*. — Eclairage de Paris, *Boudin*. — Pavage, macadamisage et drainage, *Trébuchet, Boudin*. — Statistique des décès dans la ville de Paris, *Trébuchet*. — Statistique de la Morgue, *Devergie*. — Topographie médicale de Paris, *Bayard*. — Hygiène des hôpitaux de Paris, *Bouchardat*. — Hygiène et mortalité de la ville de Rennes, *Toulmouche*. — Mortalité, épidémies, endémies, etc.; Chorée épidémique du moyen âge, *Hecker*. — Mortalité et folie dans le régime pénitentiaire, *Moreau Christophe*.— Des aliénés dans les prisons, *Vingtrinier*. — Des épidémies considérées sous le rapport de l'hygiène publique, *Villermé*. — Influence des saisons sur la mortalité, *Lombard*. — Mortalité dans les prisons, *Villermé*. — Régime pénitentiaire, *Benoiston de Châteauneuf*. — Influence du régime pénitentiaire sur le poids des prisonniers, *Marc-Despine*.— Prison de Mazas, *Guérard*. — Influence des prisons sur la santé des détenus; De la folie instantanée; De l'épilepsie dans ses rapports avec l'aliénation mentale, *Boileau-Castelneau*. — Histoire et statistique de la maison de Charenton, *Esquirol*. — Des établissements d'aliénés en Angleterre, en Belgique, en Hollande, *Brierre de Boismont*. — Mémoire statistique sur un grand nombre d'établissements d'aliénés. — Construction et direction des asiles des aliénés, *Girard*. — Du goître et du crétinisme, *Villermé, Vingtrinier*. — De l'insalubrité des rizières, *Boileau*. — Des causes d'insalubrité et de stérilité des terres d'une vallée du Jura, *Germain*.

Analyses des travaux du Conseil de salubrité. — Rapport sur l'organisation du Conseil de salubrité de Paris, *Parent-Duchâtelet, Trébuchet*. — Rapport sur l'établissement des conseils de salubrité départementaux, *Marc*, etc.

Des attributions respectives du médecin et du chirurgien dans les maisons d'aliénés, *Adelon*. — Du secret en médecine, *Trébuchet*. — Responsabilité médicale, *Dalboussière*. — Questions de vie et de viabilité, *Marc*. — De la déclaration à l'état civil des enfants mort-nés, *Tardieu*. — Question d'embryologie médicale et théologique, *Kerkaradec*. — Du sexe de l'enfant considéré comme difficulté dans la parturition, *Chereau*. — Appréciation des causes de fractures des os des enfants dans les enquêtes judiciaires, *Ollivier d'Angers*. — Histoire médico-légale des grossesses simulées ; de la viabilité, *Tardieu*. — Secours aux asphyxiés, *Marc*. — Essai sur les cicatrices, *Malle*. — Maladies simulées, *Ollivier d'Angers*. — Recherches médico-légales et microscopiques sur la matière cérébrale desséchée, *Orfila* et *Robin*. — De la combustion humaine spontanée, *Tardieu* et *Rota, Devergie*. — Incendies spontanés, *Chevallier*. — Considérations sur la monomanie, *Marc*. — Recherches sur les noyés, *Devergie*. — Examen du squelette dans les recherches concernant l'identité, *Ambroise Tardieu*. — Cas divers d'identité, *Bayard*. — Taches sur le linge, moyens d'en reconnaître la nature, *Chevallier, Bayard*. — Histoire médico-légale des blessures mortelles et des plaies par arrachement, *Tardieu*. — Exhumations juridiques, *Orfila*. — Marche de la putréfaction cadavérique et caractères des brûlures faites pendant la vie, *Champouillon*. — Commerce des sangsues, *Chevallier* et *Soubeiran*. — Diverses espèces de suicides, *Brierre de Boismont*. — Rapport médico-légal sur la folie homicide, *Aubanel*. — Statistique de la folie, *Thurnam*. — De l'interdiction des aliénés, par *Brierre de Boismont* et *Isambert*. — Observations médico-légales sur l'état d'ivresse, *Tardieu*. — Empoisonnements pratiqués par les nègres, *Rufz*. — Enfin tous les travaux de MM. *Orfila, Chevallier, Gaultier de Claubry, Devergie*, etc., sur les empoisonnements par l'arsenic, le plomb, le mercure, la nicotine, les acides chlorhydrique, sulfurique, cyanhydrique, tartrique, la morphine, etc. — Les mémoires sur la suspension et l'asphyxie par MM. *Marc, Duchesne, Ollivier d'Angers, Devergie*, etc. Celui de M. *Tourdes*, sur les blessures de l'artère mammaire interne, etc.

Les *Annales d'hygiène publique et de médecine légale*, dont la seconde série commence avec le cahier de janvier 1854, paraissant régulièrement tous les trois mois par cahiers de 15 à 16 feuilles d'impression in-8, environ 250 pages, avec des planches gravées.

Le prix de l'abonnement par an pour Paris est de. . . . . 18 fr.
24 fr., *franc de port,* pour les départements. — 24 fr. pour l'étranger.
La première série, collection complète de 1829 à 1853, dont il ne reste que peu d'exemplaires, 50 vol. in-8, fig., prix. . . . . 450 fr.
Les dernières années séparément, prix de chacune. . . . . 18 fr.

ON SOUSCRIT A PARIS,

CHEZ J.-B. BAILLIÈRE,

LIBRAIRE DE L'ACADÉMIE IMPÉRIALE DE MÉDECINE,
Rue Hautefeuille, 19.
A Londres, chez H. Baillière, 219, Regent-street.
A Madrid, chez C. Bailly-Baillière, calle del Principe, 11.

Paris. — Imprimerie de L. Martinet, rue Mignon, 2.

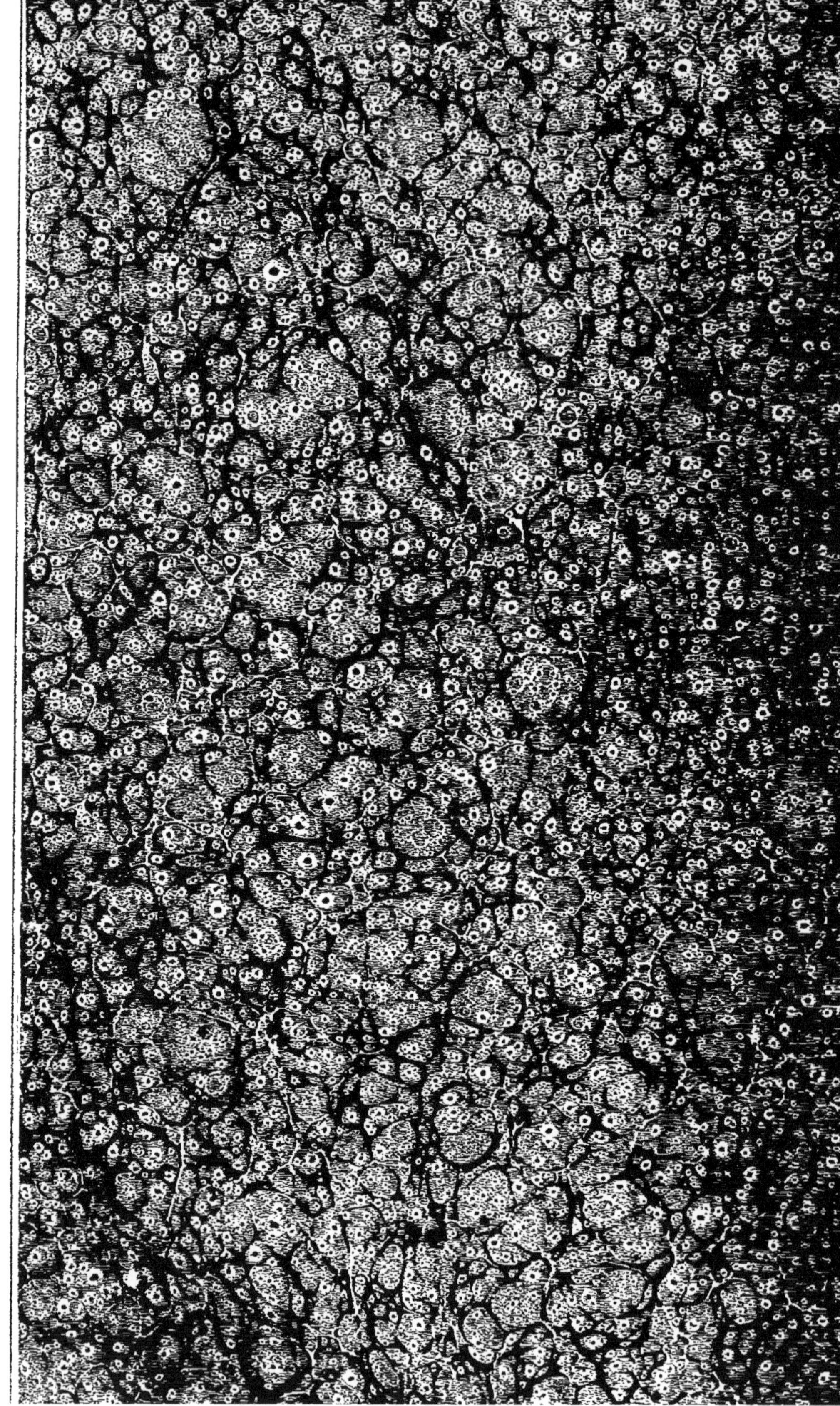

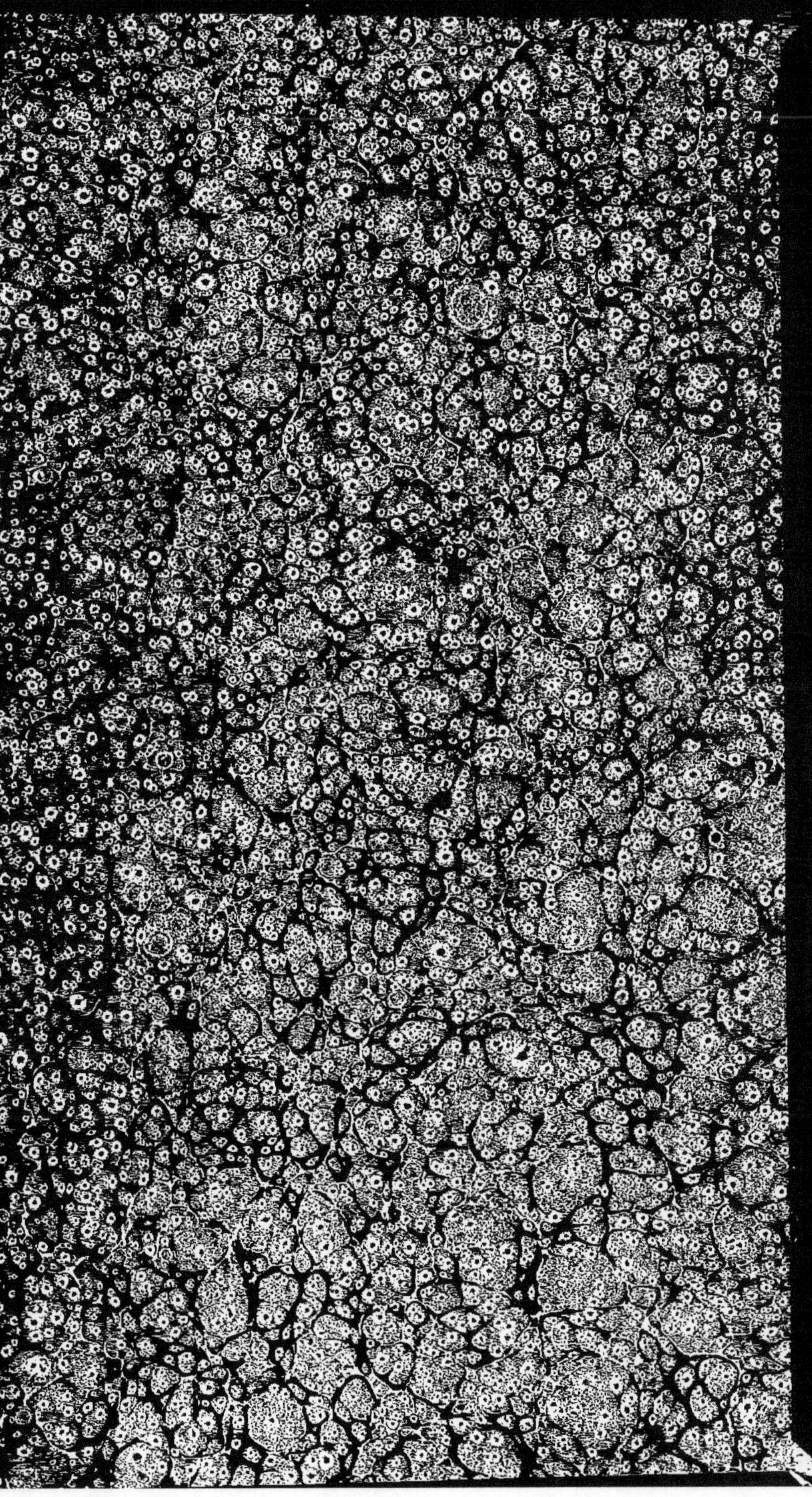